LAURA STATON

LE YOGA ANTIDOULEUR

À ma mère, Patricia, qui n'a jamais vraiment trouvé son équilibre.

Illustrations : Michael Cashmore-Hingley
Toutes les photos sont de Julie Lemberger

AVERTISSEMENT : L'auteure de cet ouvrage n'est pas médecin et les instructions et suggestions contenues dans cet ouvrage ne peuvent en aucun cas se substituer aux conseils d'un professionnel de santé expérimenté. L'auteure et l'éditeur déclinent toute responsabilité résultant directement ou indirectement de l'usage qui pourra être fait de cet ouvrage.

Retrouvez toutes nos nouveautés et actualités sur **www.laplage.fr**
Écrivez-nous :
• Pour toute demande ou réclamation : **info@laplage.fr**
• Pour envoyer vos manuscrits : **edition@laplage.fr**

©2022, Éditions La Plage
58, rue Jean Bleuzen – 92178 Vanves cedex
Dépôt légal : août 2022
NUART : 8553606 / 02
ISBN : 9782383380214

Direction éditoriale : Céline Le Lamer
Suivi éditorial : Elise Franceschini et Alison Périé
Design de couverture : Nicolas Gallois
Illustration de couverture : istock ©Dr_microbe
Mise en page : SKGD-Création
Relecture : Michèle Aguignier
Traduction : Clémentine Erpicum
Fabrication : Cécile Alexandre-Tabouy
Responsable marketing et communication : Charlotte Couture (ccouture@laplage.fr)
Responsable partenariats : Dana Lichiardopol (dlichiardopol@hachette-livre.fr)

Imprimé en France sur du papier certifié sans chlore issu de forêts gérées durablement, avec des encres végétales sur les presses de Pollina, un imprimeur reconnu pour ses pratiques respectueuses de l'environnement.

PAPIER À BASE DE FIBRES CERTIFIÉES

la plage s'engage pour l'environnement en réduisant l'empreinte carbone de ses livres. Celle de cet exemplaire est de : 2,7 kg éq. CO_2

IMPRIM'VERT Votre imprimeur agit pour l'environnement

LAURA STATON

LE YOGA ANTIDOULEUR

éditions la plage

POURQUOI LE *YOGA ANTIDOULEUR* ?

Des millions de personnes souffrent de pathologies orthopédiques nécessitant des interventions thérapeutiques : celles-ci s'échelonnent entre inconforts chroniques de faible intensité et douleurs à couper le souffle. Au fil des ans, j'ai remarqué comment, en cas de trouble physique ou émotionnel, nos vies s'articulaient subtilement autour de ce déficit. Si nous avons mal au genou, nous évitons les escaliers. Si notre dos est douloureux, nos manières de nous asseoir et de nous relever se modifient. La sciatique et la douleur chronique du genou illustrent parfaitement ces adaptations. Lorsqu'on se remet d'une blessure, il est bien sûr essentiel d'adapter nos mouvements pour éviter de se blesser à nouveau. Mais parfois, l'inconfort éclipse totalement les activités qui nous plaisaient auparavant, parce que devenues trop difficiles. Avant même que nous en ayons conscience, une douleur persistante limite notre capacité à participer pleinement à notre vie. *Le Yoga antidouleur* propose une yogathérapie axée sur les pathologies afin que vous puissiez créer votre pratique personnelle qui soit adaptée à vous et soulage vos douleurs. Vous pourrez à nouveau vous investir dans votre vie sans réserve.

Le yoga est un outil de guérison presque parfait. Il aide les pratiquants à mieux cerner les limites de leur corps tout en leur procurant des outils pour les adapter. Il est une pratique de choix au sein d'un processus de rééducation ainsi qu'un moyen efficace d'apaiser les inconforts chroniques et les tensions générées par la vie quotidienne. En tant qu'ergothérapeute exerçant en hôpital, j'ai enseigné des techniques yogiques à mes patients, en cours particuliers comme en collectifs, dans le but, entre autres choses, de détendre leurs articulations, d'améliorer leur équilibre et d'accroître la souplesse de leur colonne. Mais ceux qui désiraient poursuivre chez eux ce yoga orienté vers la rééducation se heurtaient à un manque d'information : comment connaître les pratiques adaptées à leurs besoins spécifiques ? Ce manque d'information est regrettable, car le yoga offre une méthode pour prendre soin de soi durant l'étape sensible du rétablissement tout en favorisant un processus d'exploration personnelle par des pratiques de mouvements conscients. *Le Yoga antidouleur* s'attèle à combler ce besoin.

Unir médecine et yoga peut être délicat. En effet, il règne parfois entre la médecine traditionnelle et le yoga thérapeutique des hostilités prolongées. Travaillant de manière égale dans les deux environnements, j'ai eu autant d'occasions, dans les conversations, de plaider en faveur du yoga que de défendre les pratiques médicales occidentales. *Le Yoga antidouleur* aspire à réduire cette fracture. Les chapitres de ce livre sont classés par pathologies orthopédiques afin de faciliter votre compréhension et de vous permettre de vous soigner par le yoga. *Le Yoga antidouleur* comporte également des sections sur le « bien-être fonctionnel » : celles-ci présentent des pratiques de pleine conscience telles que la respiration, la méditation, le « balayage » des chakras, au côté de chapitres pédagogiques sur le plancher pelvien, l'alimentation anti-inflammatoire et bien d'autres choses. Ce livre peut être utilisé pour prévenir ou gérer une douleur orthopédique persistante et favoriser une connexion corps-esprit en perpétuel développement.

TABLE DES MATIÈRES

PRÉFACE 4
COMMENT UTILISER CE LIVRE 8

LA COLONNE 11

CHAPITRE 1 : LA COLONNE 13
Les courbures de la colonne 14
Structures de la colonne 17
Quelques mots sur le système nerveux périphérique 20

LE BAS DU DOS 25

CHAPITRE 2 : HERNIES LOMBAIRES 27
Le rapport entre les abdominaux et le bas du dos 29
Yogathérapie 29
Asanas 30

CHAPITRE 3 : SCIATIQUE 43
Yogathérapie 44
Asanas 45

CHAPITRE 4 : SPONDYLOLISTHÉSIS 57
Yogathérapie 59
Asanas 60

CHAPITRE 5 : DOULEUR DANS LE BAS DU DOS (ET VOTRE ILIO-PSOAS !) 79
Yogathérapie 81
Asanas 82

CHAPITRE 6 : SANGLE ABDOMINALE 99
Muscles intrinsèques du dos 102
Muscles abdominaux 103
Muscles fessiers 105
Yogathérapie 106
Asanas 107

LE HAUT DU DOS 131

CHAPITRE 7 : CYPHOSE 133
Yogathérapie 136
Asanas 137

CHAPITRE 8 : LIBÉRER LE COU 151
Yogathérapie 153
Asanas 154

LES ÉPAULES 169

CHAPITRE 9 : SYNDROME DE L'ÉPAULE GELÉE 171
Encouragez les gestes du quotidien ! 172
Yogathérapie 173
Asanas 174

CHAPITRE 10 : PROTHÈSE TOTALE D'ÉPAULE 185
Yogathérapie 187
Asanas 188

CHAPITRE 11 : RENFORCER LES ÉPAULES ET LA COIFFE DES ROTATEURS 203
Les muscles de la coiffe des rotateurs 205
Yogathérapie 206
Asanas 207

BASSIN ET GENOUX 221

CHAPITRE 12 : PROTHÈSE TOTALE DE LA HANCHE 223
Approches chirurgicales 225
Yogathérapie 226
Asanas 227

CHAPITRE 13 : PROTHÈSE TOTALE DU GENOU 241
Yogathérapie 242
Asanas 243

CHAPITRE 14 : RENFORCEZ VOS GENOUX ! 259
Le bassin 260
La cuisse et le genou 262
L'importance de l'étirement 263
Yogathérapie 263
Asanas 264

LES EXTRÉMITÉS 279

CHAPITRE 15 : LES PIEDS 281
Étirer 284
Renforcer 284
Yogathérapie 284
Asanas 285

CHAPITRE 16 : MAINS, AVANT-BRAS ET SYNDROME DU CANAL CARPIEN 295
Yogathérapie 297
Asanas 298

COLLABORATEURS ET CONTRIBUTEURS 313
REMERCIEMENTS 317

COMMENT UTILISER CE LIVRE

Si l'on vous a diagnostiqué une épaule gelée, une douleur lombaire ou une hernie discale, sachez que dix chapitres de ce livre sont consacrés au soin de ces pathologies par la yogathérapie. Trois chapitres préventifs visent quant à eux à renforcer les zones potentiellement problématiques, telles que la sangle abdominale, les épaules et les genoux. Les chapitres sur les mains et les pieds mêlent les deux approches – ils aident à identifier les problèmes existants et modifient la trajectoire de ceux à venir. Les sections « Bien-être fonctionnel » offrent des perspectives, des astuces et des stratégies pour nous harmoniser sur les plans émotionnel et énergétique.

Les chapitres et séquences se focalisent sur les structures du corps liées à chaque pathologie. Prenez le temps de lire les courtes introductions de chaque chapitre : elles permettent de mieux comprendre pourquoi vous pratiquez ce que vous pratiquez. C'est important : la compréhension est une composante essentielle du processus thérapeutique.

Le Yoga antidouleur est destiné à être utilisé chez vous, au milieu de meubles ou d'éléments familiers et communs : murs, embrasures, lits, chaises, plans de travail, escaliers seront ainsi mis à contribution. Les exercices sont décrits et illustrés avec différents niveaux de difficulté afin qu'ils puissent s'adapter aux individus moins valides. Si un asana cause une douleur focale (et non une douleur diffuse d'étirement), ne le pratiquez pas, ou pratiquez-le de manière moins intense.

Rappelons que la yogathérapie est déconseillée en cas de signes d'infection visibles, par exemple si la peau est rouge ou chaude au toucher, ou en cas de douleurs sévères ou persistantes. Consultez dans ce cas un professionnel de la santé.

Amusez-vous dans votre pratique, et soyez doux avec votre corps !

ACCESSOIRES

Les accessoires ne sont pas obligatoires, mais ils rendent les postures plus accessibles. Les accessoires utilisés dans ce livre incluent un tapis de yoga, des briques, des couvertures, une sangle, un bolster et une chaise de yoga sans dossier. Vous pourrez aisément vous procurer ces accessoires en ligne ou en magasin. Les couvertures, coussins, escalier, canapé, lit ainsi que d'autres meubles pourront être utiles. Les chaises de yoga sans dossier ne sont pas indispensables (même si elles sont pratiques !) ; une chaise ordinaire, à condition qu'elle soit stable, fera parfaitement l'affaire. La photo ci-dessous regroupe les accessoires de yoga utilisés dans cet ouvrage.

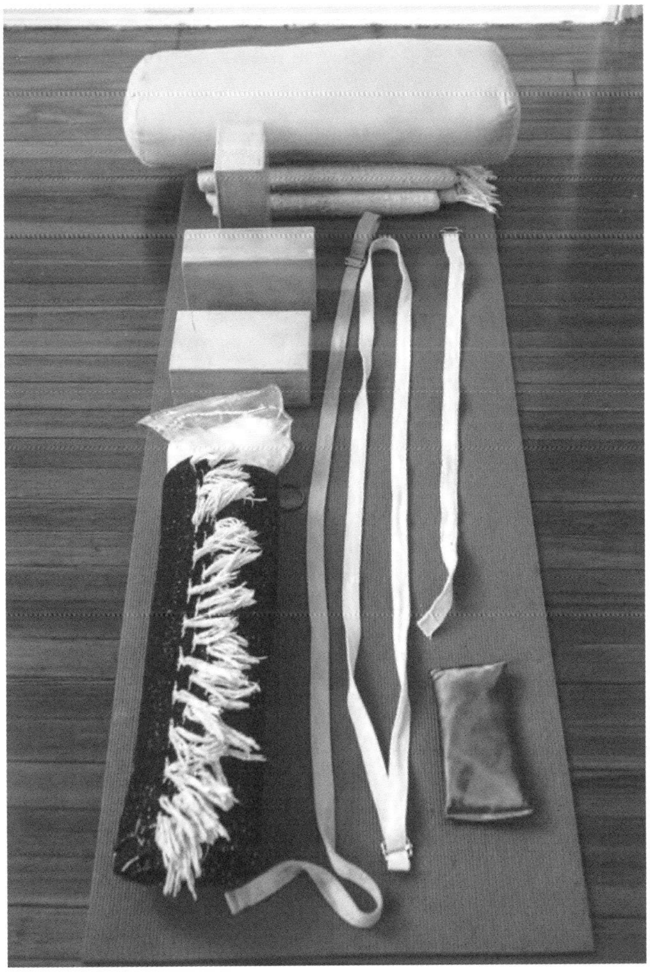

LA COLONNE

CHAPITRE 1 : LA COLONNE

CHAPITRE 1
LA COLONNE

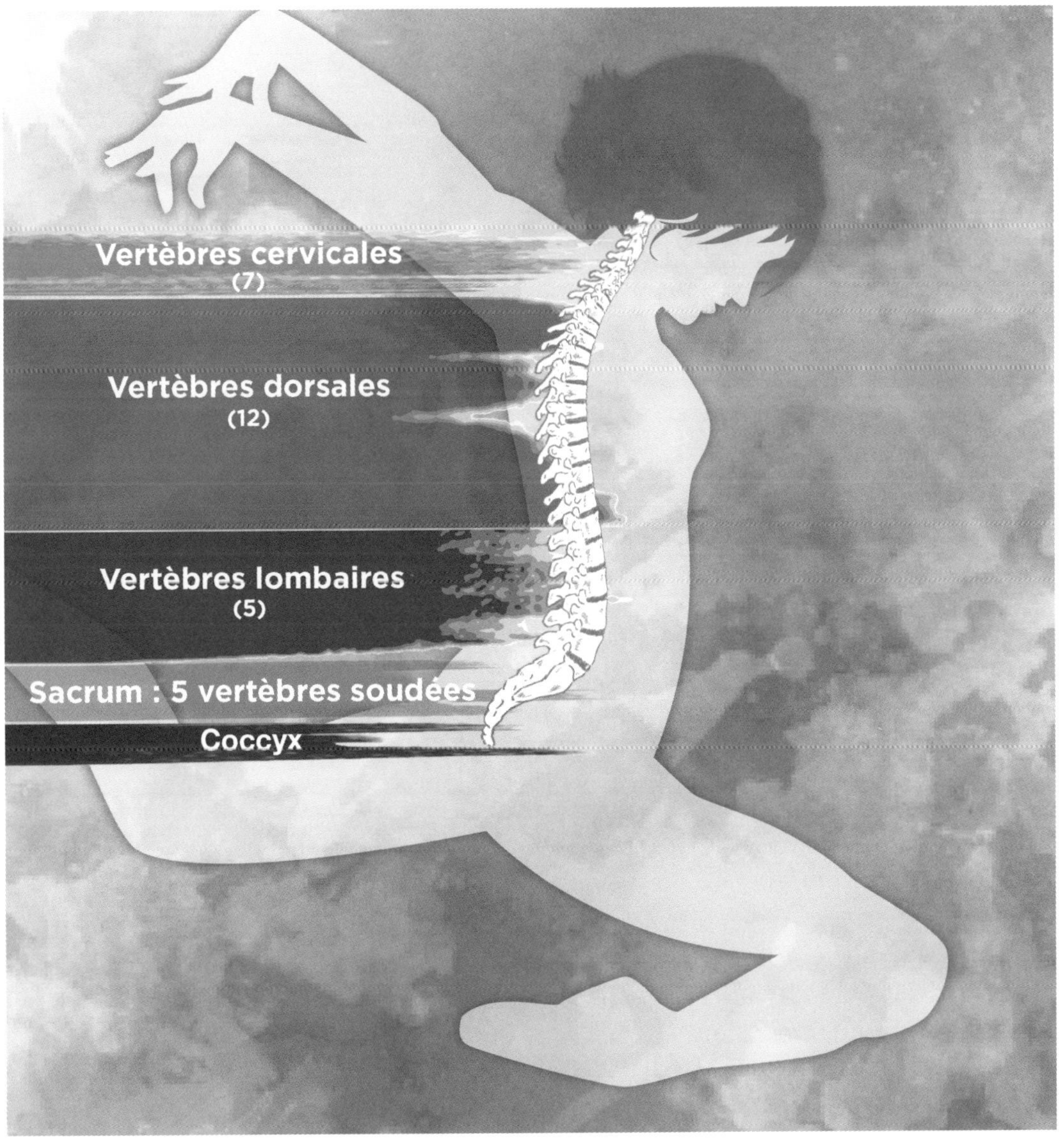

LES COURBURES DE LA COLONNE

Les courbures de la colonne permettent de se mouvoir avec agilité et stabilité. Sans courbures vertébrales, il serait bien difficile d'accomplir les gestes du quotidien. Se déplacer, marcher, se relever requièrent des changements posturaux constants : les quatre courbures de la colonne autorisent cette mobilité. Comme il serait dur de se relever si notre colonne vertébrale était raide comme un piquet ! Nos muscles abdominaux profonds seraient sous-employés tandis que nos bras et jambes, hypersollicités, devraient amorcer un élan peu commode vers la position assise. Les courbures de la colonne permettent au poids du corps de se déplacer de manière relativement aisée, à la tête et au tronc de s'empiler avec plus ou moins de souplesse sur le bassin. Grâce aux courbures, les humains peuvent marcher à la verticale, jambes tendues, et s'adapter plus facilement aux exigences de leur environnement. Elles absorbent les chocs, font pivoter la colonne, et permettent de s'adapter aux variations drastiques de poids du corps, notamment lors de la grossesse.

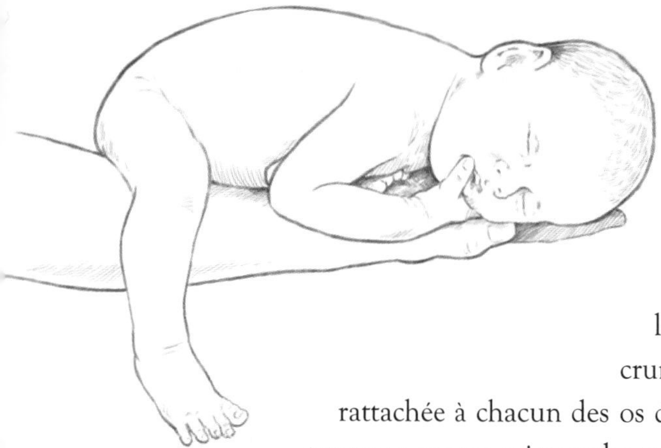

Chaque courbure, en alternance concave ou convexe, est constituée d'un groupe de vertèbres. La colonne comporte trente-trois vertèbres ; vingt-quatre d'entre elles sont situées au-dessus du sacrum. Sur un corps de profil, on observe la nuque concave, le haut du dos convexe, le bas du dos concave et le sacrum convexe. Le sacrum est la partie osseuse située à la base de la colonne, rattachée à chacun des os du pelvis pour former le bassin. Sous le sacrum se trouvent quatre minuscules vertèbres formant le coccyx, qui n'est généralement pas considéré comme une courbure spécifique.

Il est essentiel d'avoir quatre courbures distinctes. Idéalement, la profondeur de chacune d'entre elles ne doit être ni trop prononcée ni trop modérée. La force ou la faiblesse des muscles qui les entourent ont un impact énorme sur la santé des courbures : de manière générale, des muscles trop contractés aplatissent une courbe, tandis que des muscles trop lâches l'accentuent. De nombreux problèmes de dos sont déclenchés par un déséquilibre de ces courbures : cela accroît en effet les tensions subies par les vertèbres, les disques et les nerfs de la colonne.

Deux des quatre courbures sont dites « primaires », les deux autres sont dites « secondaires ». Les deux courbures primaires sont le haut du dos et le sacrum. Elles sont dites primaires car elles se développent chez le fœtus – grosso modo une longue courbe cyphotique en forme d'hippocampe – dans l'utérus. Les lordoses de la nuque et du bas du dos émergeront quant à elles de cette courbure initiale cyphotique, et sont donc considérées comme des courbures secondaires.

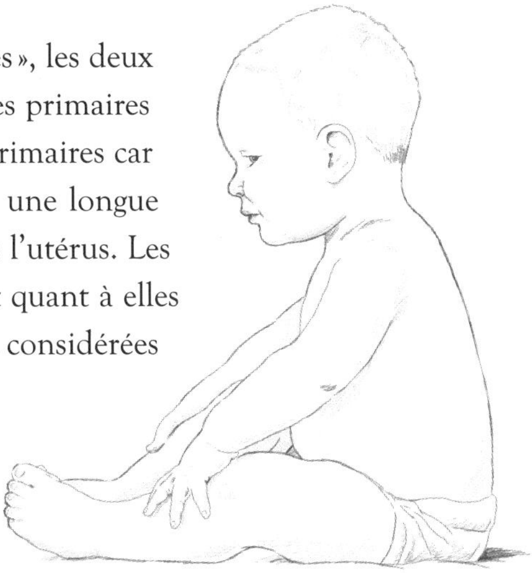

Être nourri au sein ou au biberon et se tenir sur le ventre développent les courbures de la nuque et du bas du dos. À mesure que le mouvement fonctionnel évolue, le fait de s'asseoir sans support, de ramper, de se tenir debout, de se déplacer dessine encore ces courbures secondaires. Les nourrissons et les enfants qui ont des problèmes chroniques de mobilité sur le long terme ont souvent des courbures vertébrales peu développées, voire quasi inexistantes. On estime que les courbures vertébrales sont entièrement formées avant l'âge de dix ans.

De nombreuses professions (peut-être même la totalité d'entre elles) contribuent au déséquilibre des courbures vertébrales. Les danseurs modernes aplanissent généralement leur courbure lombaire, alors que les gymnastes ont tendance à l'accroître. Des abdominaux et des muscles fessiers excessivement contractés peuvent effacer une courbure lombaire, tout comme une bascule antéro-postérieure du bassin (rétroversion). Au contraire, des hanches et des jambes très puissantes peuvent accentuer la courbure lombaire, tout comme de longues stations debout avec les genoux verrouillés en hyperextension. Songez à toutes les professions qui impliquent des mouvements répétitifs ou des postures statiques (chirurgien, caissier, thérapeute, employé de bureau, dentiste), et imaginez leurs répercussions sur la courbure vertébrale ! La bonne nouvelle, c'est que, en équilibrant la puissance des muscles extenseurs à l'arrière du corps et des muscles fléchisseurs à l'avant du corps, on peut offrir à la colonne un soutien dynamique et maintenir la santé de nos courbures.

LORDOSE CERVICALE : SEPT VERTÈBRES

La courbure de la nuque est concave. Les minces os des sept vertèbres et les disques relativement épais procurent à la nuque une grande amplitude de mouvement, la plus importante de la colonne. Cette amplitude de mouvement est vitale chez les êtres humains : ils peuvent ainsi parcourir du regard leur environnement, stabiliser leur tête, utiliser leurs cinq sens.

CYPHOSE THORACIQUE : DOUZE VERTÈBRES

La courbure du haut du dos est convexe. Le haut du dos a tendance à se voûter, pris en sandwich entre deux courbes très mobiles (la nuque et le bas du dos) et entraîné par la cage thoracique qui protège les poumons et le cœur. Des problèmes respiratoires, une grande taille, une poitrine généreuse ainsi que le poids de la tête peuvent également amplifier la courbure de la colonne thoracique.

LORDOSE LOMBAIRE : CINQ VERTÈBRES

La courbure du bas du dos est concave. Le bas du dos possède une bonne capacité de flexion et d'extension en raison de la largeur de ses cinq vertèbres et de l'épaisseur de ses disques. Bien que structurellement puissante, cette portion de la colonne est sujette aux blessures : c'est elle qui supporte le poids du tronc et compense les défaillances mécaniques du corps.

CYPHOSE SACRÉE : CINQ VERTÈBRES SOUDÉES

La courbure du sacrum est convexe. Ressemblant à un limule (un crabe ayant la forme d'un fer à cheval), le sacrum est un gros os formé par cinq vertèbres naturellement soudées. Telle une clé de voûte, le sacrum est enserré entre les deux os iliaques et procure une base stable à la colonne et au bassin. Une fois soudés, vers l'âge de 18 ans, il n'y a plus de mouvement entre les cinq os du sacrum – bien qu'il y ait encore un mouvement limité dans les deux articulations sacro-iliaques connectant le sacrum au reste du bassin. Les articulations sacro-iliaques répartissent sur le bassin et les jambes le poids reposant sur la colonne.

LE COCCYX : QUATRE VERTÈBRES « SEMI-SOUDÉES »

Le coccyx se forme assez tôt dans le développement de l'embryon (entre la quatrième et la huitième semaine). La petite courbe du coccyx se situe dans la continuité de la courbure du sacrum et a peu de capacité de flexion et d'extension. Le coccyx procure un point d'attache au muscle grand fessier et à de nombreux muscles du plancher pelvien.

STRUCTURES DE LA COLONNE

La colonne est un axe flexible composé d'os et de tissus mous au centre du corps. Elle possède trente-trois vertèbres, dont vingt-quatre situées au-dessus du sacrum. Chaque vertèbre comporte un anneau osseux qui enveloppe et protège la moelle épinière. Les trois premières zones vertébrales sont nommées et numérotées selon leur emplacement dans la colonne ; chaque vertèbre débute au numéro 1, de haut en bas. Ainsi, les vertèbres cervicales sont nommées C1-C7, les vertèbres thoraciques T1-T12, et les lombaires L1-L5. Le sacrum et le coccyx sont nommés mais non numérotés, et les deux premières vertèbres cervicales s'appellent atlas et axis.

À mesure que l'on descend dans la colonne, les vertèbres s'élargissent. Elles sont reliées et amorties par les disques intervertébraux situés entre elles. Des articulations en facettes connectent chaque vertèbre à la vertèbre adjacente et assurent un mouvement de glissement entre les os. En cas d'arthrite dans la colonne, ces articulations en facettes sont généralement rigidifiées. Un ligament ferme et épais, le ligament antérieur longitudinal, s'attache à l'avant de la colonne et empêche une flexion extrême vers l'arrière (hyperextension). Le ligament postérieur longitudinal, plus fin et plus faible, parcourt l'arrière de la colonne et prévient une flexion extrême vers l'avant (hyperflexion). Il empêche également les disques de se « hernier » vers l'arrière, dans les nerfs rachidiens.

SIX ACTIONS

La colonne sert également de point d'attache aux muscles posturaux profonds. Ces muscles aident la colonne à se mouvoir dans six directions : vers l'avant (flexion), vers l'arrière (extension), vers les côtés (flexions latérales), et en torsion vers la gauche et la droite (rotations). Le bas du dos possède une grande amplitude de mouvement pour les flexions, extensions et flexions latérales. La cage thoracique possède une meilleure mobilité (potentielle) dans les torsions que dans les flexions et extensions, et la nuque bouge quant à elle dans toutes les directions.

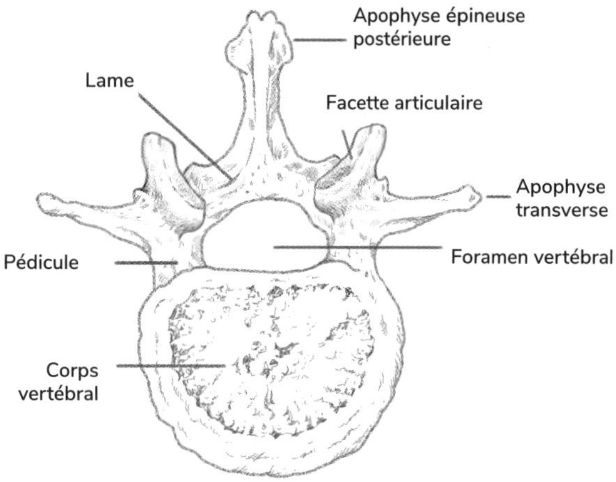

LES VERTÈBRES

Bien que les vingt-quatre vertèbres aient chacune une forme unique, vingt-deux d'entre elles partagent des similarités structurelles. Si la densité osseuse diminue, le dessus et le dessous des vertèbres peuvent se creuser, ce qui contribue au rapetissement lié au vieillissement. Le schéma présente une vertèbre lombaire.

- 1 corps vertébral
- 2 apophyses transverses
- 1 apophyse épineuse postérieure
- 2 lames (bras)
- 2 pédicules (pieds)
- 2 facettes articulaires (qui relient la vertèbre aux vertèbres adjacentes)
- 1 foramen vertébral (par où passe la moelle épinière)

L'ATLAS ET L'AXIS

Les deux premières vertèbres de la colonne, atlas et axis (C1 et C2), sont distinctes des autres. La base du crâne (l'os occipital) repose sur les deux grandes facettes articulaires de l'atlas. Cette articulation atlanto-occipitale peut se fléchir, s'étendre, par exemple lorsque nous hochons la tête, et s'incliner latéralement. La deuxième vertèbre cervicale, appelée axis, comporte une petite saillie osseuse, la « dent », sur laquelle pivote l'atlas. L'articulation atlanto-occipitale est mise en mouvement lorsqu'on dit non de la tête. Il n'y a pas de disque entre l'atlas et l'axis.

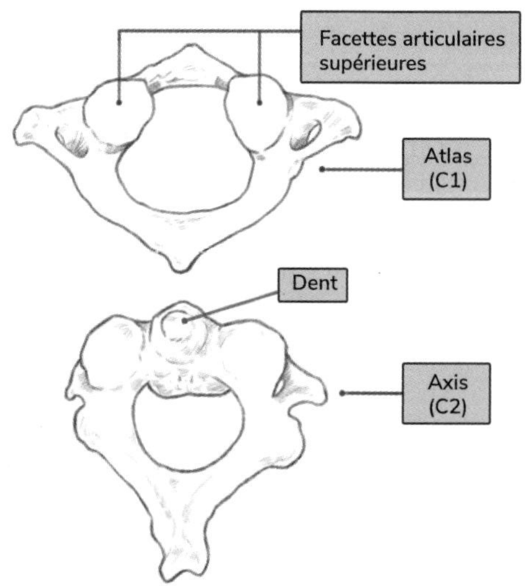

LE SACRUM ET LE COCCYX

Constitué des vertèbres 25 à 29, le sacrum forme un grand triangle inamovible enserré entre les os du bassin. Le coccyx est la « queue » finale de la colonne et se compose des vertèbres 30 à 33, descendant jusqu'à la base des fessiers. Le sacrum lui-même est

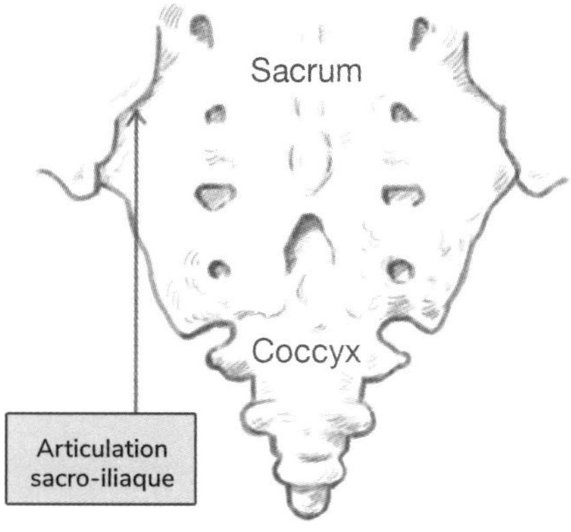

un os inamovible, et les mouvements des articulations sacro-iliaques (la zone reliant le sacrum aux os iliaques) sont assez limités – entre 1,5 et 3 millimètres. Cependant, les articulations du sacrum bougent durant la grossesse, et parfois chez les professionnels du mouvement, comme les danseurs, les athlètes, les yogis, les gymnastes. Il n'y a pas de disques dans le sacrum et le coccyx.

LES DISQUES

Les disques intervertébraux comptent pour 20 à 25 % de la longueur de la colonne. Ils sont plus épais dans la nuque et dans la région lombaire. Les disques se composent de deux parties principales : un anneau fibreux externe (*annulus fibrosus*) et un noyau gélatineux interne (*nucleus pulposus*). Le noyau est constitué à 88 % d'eau, mais son hydratation diminue avec l'âge, le rendant plus ferme, plus plat et moins souple. La dégénérescence des disques peut être un autre facteur de perte de taille avec l'âge. Le dernier disque se trouve entre L5 et S1.

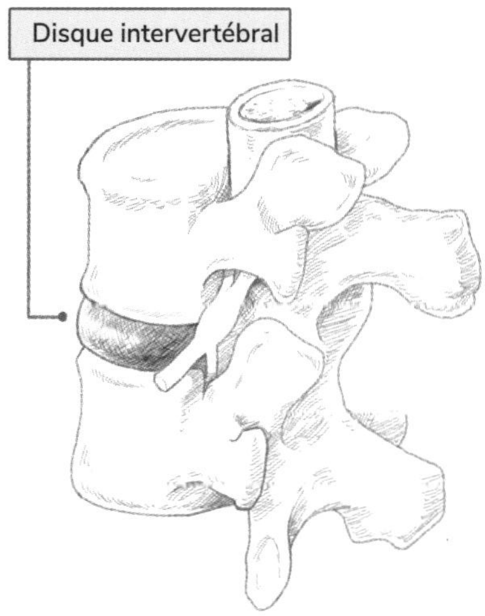

LES NERFS

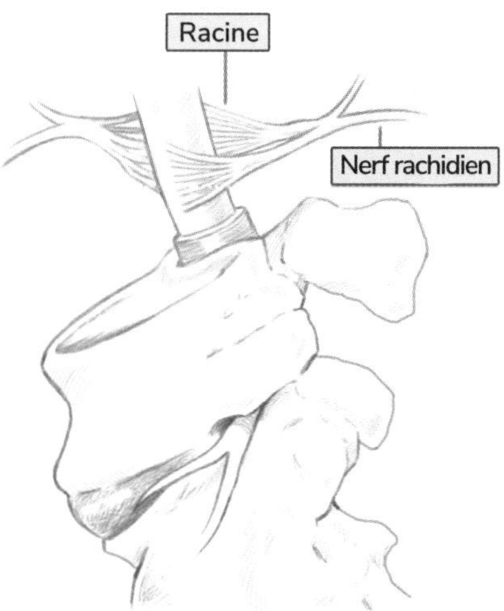

Le système nerveux central (SNC) englobe le cerveau et la moelle épinière. Lorsque les nerfs quittent la moelle épinière et/ou le tronc cérébral, ils deviennent des nerfs périphériques. Le système nerveux périphérique (SNP) transmet l'information du cerveau au corps et vice versa. Parmi les nerfs périphériques, on compte douze paires de nerfs crâniens et trente-et-une paires de nerfs rachidiens. Parmi les nerfs rachidiens, huit paires se trouvent dans la nuque, douze dans la cage thoracique, cinq dans le bas du dos, cinq dans le sacrum, et deux dans le coccyx. Chaque nerf rachidien comporte deux racines qui fournissent au corps ses capacités sensorielles et motrices.

La moelle épinière, plus courte qu'on pourrait le croire, s'achève à la jonction entre colonne lombaire et cage thoracique. À cet endroit, elle se transforme en un long faisceau de nerfs et de racines nerveuses appelé *cauda equina* (« queue de cheval » en latin). Ce faisceau de nerfs traverse la colonne lombaire, le sacrum et le coccyx, et termine sa course dans le bassin et les jambes. C'est pourquoi, lorsqu'on a un problème nerveux au niveau des lombaires, on le ressent dans le bas du corps.

QUELQUES MOTS SUR LE SYSTÈME NERVEUX PÉRIPHÉRIQUE

Dans son infinie sagesse, le corps a subdivisé le système nerveux périphérique en deux parties : le système nerveux somatique (SNS) et le système nerveux autonome (SNA). Le système nerveux somatique regroupe les parties du système nerveux permettant de contrôler les muscles squelettiques de manière volontaire. Si nous voulons plier le coude, le SNS nous permet de le faire. Si nous recevons un massage, nos récepteurs sensoriels indiquent à notre cerveau de détendre ces muscles. La pratique des asanas induit de nombreuses réactions sensorielles et musculaires de la branche somatique du système nerveux périphérique, et c'est l'une des raisons pour lesquelles le yoga est si apaisant.

Le système nerveux autonome est quant à lui connecté à l'intérieur du corps. Cette branche du système nerveux s'autorégule et influence la production d'hormones et le fonctionnement des glandes, des organes et des muscles lisses (comme les intestins ou les vaisseaux sanguins). Le SNA réagit tout particulièrement aux émotions fortes telles que la joie, la peur ou le stress, affectant en retour les hormones produites par les glandes et les organes. Le SNA possède deux modes distincts : « lutte ou fuite » ou « repos et digestion ». La réaction de « lutte ou fuite » est régie par la branche sympathique du SNA. Elle se déclenche lorsqu'on est stressé, effrayé ou paniqué. Si l'on marche seul la nuit et que l'on pense être suivi, c'est le SNA qui fournit à notre corps l'adrénaline nécessaire à la course et à la dilatation des pupilles afin de voir dans quelle direction on court. La réaction de « repos et digestion » est quant à elle régie par la branche parasympathique du SNA. Celle-ci est accentuée par le repos et le sentiment de sécurité. Elle agit comme une sorte de frein à la réponse sympathique en libérant des hormones telles la dopamine et l'acétylcholine, ce qui élargit les voies respiratoires, apaise la digestion et nous rend plus connectés aux autres.

Les systèmes sympathique et parasympathique gouvernent les mécanismes d'adaptation indispensables à notre survie ; tous deux agissent sur les mêmes glandes et organes, mais déclenchent des réponses chimiques et des réactions physiologiques différentes. Parce que l'humanité est une espèce fortement sujette au stress, nous avons assurément besoin d'atténuer nos réponses sympathiques pour permettre au système parasympathique d'inonder le corps d'hormones et de neurotransmetteurs qui réduisent le stress, surtout en cas de tempérament anxieux ou de mode de vie trépidant. Le yoga peut réduire le stress et la tension car il agit, entre autres, sur la branche parasympathique du système nerveux avec des respirations lentes, régulières, et des postures de yoga restauratives.

FOCUS BIEN-ÊTRE FONCTIONNEL : DE QUOI S'AGIT-IL ?

Durant mes études supérieures, l'une de mes professeures aimait répéter que le mot-clé de l'ergothérapie était « fonctionnalité ». J'étais perplexe ; n'est-ce pas ce que nous faisons déjà tous les jours ? Chacun d'entre nous n'essaie-t-il pas de fonctionner au mieux de ses capacités ? C'est après avoir travaillé des années en tant qu'ergothérapeute auprès de personnes d'âges et de conditions de santé très divers que j'ai compris ce que ma professeure voulait dire. La fonctionnalité varie et se transforme tout au long de la vie. Notre capacité à fonctionner et à nous adapter à notre environnement est inextricablement liée à notre état de santé et de bien-être général.

L'ergothérapie propose des solutions pour compenser les défaillances du corps et ainsi accroître ou maintenir la fonctionnalité quotidienne. Par exemple, si quelqu'un ne peut pas enfiler ses chaussures en toute sécurité, de quelles compétences a-t-il besoin pour accomplir ce geste ? Et que faire si une blessure, une maladie ou un état d'esprit empêche une personne de conduire ? Cuisiner ? Se nourrir ? Faire l'amour ? Les ergothérapeutes explorent les limites du patient et cherchent des interventions thérapeutiques appropriées pour que cette personne, à ce moment particulier, puisse participer à sa vie de la manière la plus saine possible.

Mais qu'est-ce qu'une « participation saine à la vie » ?

Selon l'ergothérapie, une participation saine à la vie est un juste équilibre entre ce que nous faisons quotidiennement et ce qui a du sens pour nous. Lorsque la vie nous sourit, fonctionner semble évident, s'engager pleinement dans notre vie requiert peu d'efforts. Mais lorsque survient une blessure ou un traumatisme, lorsqu'un stress excessif se prolonge, notre capacité à fonctionner s'en trouve affectée et, inéluctablement, notre participation à la vie aussi. Trouver un équilibre de vie est une tâche délicate et exigeante ; parfois, certaines parties du corps tombent en panne et nous vivons avec la douleur. Équilibrer ce que nous devons faire pour survivre et ce que nous pouvons faire pour nous épanouir est une équation importante, et c'est là que le yoga entre en jeu. L'un des résultats physiques et émotionnels quasi garantis du yoga est un meilleur état d'équilibre ; c'est aussi un objectif poursuivi par l'ergothérapie.

L'aspiration du corps à l'état d'équilibre est illustrée par un processus nommé homéostasie. L'homéostasie est l'autorégulation des systèmes du corps, qui permet de maintenir un environnement interne stable. Cela se produit au fil de la journée, de manière automatique : par exemple, lorsque le corps maintient une température constante en transpirant ou en grelottant, équilibre le taux de sucre en produisant de l'insuline, équilibre le sel, qui influence la soif. Lorsque les systèmes sont en déséquilibre, le corps tente de les rééquilibrer ou induit à cette fin un comportement particulier.

Le yoga a apporté à ma propre vie les conditions favorables à l'homéostasie. La pratique permet au corps et au mental de s'apaiser, au système nerveux de se régénérer, favorisant ainsi une meilleure communication. Par le travail du corps et du souffle, le yoga aide à ralentir et à être en phase avec son propre corps. On peut pratiquer la pleine conscience et développer une relation plus sensible à soi-même et aux autres. Un jour, on ressent peut-être le besoin de se focaliser sur le corps ; le lendemain, sur la respiration. Surtout, on apprend à observer nos sensations. Comme l'a fameusement dit le maître yogi B.K.S. Iyengar, « le yoga ne change pas notre manière de voir les choses ; il transforme la personne qui regarde ». Les concepts de l'ergothérapie combinés aux pratiques de yoga sont des manières profondes et subtiles d'explorer l'équilibre de vie, pour qu'il ne soit plus seulement question de survie mais d'épanouissement.

LE BAS DU DOS

CHAPITRE 2 : HERNIES LOMBAIRES

CHAPITRE 3 : SCIATIQUE

CHAPITRE 4 : SPONDYLOLISTHÉSIS

CHAPITRE 5 : DOULEURS DANS LE BAS DU DOS
(ET VOTRE ILIO-PSOAS !)

CHAPITRE 6 : GAINAGE

CHAPITRE 2

HERNIES LOMBAIRES

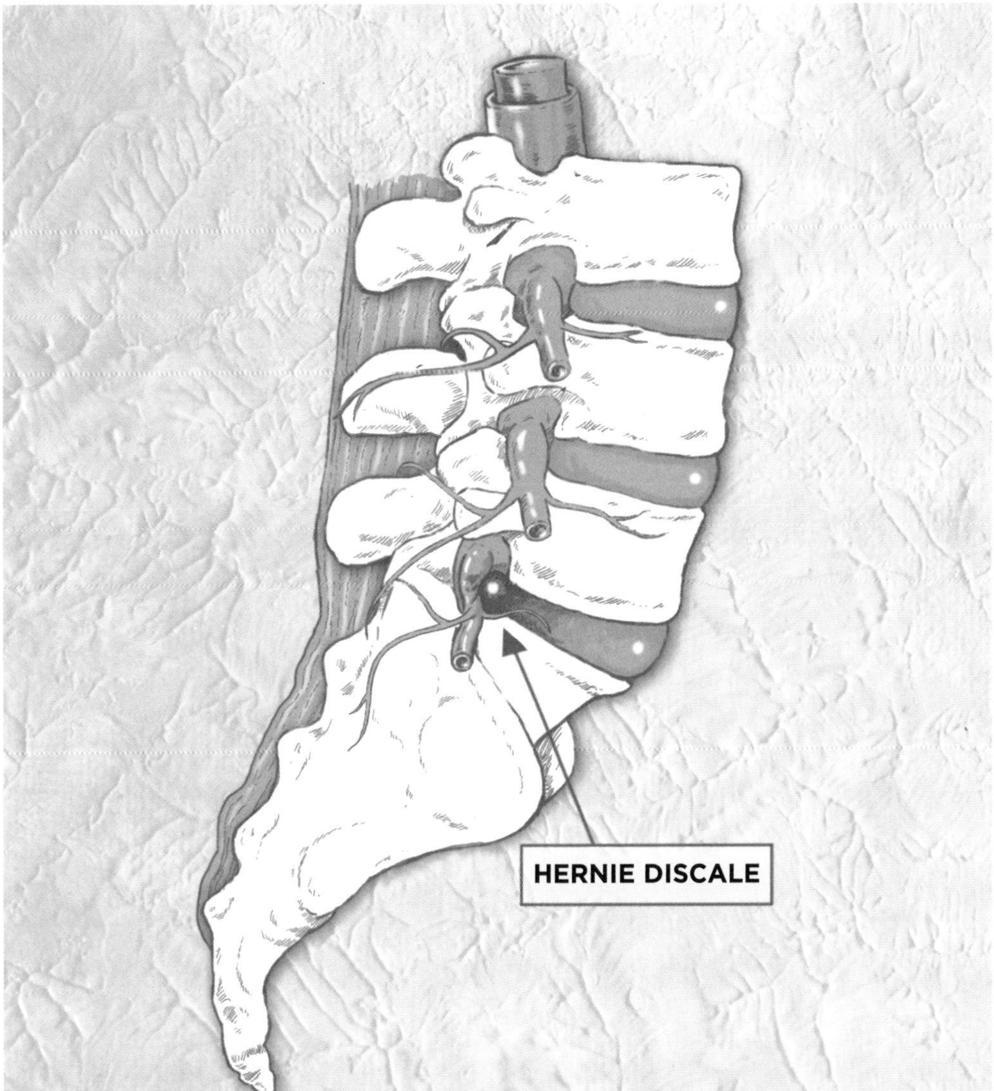

Pensez à un donut à la confiture et vous comprendrez le mécanisme d'une hernie. Un disque vertébral se compose d'un épais anneau extérieur (*annulus fibrosus*), formé de cartilage fibreux élastique, et d'un noyau gélatineux (*nucleus pulposus*) à la consistance de marmelade. Une flexion énergique de la colonne peut pousser le noyau vers l'arrière, au point que l'anneau externe se fissure, faisant fuiter le contenu intérieur. La matière du disque entre alors en contact avec les racines des nerfs, provoquant sous l'endroit de la hernie une douleur et une faiblesse musculaire. La hernie discale est parfois appelée fissure ou rupture du disque. Les sports le plus fréquemment mis en cause sont le bowling, le tennis, la course à pied, le football, le hockey, l'haltérophilie et la gymnastique.

Un disque en bonne santé a la capacité d'absorber les impacts, en s'aplatissant et se bombant vers l'extérieur, puis en retrouvant sa forme initiale. Lorsqu'une partie d'un disque reste saillant, tel un ballon rempli d'eau qui aurait été comprimé, on parle de disque « bombé » ou « en saillie ». Ce renflement peut affecter les nerfs de la colonne, et éventuellement se transformer en hernie. Les disques bombés et les hernies peuvent aussi être provoqués par un accident, un cancer, une opération chirurgicale ou une dégénérescence du disque liée à l'âge.

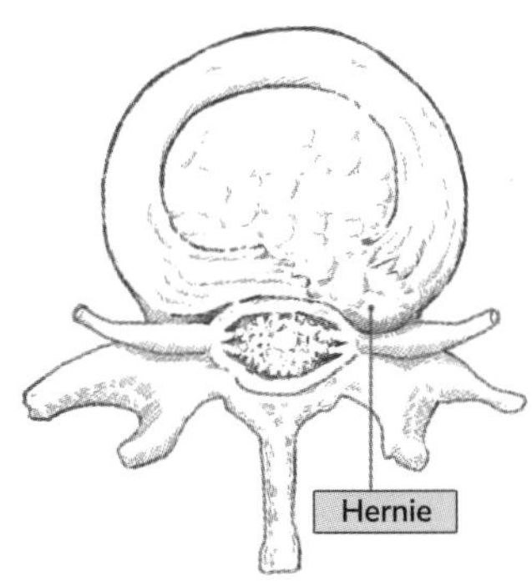

Les disques lombaires sont charnus, larges d'environ un quart de l'épaisseur du corps vertébral. Leurs fonctions principales sont entre autres d'absorber les chocs et de permettre la flexibilité vertébrale. Les hernies sont généralement provoquées par une flexion avant accompagnée d'une rotation, par exemple lorsqu'on se penche pour ramasser un objet lourd situé près de notre cheville. Une blessure au niveau du disque peut provoquer des spasmes musculaires sévères dans le bas du dos et les fessiers, et le système nerveux s'empresse d'immobiliser la zone concernée (raison pour laquelle on ne peut généralement plus bouger ni se relever lorsqu'un disque est hernié). 90 % des hernies lombaires surviennent au niveau des deux dernières vertèbres.

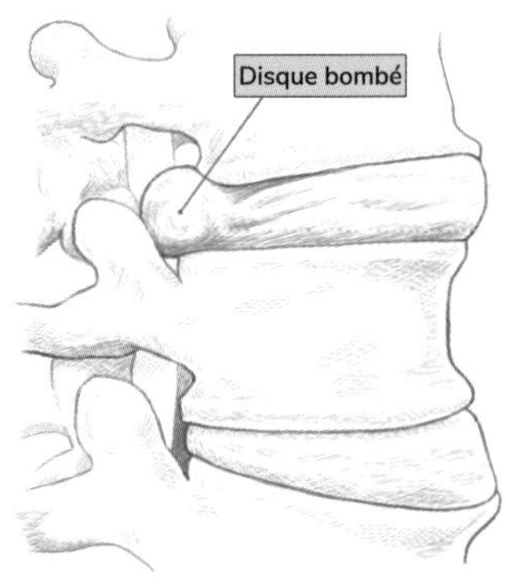

Cela s'explique par des raisons structurelles : situées tout en bas du dos, ce sont les dernières vertèbres à supporter le poids du corps. D'autre part, la fréquence à laquelle on fléchit la colonne, soulève des charges, pivote le buste, provoque une tension mécanique constante sur ces disques. En outre, si la colonne est flexible, elle croise des os qui le sont beaucoup moins : ceux du sacrum et du bassin. Ce contraste entre mobilité et fixité peut générer des cisaillements et des tensions. De ce fait, 90 à 95 % des hernies lombaires sont postérolatérales (vers l'arrière et légèrement vers le côté).

LE RAPPORT ENTRE LES ABDOMINAUX ET LE BAS DU DOS

On pourrait penser que les personnes souffrant d'une hernie ont un « dos faible » : mais dans le cas des hernies lombaires, ce sont souvent les abdominaux qui sont faibles. Bien sûr, le bas du dos peut être hypersollicité et blessé à cause d'une mécanique du corps défaillante.

Parallèlement à une bonne tonicité abdominale, il est également important de renforcer les muscles stabilisateurs profonds de la colonne lombaire, les multifides, en particulier lorsqu'on reconstruit le soutien de la sangle abdominale après une hernie lombaire. Les multifides stabilisent la posture : ce sont des muscles profonds de la colonne, souvent sous-utilisés et atrophiés.

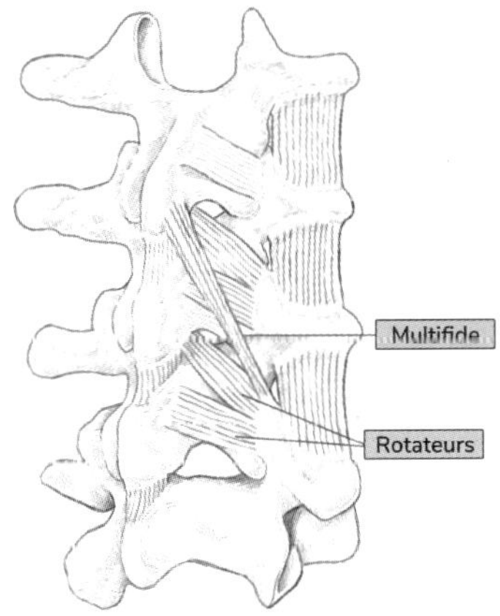

Pour prévenir les tensions lombaires, il faut renforcer aussi bien les abdominaux que les muscles profonds du bas du dos. La bonne nouvelle, c'est que 80 % des personnes souffrant de douleurs dorsales sévères récupèrent dans les deux semaines. Mais si les circonstances qui ont favorisé la blessure restent inchangées, la récidive est très probable.

YOGATHÉRAPIE

En cas de hernie lombaire postérolatérale, on recommande d'éviter de fléchir la colonne et de travailler au contraire vers des extensions de la colonne, de gainer l'avant et l'arrière du corps, d'étirer les ischio-jambiers précautionneusement, et plutôt en position couchée. L'extension de la colonne a une action thérapeutique parce qu'elle crée de l'espace et empêche le centre du disque de se déplacer encore davantage vers les racines nerveuses. Inverser sa posture au moyen d'une table, de sangles ou autre matériel spécifique, et s'allonger sur un bolster sont des manières efficaces de décomprimer les disques. En effet, ceux-ci s'aplatissent et s'élargissent lorsqu'ils sont comprimés, s'affinent et s'allongent lorsqu'ils sont étirés. La douleur est généralement ressentie du côté où le nerf est touché : en cas de douleur, ne pratiquez pas de torsion en direction de la hernie ! Dans 5 à 10 % des cas, le disque est bombé ou se fissure non pas vers l'arrière de la colonne mais vers l'avant, auquel cas vous vous abstiendrez de pratiquer ces asanas.

ASANAS

1. Glissements sur le mur en Supta Padangusthasana (Posture allongée de la main au gros orteil)

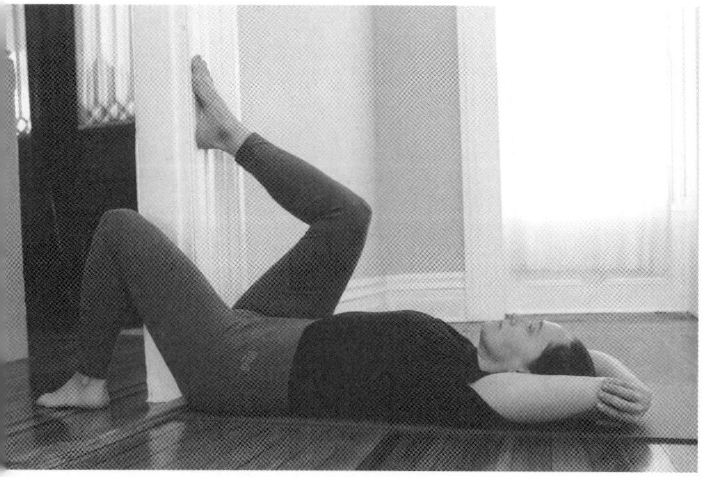

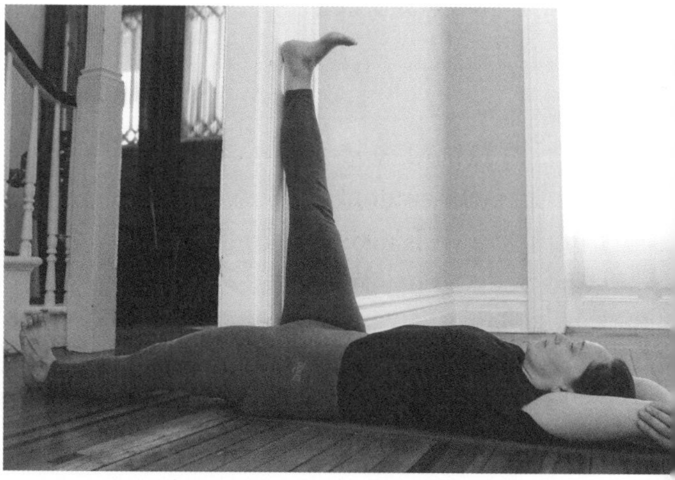

- Allongez-vous et placez un talon sur un chambranle de porte, jambe tendue.
- L'autre jambe est pliée, plante du pied au sol.
- Tout au long de l'exercice, gardez les deux jambes sur des plans parallèles.
- Le bassin et le bas du dos sont en contact avec le sol.
- Rapprochez confortablement le bassin du mur tout en le maintenant au sol.
- Engagez les muscles du bas-ventre vers le cœur.
- Cheville, genou et hanche alignés sur un même plan, pliez la jambe au mur en laissant glisser le talon sur le chambranle de la porte.
- Tendez-la ensuite à nouveau, lentement, en conservant l'alignement de toutes les articulations.
- Lorsque la jambe est aussi tendue que possible, dirigez les orteils vers le sol (l'étirement sera alors plus intense).
- Gardez la poitrine ouverte, la colonne allongée, le bas du ventre rentré.
- Répétez l'exercice 2 à 4 fois.
- À mesure que les ischio-jambiers s'assouplissent, rapprochez le bassin du mur, quelques centimètres à la fois.
- Si possible, allongez la jambe restée au sol, orteils vers le plafond.
- Si les deux jambes sont tendues, veillez à ne pas creuser le bas du dos, mais il peut être légèrement décollé du sol.
- Répétez 2 ou 3 fois la flexion et l'extension de la jambe au mur.
- Procédez lentement, en vous étirant au moins 90 secondes.
- Répétez de l'autre côté.

Notes : En cas de hernie lombaire, les ischio-jambiers sont parfois raides et raccourcis. Si tendre la jambe au mur est douloureux, éloignez-vous du mur. Pratiquez lentement. Étirez les bras derrière la tête en attrapant les coudes opposés ou gardez les bras le long du corps.

2. Fente

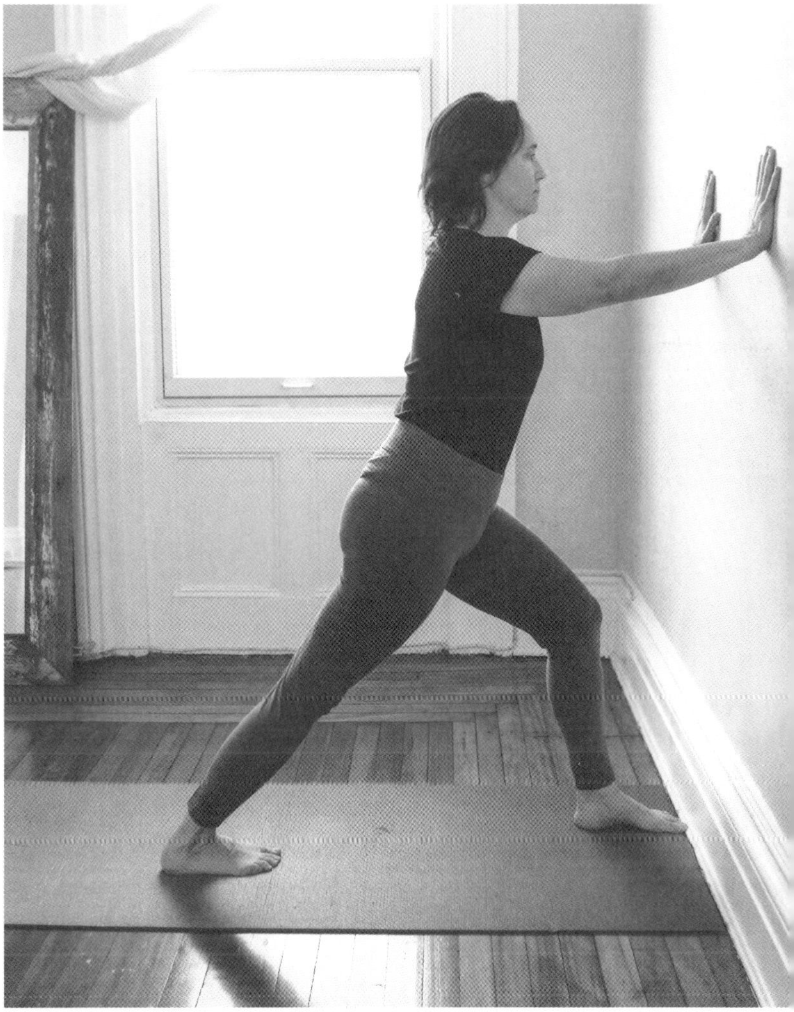

- Tenez-vous debout face au mur.
- Posez les mains au mur, à hauteur des épaules.
- Reculez un pied vers l'arrière, orteils vers l'intérieur, talon légèrement vers l'extérieur.
- La jambe arrière est tendue, la jambe avant pliée.
- Pressez le talon arrière vers le sol.
- Le bassin fait face au mur.
- Remontez le pubis vers le nombril.
- Allongez le bas du dos en élevant les ischions dans le bassin.
- Pressez les mains sur le mur ; élargissez la poitrine.
- Pressez fermement les deux pieds sur le sol.
- Continuez à fléchir le genou avant tout en tendant la jambe arrière.
- Maintenez la posture pendant environ 1 minute.
- Répétez de l'autre côté.

Notes : Gardez les hanches bien dirigées vers le mur ainsi que la légère rotation interne de la jambe arrière pour étirer l'ilio-psoas. Élargissez la zone sacrée/pelvienne tout au long de la posture. Si l'étirement du talon d'Achille ou du mollet arrière est trop intense, posez le talon sur une couverture pliée ou rapprochez le pied du mur.

3. Variation du chiot

- Positionnez-vous à quatre pattes, les poignets sous les épaules et les genoux sous les hanches.
- Retournez les orteils sur le tapis et engagez les abdominaux vers le haut, vers le bas du dos.
- Pressez les mains au sol, élargissez la poitrine et éloignez les épaules des oreilles.
- Reculez le bassin en direction des pieds; les articulations des hanches se détendent.
- Le bas du dos s'allonge et s'étire vers l'avant.
- Respirez et étirez la colonne.
- Pour approfondir l'étirement, avancez un peu plus les mains et allongez les flancs.
- Répétez cet exercice 3 à 5 fois.

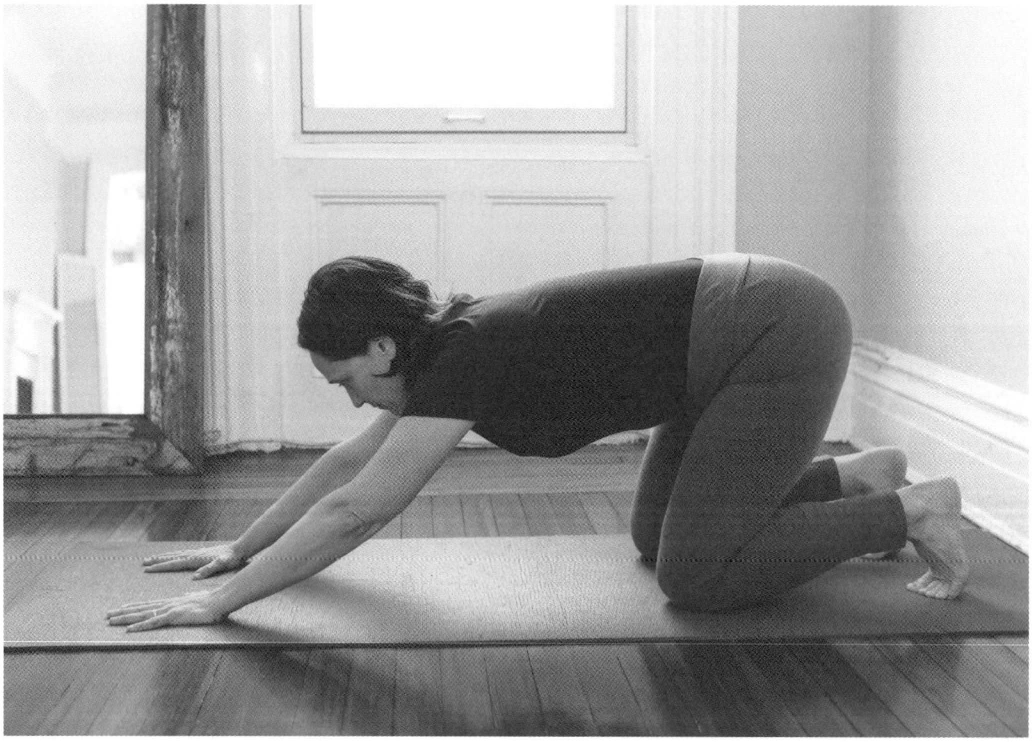

Notes : L'exercice commence à décomprimer les disques lombaires et étire les muscles du bas du dos. Veillez à ne pas cambrer le bas du dos pendant toute la durée de l'exercice. Continuez à allonger les côtés du corps, du bassin jusqu'aux doigts. Variation en position couchée : allongez-vous sur le dos, les genoux pliés et les talons près des ischions. Faites une grande boucle avec une sangle et encerclez vos genoux de telle manière que la sangle lie les hanches aux tibias. Resserrez-la. En gardant le bas du dos au sol, éloignez progressivement les pieds du corps. Ce mouvement décomprime le bas du dos sans faire pression sur les genoux.

Avec les bras et les jambes :

- À quatre pattes, pressez les mains sur le sol, élargissez la poitrine et éloignez les épaules des oreilles.
- En gardant l'épaule gauche bien stable, tendez le bras droit vers l'avant, aligné sur l'épaule droite.
- La paume de la main droite est dirigée vers l'intérieur.
- Gardez le torse étiré et l'abdomen engagé, rentré vers les lombaires.
- Comptez jusqu'à 5 puis ramenez la main au sol.
- Répétez avec l'autre bras.
- À condition que le dos reste droit, répétez l'exercice en tendant simultanément le bras et la jambe opposée.
- Étirez-vous du talon au bout des doigts.
- Gardez les abdominaux engagés et remontés, le tronc stabilisé.
- Maintenez la posture durant plusieurs respirations.
- Revenez à quatre pattes.
- Répétez de l'autre côté.

Notes : *Le buste et le bassin doivent être aussi engagés et allongés que possible durant l'exercice. Le bas-ventre soutient le bas du dos. Si le bassin s'effondre ou si le dos est douloureux, pratiquez l'exercice uniquement avec le bras. Cet asana favorise la cocontraction des muscles entourant les articulations portantes et accroît la stabilité du tronc.*

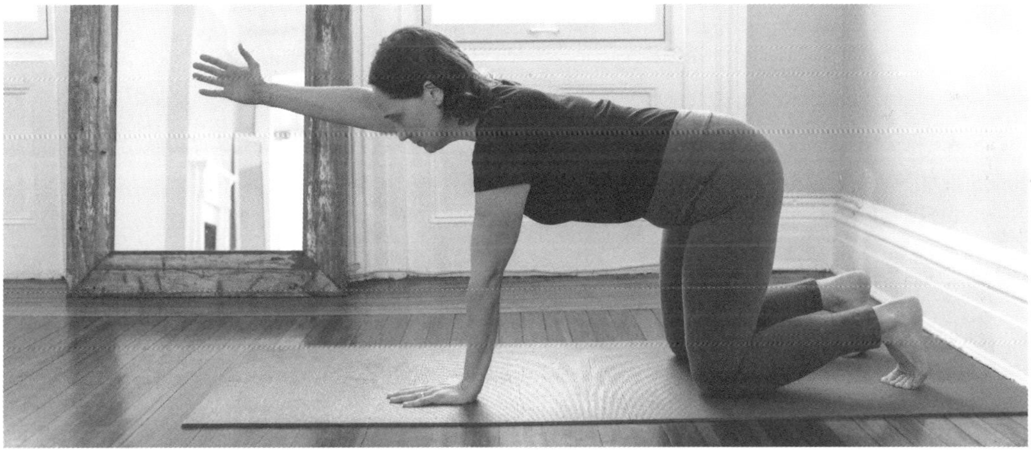

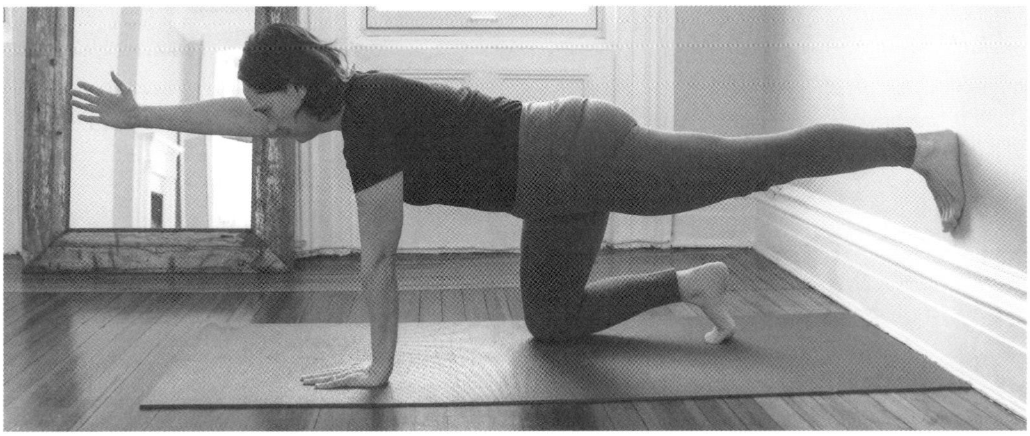

4. Adho Mukha Svanasana (Chien tête en bas)

En suspension :

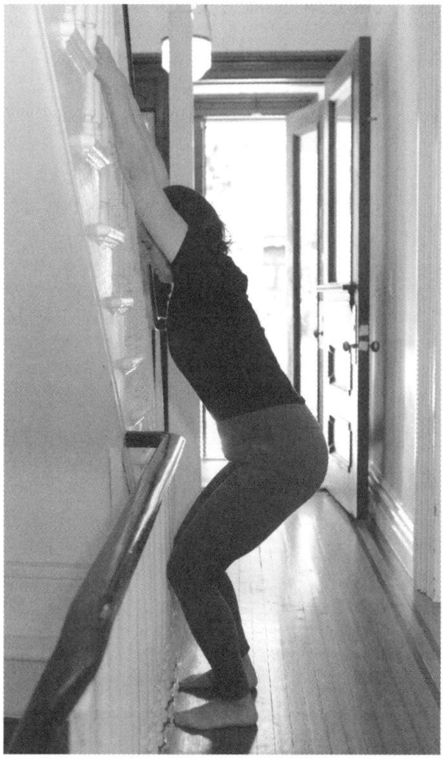

- Agrippez les barreaux de l'escalier (ou une autre surface élevée) en plaçant les mains légèrement au-dessus du niveau des yeux.
- Éloignez-vous à une longueur de bras de la rampe d'escalier et tenez-vous bien droit.
- Les bras tendus, fléchissez les genoux comme si vous vous asseyiez sur une chaise basse.
- Tâchez de former une ligne droite des mains au bassin.
- Gardez les genoux alignés sur les chevilles.
- Veillez à maintenir cette grande ligne droite en engageant les muscles de l'abdomen vers le bas du dos.
- Voyez si vous pouvez descendre encore le bassin.
- Maintenez la posture pendant 1 à 2 minutes.
- Ramenez les pieds sous les hanches et redressez-vous.

Notes : Gardez la colonne longue et le bas-ventre engagé et remonté tout au long de l'exercice. Vous devez ressentir l'allongement et l'étirement de la colonne.

Sur le mur :

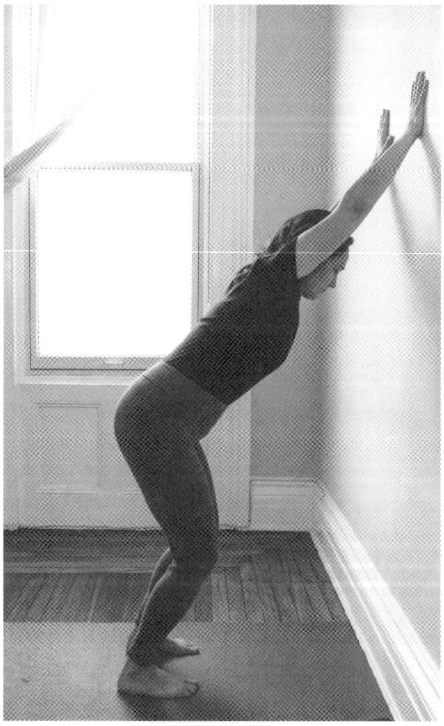

- Posez les mains au mur, à largeur et à hauteur des épaules.
- Les bras tendus, pressez les mains sur le mur et, sans déplacer les mains, exercez une pression vers le haut du mur.
- Reculez d'un pas, les pieds écartés à largeur du bassin.
- Fléchissez les genoux.
- Allongez le bas du dos, rentrez et remontez l'abdomen.
- En étirant la colonne, pressez les mains sur le mur et les pieds sur le sol.
- Respirez et étirez-vous, en allongeant la colonne pendant 1 à 2 minutes.
- Ramenez les pieds sous les hanches pour revenir en position debout.

Notes : Veillez à ne pas cambrer les lombaires, en engageant le bas du ventre tout au long de l'exercice. Si vous ne ressentez pas de douleur dorsale, essayez de tendre les jambes. Cette variation avec les jambes tendues accroît la tension sur les nerfs rachidiens (bien que cela fasse du bien à certaines personnes), donc essayez-la uniquement en l'absence de douleur. Les mains/bras et pieds/jambes travaillent intensément dans cet asana.

5. Urdhva Mukha Svanasana (Chien tête en haut)

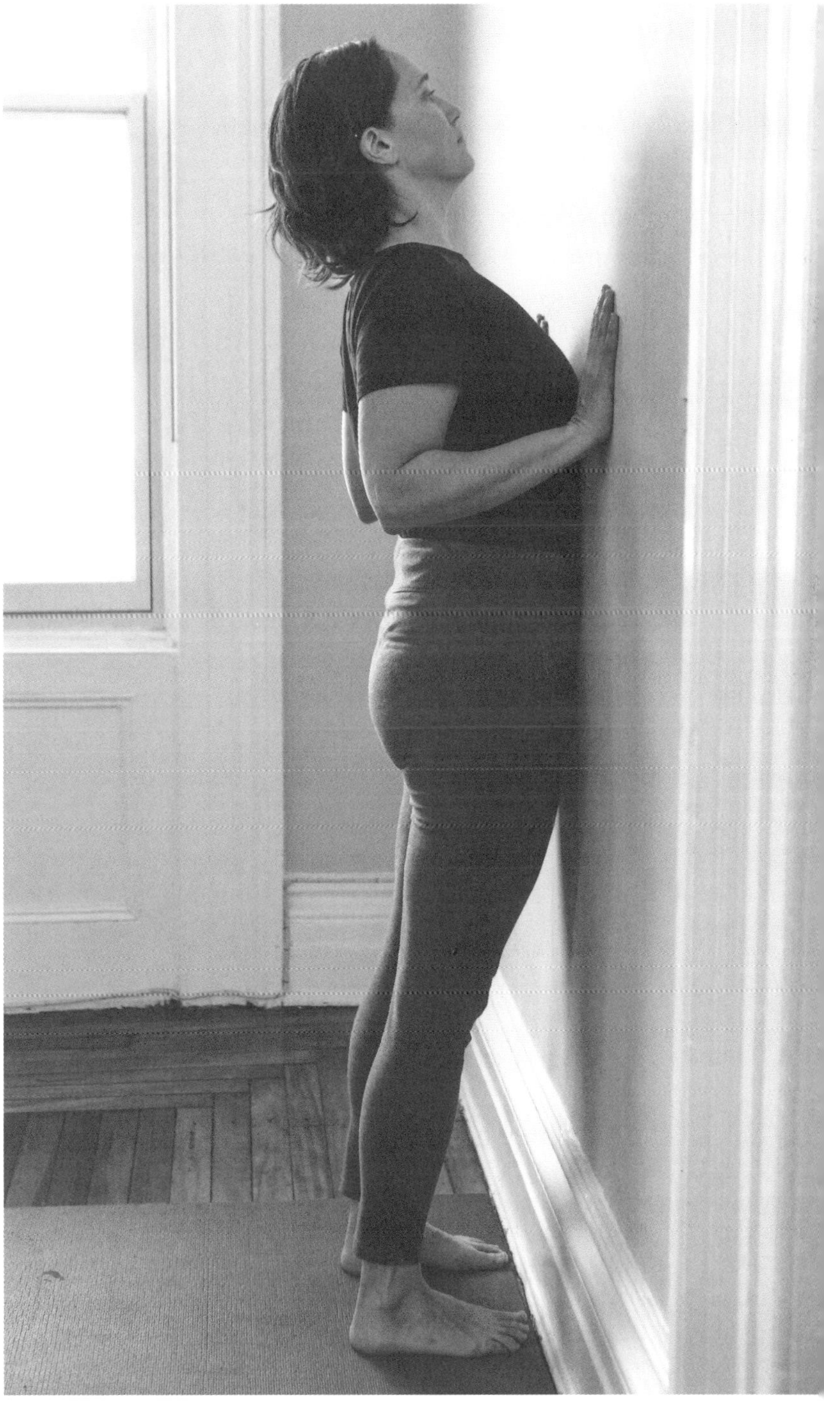

- Face au mur, tenez-vous droit, les orteils contre le mur et les pieds écartés à largeur des hanches.
- Pliez les coudes et placez le bout des doigts sur le mur, entre les épaules et la taille.
- Pressez les pieds sur le sol, tendez les jambes et allongez la colonne du coccyx à la tête.
- Éloignez les omoplates des oreilles.
- Posez les paumes au mur et exercez une pression vers le bas du mur.
- Élevez et ouvrez la poitrine vers le plafond, en tirant le cœur vers le ciel.
- Remontez et engagez les muscles abdominaux vers le bas du dos et dirigez les fessiers vers les talons (pour engager plus profondément les multifides, pensez à remonter les ischions vers l'intérieur du bassin).
- Commencez à rapprocher le pubis et le bassin du mur.
- Veillez à ne pas cambrer le bas du dos, la poitrine est élevée et ouverte.
- Continuez à rapprocher le pubis du mur (jusqu'à le poser contre le mur).
- Prenez quelques respirations dans cette posture, puis revenez à la position initiale.

- Répétez 3 fois.
- Pliez les genoux à la moindre douleur ou tension dans le bas du dos.

Notes : Cette extension de la colonne et flexion arrière modérée renforce les muscles profonds du bas du dos. L'extension des vertèbres aide à éloigner le disque intervertébral des racines des nerfs spinaux. À la moindre douleur, adoucissez la posture ! Si au contraire la posture semble trop facile, reculez légèrement les pieds pour approfondir la flexion arrière.

6. Abdominaux du bas du ventre

- Allongez-vous sur le dos et placez une ou deux, voire trois couvertures pliées sous les fessiers.
- Relâchez le bas du ventre.
- Engagez les muscles du bas-ventre vers le cœur.
- Posez la pointe des pieds au sol.
- Le ventre rentré, gardez le bassin stable et amenez le genou droit vers la poitrine (lorsque le genou arrive à mi-parcours, il est préférable de poursuivre le mouvement sur l'expiration).
- Ramenez lentement les orteils au sol.
- Répétez 3 à 5 fois, jusqu'à ce que le mouvement soit bien assimilé, les abdominaux inférieurs restant bien rentrés.
- Répétez le mouvement avec la jambe gauche.
- Si le mouvement est bien assimilé, répétez-le 5 à 10 fois avec les deux jambes, comme si vous pédaliez.
- Si l'exercice est bien assimilé et si le ventre reste bien rentré, le bas du dos stable, essayez de tendre alternativement les jambes vers l'avant à partir du bassin (comme si vous pédaliez), 5 à 10 fois.
- Maintenez l'abdomen et le bas du dos engagés tout au long de l'exercice.

Notes : Le bas-ventre doit rester rentré tout au long de la pratique. Si les abdominaux ressortent et se groupent au milieu du ventre, pratiquez uniquement les levers de genoux, jusqu'à ce que vous puissiez garder le ventre rentré. L'exercice renforce les abdominaux profonds (transverses) et les ilio-psoas pour soutenir la colonne lombaire et le bassin. Tâchez de lever le genou à la fin d'une expiration et de ramener les orteils au sol à la fin d'une expiration. Plus vous utilisez de couvertures, plus il sera facile de ressentir l'aspiration du ventre.

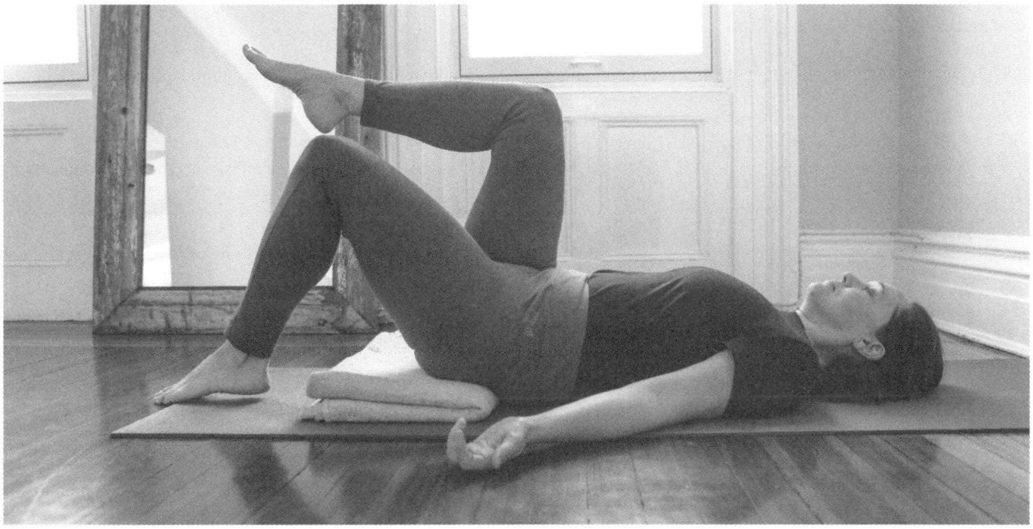

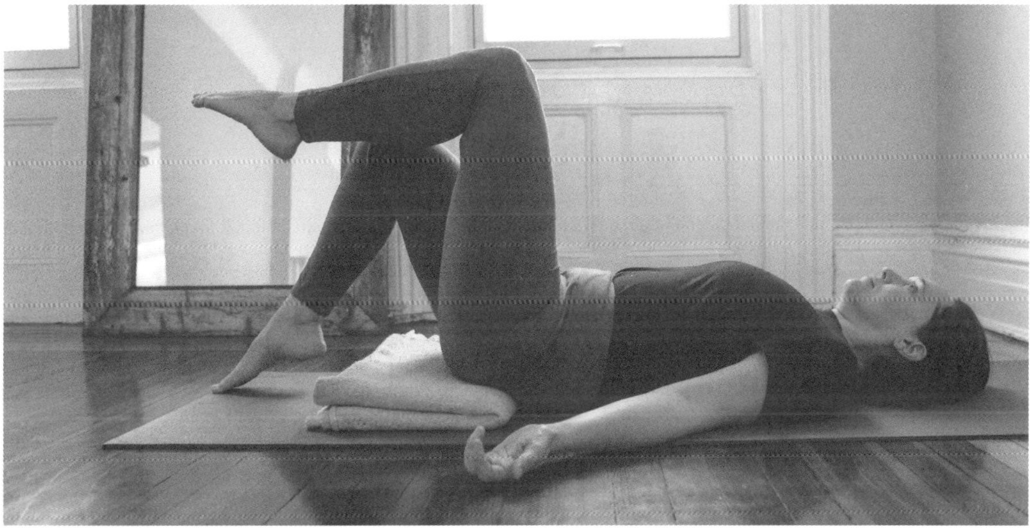

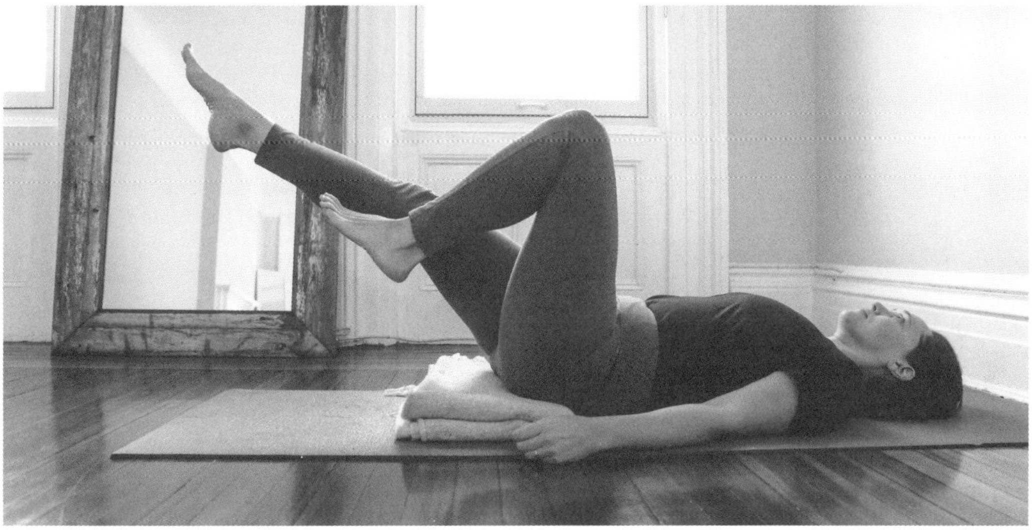

7. Bhujangasana (Cobra)

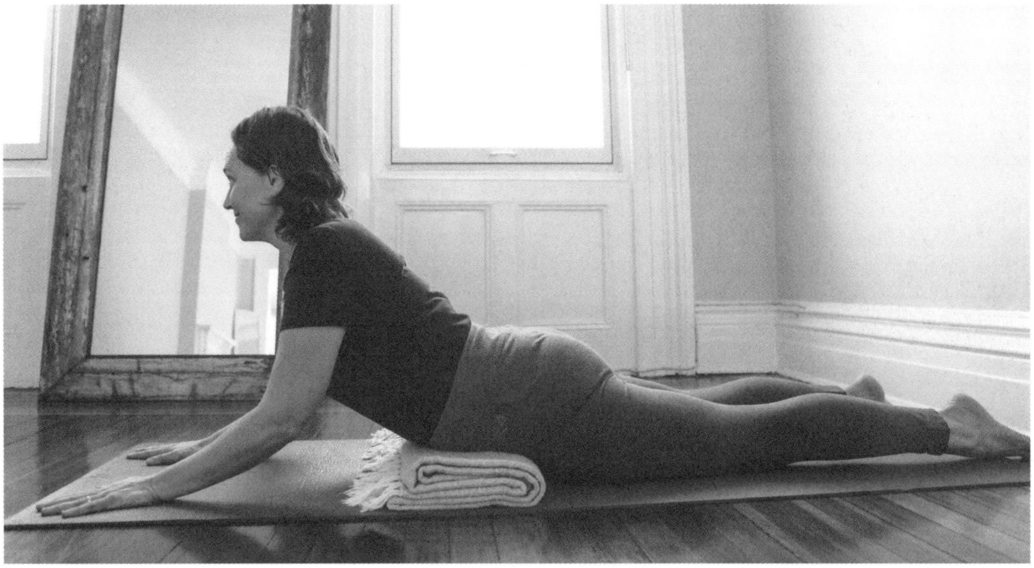

- Allongez-vous sur le ventre, les os iliaques posés sur une couverture.
- Le pubis est en contact avec le tapis.
- Placez les coudes sous les épaules et les paumes des mains près des bords du tapis.
- Dirigez le pubis vers le sol en engageant les fessiers.
- Engagez les muscles du bas ventre vers les lombaires.
- Remontez les ischions à l'intérieur du bassin, vers l'arrière de la taille (ils semblent se replier).
- Gardez la colonne allongée et déployez les clavicules.
- Abaissez les omoplates dans le dos.
- Pressez les mains vers le bas et vers l'extérieur, soulevez les coudes de quelques centimètres.
- Respirez !
- Ramenez doucement et simultanément les deux coudes sur le tapis.
- Répétez ce mouvement 3 à 5 fois.

Notes : L'extension de la colonne renforce les muscles intrinsèques du bas de la colonne, y compris les multifides. Si l'extension provoque une douleur, gardez les coudes au sol et concentrez-vous sur l'action des abdominaux et du bassin.

8. Décompression lombaire sur un lit

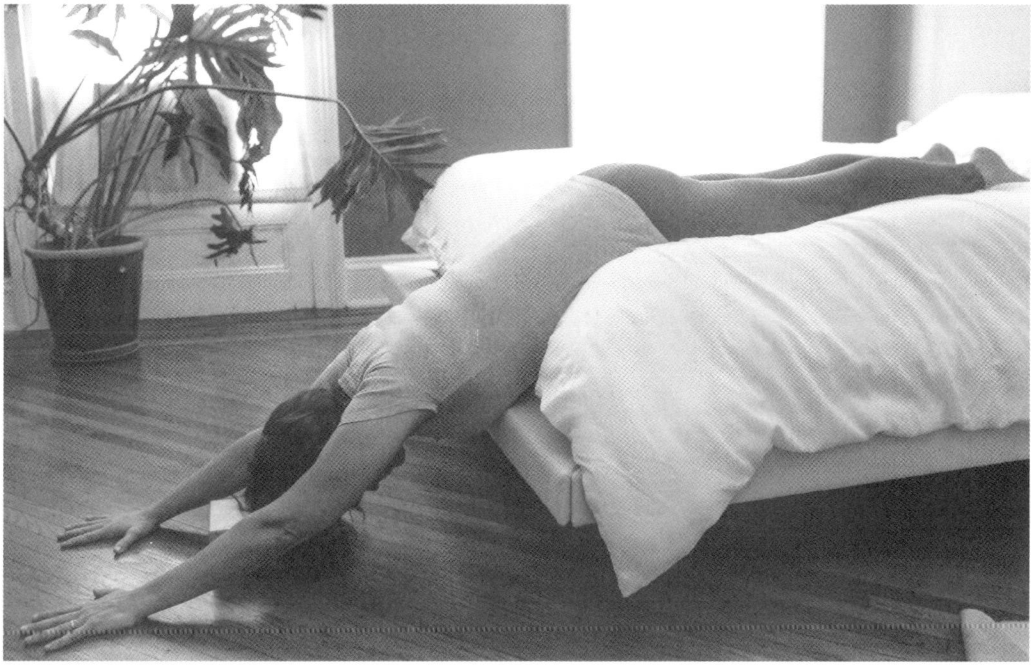

- Allongez-vous sur le ventre sur un lit, le bassin près du bord.
- Le buste se trouve en dehors du lit.
- Tendez les bras et le tronc loin du bassin.
- Élevez le bas du ventre et étirez la colonne lombaire.
- Étirez les fessiers et l'arrière des cuisses vers les pieds.
- Les pieds peuvent être joints ou légèrement écartés.
- Maintenez la posture pendant 1 à 3 minutes en poursuivant les actions précédemment décrites.
- Pour quitter la posture, reculez sur le lit et roulez sur le flanc pour revenir en position assise.

Notes : L'exercice peut aussi se pratiquer sur un canapé ou toute autre surface, pourvu qu'elle soit stable. En cas de douleur dans le dos, pliez les genoux ou posez les mains sur des briques de yoga. L'exercice tire parti de la force de gravité pour décomprimer les vertèbres et créer davantage d'espace autour des racines nerveuses. C'est une posture facile à pratiquer sur un lit d'hôtel, en voyage, lorsque vous n'avez pas d'accessoires de yoga à disposition. Vous pouvez aussi inverser la posture en vous allongeant sur le dos, les épaules en dehors du lit, pour ouvrir la poitrine et offrir à la colonne une extension douce.

9. Posture de repos

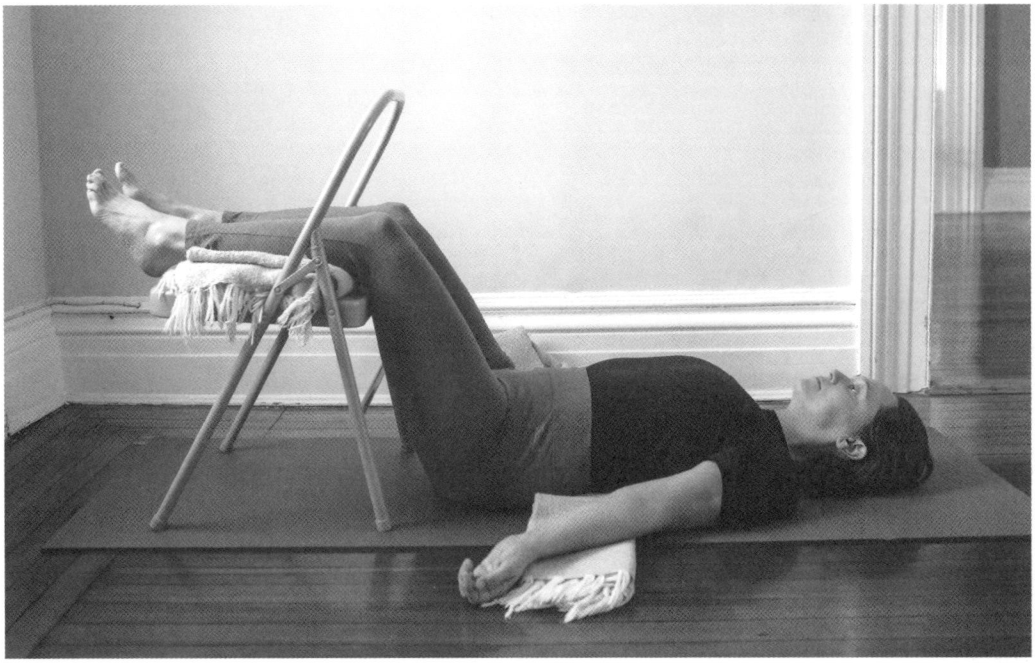

- Allongez-vous sur le dos, les mollets posés sur une chaise.
- Inspirez lentement et relâchez les abdominaux en expirant.
- Éloignez les omoplates des oreilles.
- Relâchez les abdominaux, le bassin, les jambes.
- Reposez-vous et détendez-vous profondément pendant 10 à 15 minutes.

Notes : En cas de tension dans le bas du dos, pliez une couverture de façon à ce que son épaisseur soit d'environ 15 à 20 centimètres. Placez-la sous les lombaires (entre les hanches et les côtes). La couverture doit être suffisamment mince pour soutenir le dos et encourager la détente des muscles et des os de la colonne. La couverture pliée crée une légère extension de la colonne. Si vous le souhaitez, croisez les bras sur la poitrine pour détendre plus profondément le dos.

FOCUS BIEN-ÊTRE FONCTIONNEL :
VOTRE ESPACE DE PRATIQUE

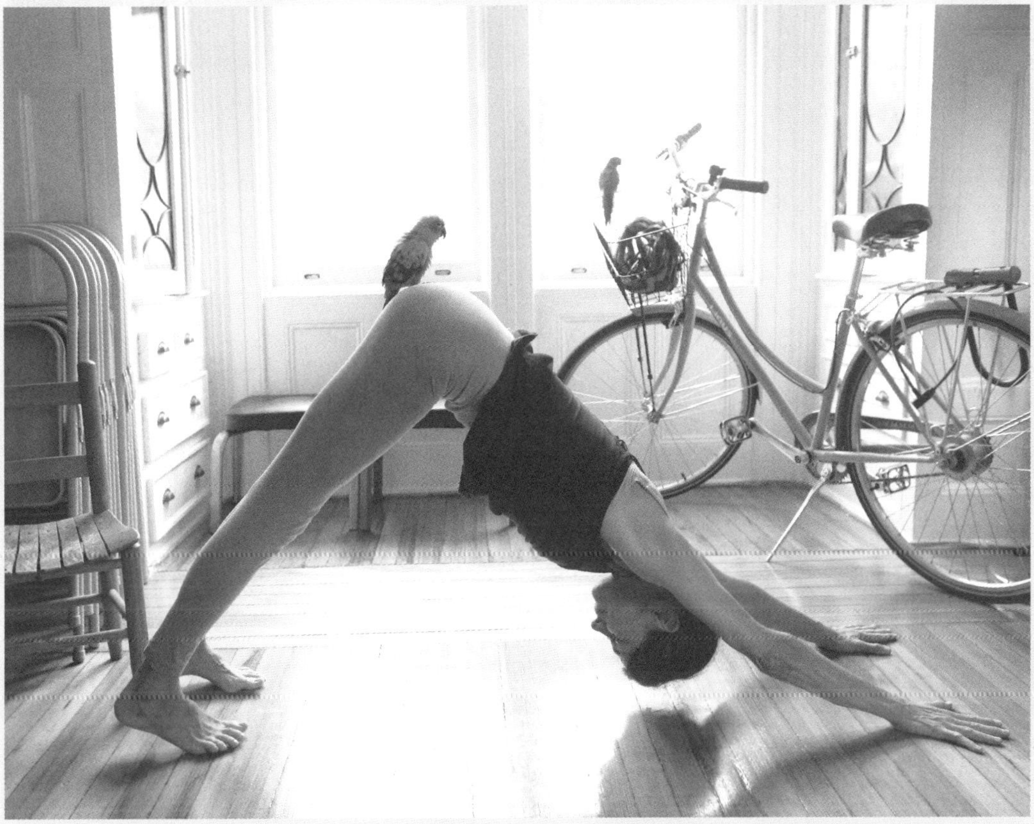

Aussi agréable qu'il soit d'avoir un espace de pratique zen, plein de soleil et qui sent bon la citronnelle, ce n'est absolument pas un prérequis ! Un de mes élèves, sachant pertinemment qu'il ne pourrait jamais consacrer 20 minutes d'affilée à sa pratique quotidienne, imagina une stratégie plus efficace : pratiquer chaque matin trois postures près du plan de travail de la cuisine pendant que le café infuse, puis répartir le reste de la pratique au fil de la journée, à divers endroits de la maison.

Le meilleur endroit où pratiquer est celui où vous vous sentez bien, mais surtout celui où vous serez le plus assidu. Votre espace de pratique peut se résumer à une chaise de la cuisine et une sangle de yoga, ou à un bolster et un tapis déroulé dans le salon tandis que vos enfants regardent Netflix. Préparer avec amour un espace de pratique mais ne jamais l'utiliser pourrait même jouer en votre défaveur : cela engendre un sentiment de culpabilité peu stimulant.

En revanche, certains créeront plus facilement de nouvelles habitudes en s'aménageant un espace spécifique. Comme le célèbre réflexe du chien de Pavlov, un lieu dédié peut provoquer une réaction bio-émotionnelle qui fait que nous voulons pratiquer – un sentiment positif régulier qui nous incite à recréer l'expérience.

Bref, ne vous mettez pas la pression en tentant de créer l'espace parfait avec les accessoires parfaits. Identifiez simplement l'environnement qui fonctionne le mieux pour vous et faites-en votre espace de pratique. Et si vous voulez y ajouter une bougie parfumée, un tableau, ou y convier votre chat, allez-y. Profitez et amusez-vous !

CHAPITRE TROIS

SCIATIQUE

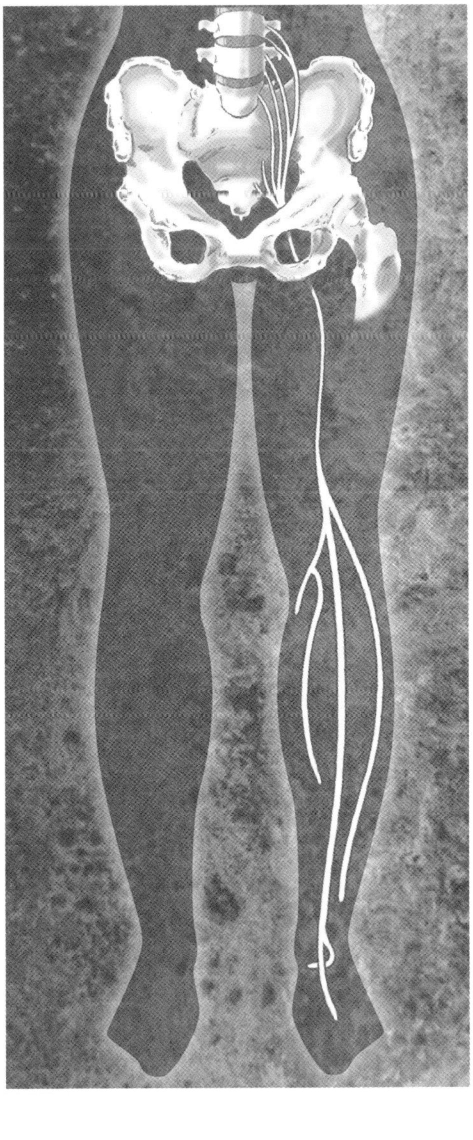

La sciatique est une pathologie décrivant une douleur nerveuse déclenchée par une irritation du nerf sciatique, souvent ressentie comme une douleur irradiante à l'arrière de la cuisse et de la jambe. Le nerf sciatique est une conjonction de cinq nerfs émergeant du plexus lombaire/sacré (L4-S3) et se regroupant pour former un nerf unique et remarquablement large, de l'épaisseur d'un gros crayon. Le nerf sciatique émerge du bas du sacrum (profondément jusqu'au muscle piriforme) et descend ensuite dans le bassin et les jambes, où il se divise en deux branches juste au-dessus du genou, qui se ramifient à leur tour en nerfs innervant les jambes et les pieds. Le nerf sciatique est le nerf le plus large du corps et il assure la sensibilité et la motricité des muscles des hanches, des jambes et des pieds. Parce que le nerf sciatique se compose de cinq nerfs originellement distincts (émergeant à différents niveaux de la colonne), la douleur varie selon la racine nerveuse touchée. Par exemple, si les racines L5 et S1 sont affectées, on peut ressentir une douleur irradiante à l'arrière de la cuisse et à l'intérieur de la jambe. En revanche, si la racine S3 est touchée, la douleur est ressentie dans les fessiers et à l'avant de la cuisse.

La sciatique est généralement causée par un disque lombaire hernié, saillant vers la racine du nerf sciatique. Une cause moins fréquente est la compression ou la crispation du muscle piriforme contre le nerf sciatique, ce dernier passant au-dessous du muscle. Le muscle piriforme est le plus grand des six muscles rotateurs latéraux (profonds), amenant la cuisse en rotation externe dans la hanche. Parfois, une crispation ou un spasme du piriforme irrite le nerf sciatique et engendre un syndrome du piriforme[1]. D'autres facteurs contribuant aux problèmes de sciatique sont des changements posturaux liés à une grossesse ou un surpoids, une arthrose de la colonne, une sténose rachidienne, une dégénérescence des disques ou une assise prolongée. Selon *Clinically Oriented Anatomy*, 5e éd., de Keith L. Moore et Arthur F. Dalley, « Le foramen IV (d'où émerge le nerf) dans la zone lombaire décroît en taille et les nerfs lombaires augmentent en taille, ce qui peut expliquer pourquoi la sciatique est si courante ». C'est un exemple, peu commun dans le corps humain, d'une forme qui ne s'adapte pas à sa fonction.

YOGATHÉRAPIE

La thérapie pour la sciatique recoupe celle des disques herniés (mentionnée dans le chapitre précédent), car une hernie d'un disque lombaire est souvent considérée comme la cause principale de la sciatique. Cependant, une thérapie spécifique à la sciatique privilégie le renforcement des muscles pelviens et l'étirement des muscles rotateurs profonds, en particulier le piriforme. On recommande également d'étirer le muscle psoas,

[1] *Certains membres de la communauté médicale réfutent l'existence du syndrome du piriforme et pensent qu'il est plutôt causé par un problème au niveau de la colonne, comme un disque hernié ou une sténose rachidienne.*

d'allonger la colonne lombaire et de renforcer la sangle abdominale. Des flexions de hanche à plus de 30 degrés avec les jambes tendues peuvent provoquer une douleur nerveuse ; pratiquer les jambes tendues risque donc d'exacerber la douleur sciatique, car cela étire aussi les nerfs. Si vous pratiquez des exercices jambes tendues, pliez les genoux à la moindre douleur.

ASANAS

1. Mobilisation neurale du sciatique

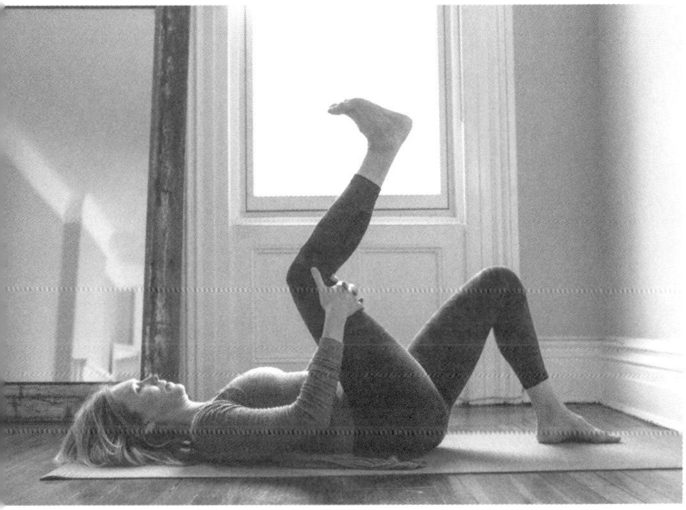

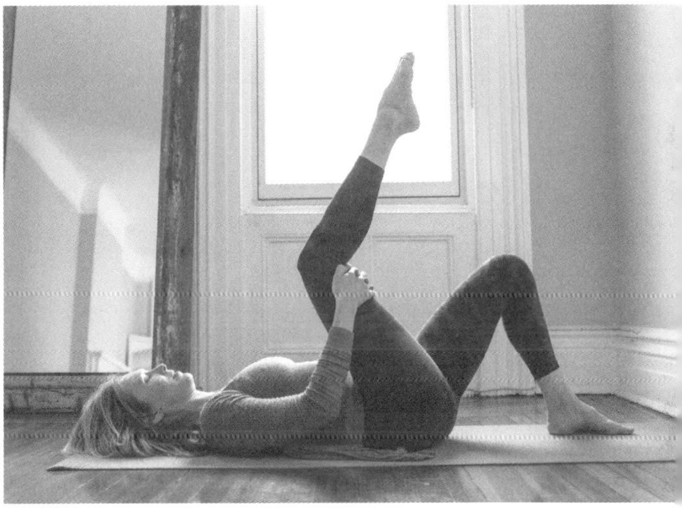

- Allongez-vous sur le dos, genoux pliés et pieds à plat sur le sol.
- Relâchez le bas du ventre.
- Engagez les muscles du bas-ventre vers le cœur.
- En gardant la jambe gauche pliée et le bassin bien stable, levez le genou droit en direction de la poitrine (arrêtez-vous à mi-chemin).
- Le tibia doit rester au-dessus du niveau du genou.
- Lentement, pointez et fléchissez successivement le pied.
- Vous pouvez ressentir un étirement à l'arrière de la cuisse ou dans le mollet.
- Gardez les muscles détendus, rapprochez légèrement la cuisse du buste et répétez le mouvement du pied.
- Rapprochez encore un peu la cuisse du buste et répétez l'exercice.
- Ramenez le pied droit au sol et répétez avec l'autre jambe.

Notes : La dorsiflexion du pied étire le nerf sciatique ; la flexion plantaire relâche le nerf. Le but de l'exercice est de restaurer la fluidité du mouvement des nerfs dans les gaines neurales qui les entourent, afin d'apaiser les nerfs irrités. Ce « glissement neural » concerne les nerfs périphériques ; on parle aussi « d'auto-mobilisation neurale ». En cas de douleur, ne rapprochez pas la cuisse de la poitrine.

2. Variation de Supta Padangusthasana (Posture de la main au gros orteil)

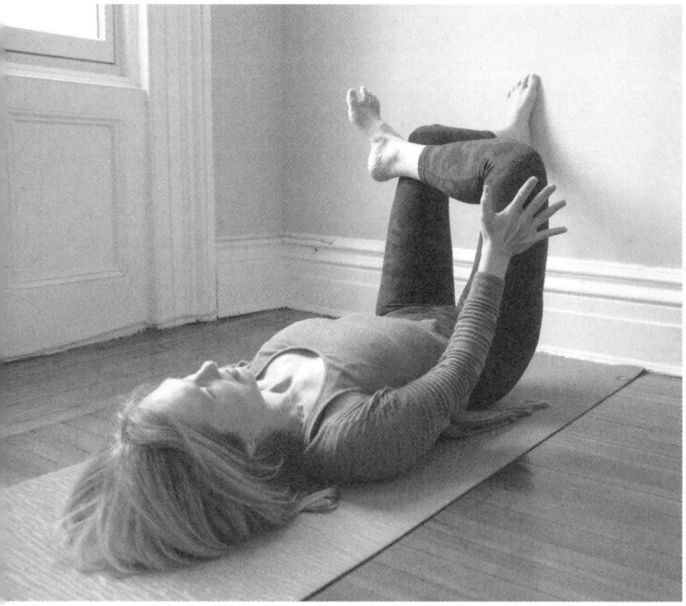

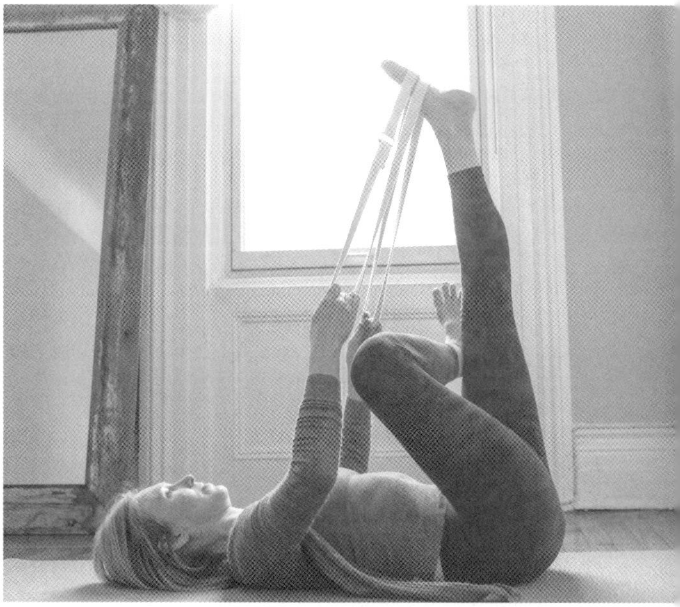

- Allongez-vous sur le dos et pliez les genoux, les orteils en contact avec le mur.
- Posez la plante du pied gauche au mur.
- La jambe gauche forme un angle droit, le genou aligné sur le bassin.
- Placez l'extérieur de la cheville droite juste au-dessus du genou gauche.
- Le bas du dos et le bassin restent au sol.
- De la main droite posée sur le bas de la cuisse, repoussez la zone du genou droit loin du bassin.
- La pression est douce : les muscles du bassin doivent rester détendus.
- Relâchez les muscles du bas du ventre ; engagez-les vers la poitrine.

- Retirez la main droite. Placez une sangle sous les orteils du pied gauche et tendez la jambe vers le plafond.
- Attrapez la sangle de la main gauche puis recommencez, avec la main droite, à repousser doucement la zone du genou droit pour l'éloigner du bassin.
- Gardez les lombaires au sol et tirez la jambe gauche vers la poitrine.
- Le bas du dos reste au sol.
- Maintenez la posture pendant 1 à 2 minutes.
- Relâchez la posture et répétez de l'autre côté.

Notes : Si vous ne pouvez pas croiser la cheville sur le genou, éloignez-vous du mur et/ou tendez la jambe dont le pied se trouve au mur (en gardant le pied sur le mur). Vous pouvez également surélever votre bassin avec une couverture pliée. Cet exercice étire intensément le muscle piriforme. Si tendre la jambe est douloureux, ou si le bas du dos se décolle du sol, gardez la jambe pliée. L'exercice peut aussi se pratiquer sans l'appui du mur.

3. Supta Balasana (Enfant couché) et Supta Gomukhasana (Tête de vache couchée)

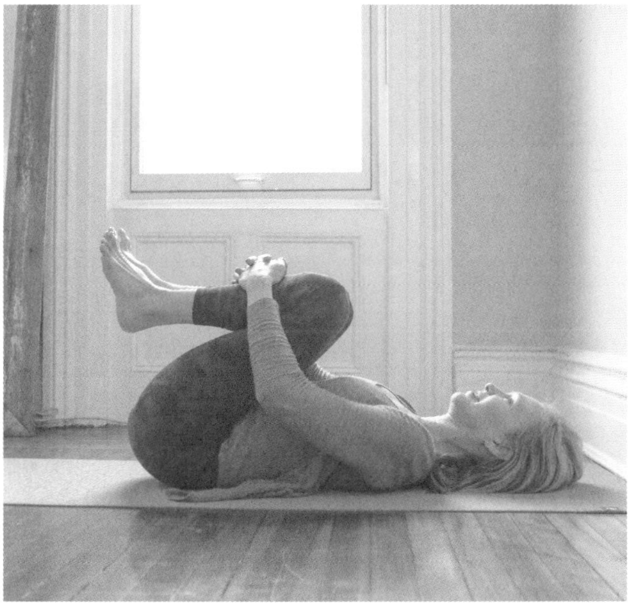

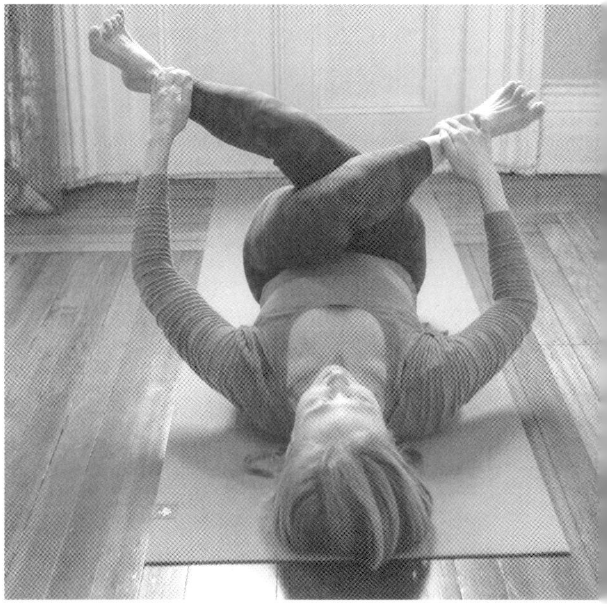

- Allongez-vous, genoux pliés, pieds à plat sur le sol.
- Relâchez les muscles du bas du ventre ; engagez-les vers le cœur.
- Amenez les deux genoux vers la poitrine.
- Ne laissez pas le bas du dos se creuser. La paroi abdominale est relâchée.
- Les genoux et les chevilles sont alignés.
- Tirez les tibias vers la poitrine et détendez les hanches.
- Reposez-vous pendant 1 minute dans cette posture.

- Croisez le genou droit sur le gauche et tirez les deux genoux vers la poitrine.
- Détendez et relâchez le bassin.
- Si possible, saisissez les chevilles avec les mains et éloignez les pieds du corps.
- Continuez à détendre et à étendre le bassin et le bas du dos sur le tapis.
- Maintenez la posture pendant 1 à 2 minutes, puis inversez la position des jambes.

Notes : Balasana adoucit les hanches et détend le bas du dos ainsi que la zone du sacrum. Gomukhasana y ajoute un étirement du piriforme et d'autres muscles rotateurs externes.

4. Variation d'Anantasana (Lever de jambes en étant allongé sur le flanc)

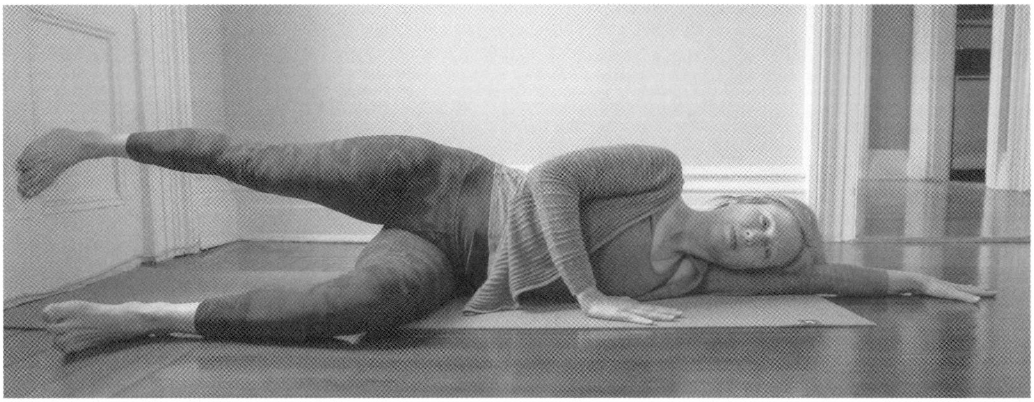

- Allongez-vous sur le flanc, la jambe au sol formant un angle droit avec la hanche.
- Les hanches doivent être bien alignées, perpendiculaires au sol.
- Tendez le bras du dessous, paume au sol.
- En tendant le bras, étirez le flanc loin du bassin.
- Soulevez la jambe du dessus et placez la plante du pied sur un mur (l'exercice fonctionne aussi sans mur).
- Dirigez les orteils vers le sol pour amener le fémur en rotation interne.
- Le pied doit se trouver légèrement plus haut que la hanche.
- Pressez fermement le pied sur le mur et allongez la colonne.
- Étirez les fessiers en les éloignant de la taille et imaginez que les ischions sont aimantés l'un vers l'autre.
- Étirez-vous des pieds jusqu'au bout des doigts.
- Respirez profondément.
- Maintenez la posture pendant 1 à 2 minutes, ou jusqu'à ce que les muscles de la hanche du dessus commencent à brûler.
- Répétez sur l'autre flanc.

Notes : En cas de tension dans le cou, placez un coussin entre la tête et le bras du dessous. L'exercice active la sangle abdominale et mobilise fortement les muscles externes de la hanche.

5. Fente avec des briques

- Placez une couverture au milieu du tapis.
- Posez deux briques de yoga à largeur du tapis.
- Avancez un pied, reculez l'autre, et posez les mains sur les briques.
- Tendez la jambe arrière, orteils retournés sur le tapis (le genou doit regarder le sol).
- Les os iliaques font face au tapis et les deux hanches sont à la même hauteur.
- Déposez doucement le genou arrière sur la couverture pliée et laissez le bassin descendre en direction du talon de la jambe avant.
- Pressez les mains sur les briques et redressez le buste loin du bassin.

- Déployez et ouvrez la poitrine.
- Relâchez le coccyx vers le bas tandis que le pubis, l'abdomen et la poitrine s'élèvent.
- Respirez profondément et maintenez la posture pendant 1 à 2 minutes.
- Inversez la position des jambes.

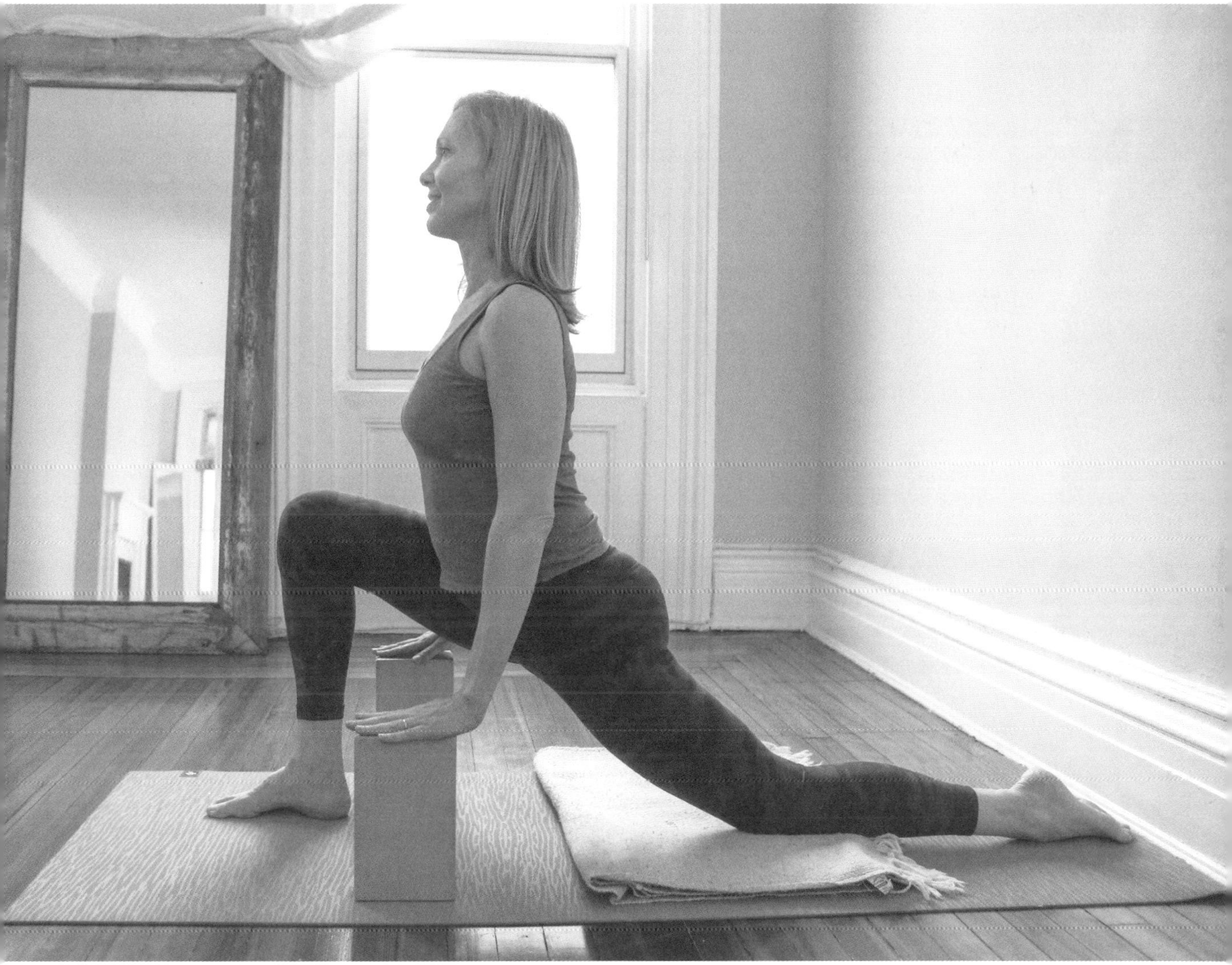

Notes : L'asana étire le muscle psoas et les fléchisseurs de la hanche de la jambe arrière. Assurez-vous que l'avant de la cuisse de la jambe arrière est bien dirigé vers le sol, et les deux hanches vers l'avant du tapis. Le genou avant peut passer légèrement au-delà de la cheville.

6. Planche sur les avant-bras

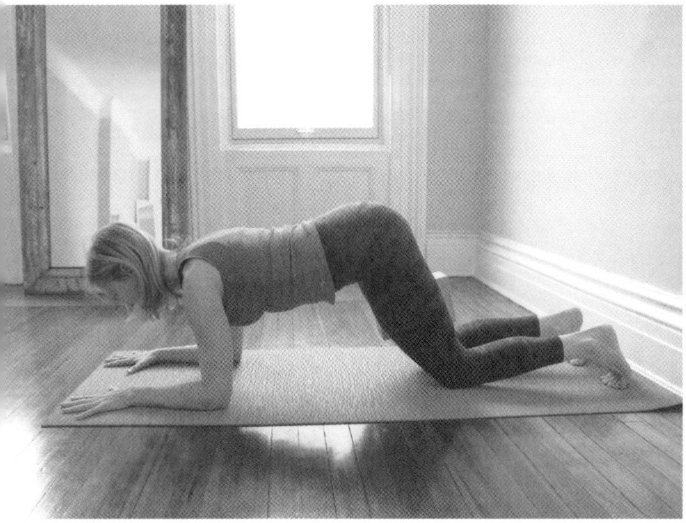

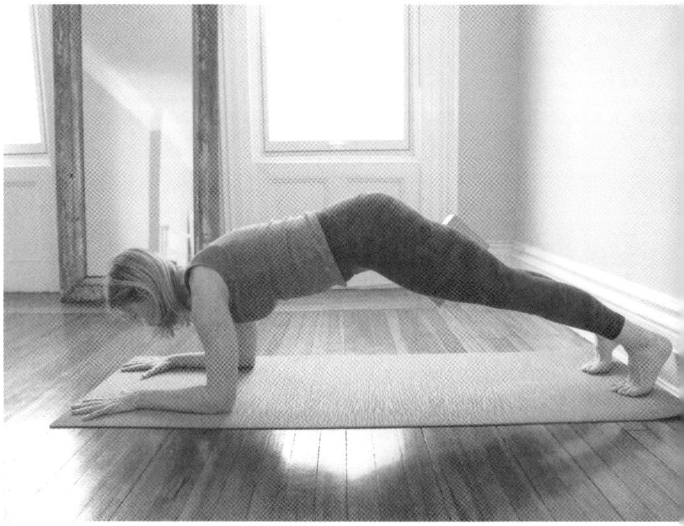

- Positionnez-vous à quatre pattes, les poignets sous les épaules et les genoux sous les hanches.
- Posez les avant-bras sur le tapis, écartés à largeur d'épaules, paumes vers le bas (les coudes sous les épaules).
- Pressez les avant-bras sur le tapis, élargissez la poitrine et glissez les omoplates vers le bas du dos.
- Engagez les muscles du bas du ventre vers le bassin et la colonne lombaire.

- Retournez les orteils sur le tapis et tendez les jambes.
- Les genoux se décollent du sol, et le bassin peut se trouver légèrement plus haut que les épaules.
- Respirez et étirez le corps entier, des orteils au sommet du crâne.
- Maintenez la posture tant que vous le pouvez puis déposez les genoux au sol.
- Répétez 2 ou 3 fois.

Notes : Placer une brique de yoga entre les cuisses vous assure de garder les jambes parallèles et mobilise fortement les muscles de l'intérieur des cuisses. Cet alignement parallèle des jambes étire l'articulation sacro-iliaque et les rotateurs externes. Si l'exercice est trop intense, entrelacez les doigts ou pratiquez la planche debout, en prenant appui sur le mur, le corps formant une légère diagonale.

7. Setu Bandhasana (Demi-pont)

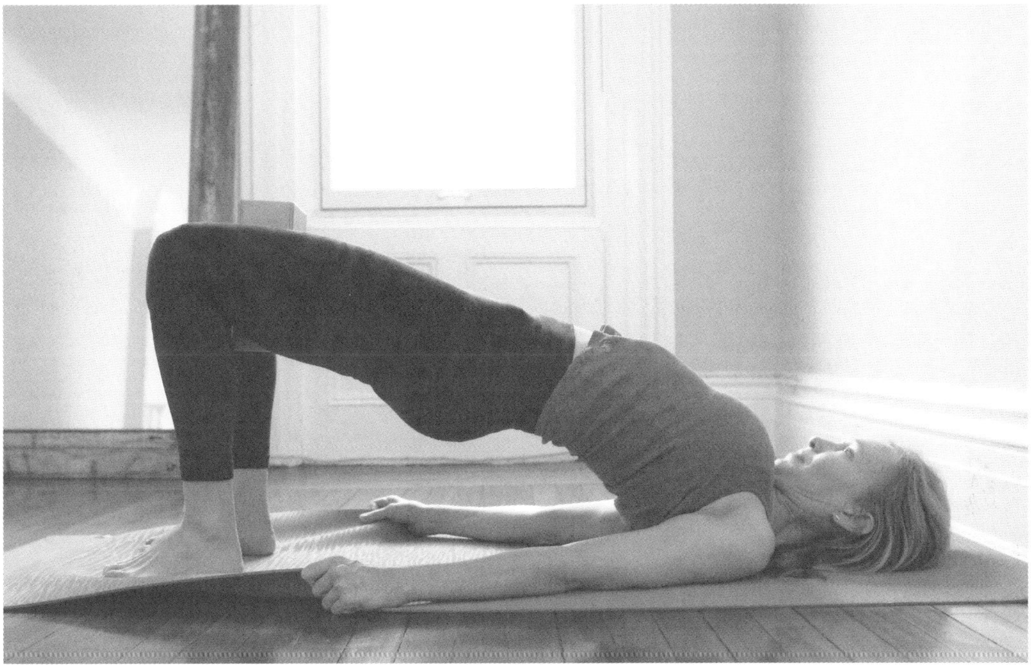

- Allongez-vous sur le dos, les genoux pliés et les talons près des ischions.
- Placez une brique de yoga entre les cuisses et pressez-la légèrement.
- Saisissez de chaque main les bords du tapis.
- Pressez les pieds sur le sol et tirez le tapis loin des épaules.
- En continuant à presser les pieds sur le tapis, soulevez le bassin en engageant les fessiers.
- Décollez le buste en amenant le haut des bras en rotation externe et en rentrant les omoplates dans le haut du dos.
- Détendez la nuque !
- Maintenez la posture pendant 1 minute, puis répétez l'exercice.

Notes : L'exercice est une posture d'extension du bas du dos et renforce les muscles du bassin et des jambes. La brique placée entre les cuisses maintient l'alignement correct des jambes et du bassin. Si vous ressentez une douleur au genou avec la brique, mettez-la de côté et écartez un peu plus les jambes. Pour une variation plus avancée, tendez une jambe vers le plafond (sans brique !). Le bassin doit rester à niveau.

8. Shalabhasana (Sauterelle) avec variation

- Disposez une couverture pliée sur la largeur du tapis.
- Allongez-vous sur le ventre, le bas du ventre sur la couverture.
- Étirez les jambes vers l'arrière et posez le dessus des pieds au sol.
- Les jambes peuvent être légèrement écartées.
- Pressez les cous-de-pieds sur le tapis et étirez les jambes jusqu'aux orteils de manière à décoller les genoux du sol.
- Pliez les coudes et posez les mains sur le tapis entre les aisselles et la zone de la poitrine.
- Élargissez la poitrine et éloignez les épaules des oreilles.
- Engagez les muscles du bas du ventre vers les fessiers. Pensez à diriger les ischions vers l'arrière de la taille en les remontant dans l'intérieur du bassin, afin de décambrer le bas du dos.
- Tendez le bras droit vers l'avant, paume vers l'intérieur.
- Le coude gauche reste fléchi, paume sur le tapis à proximité de la poitrine.
- Regardez votre main droite. Levez le bras un peu plus haut.
- Levez la jambe gauche, tendue jusqu'aux orteils.
- Étirez-vous des orteils jusqu'au bout des doigts.
- Relâchez la posture en ramenant le bras droit et la jambe gauche au sol.
- Répétez avec le bras et la jambe opposés.
- Pratiquez l'exercice encore 2 fois de chaque côté.

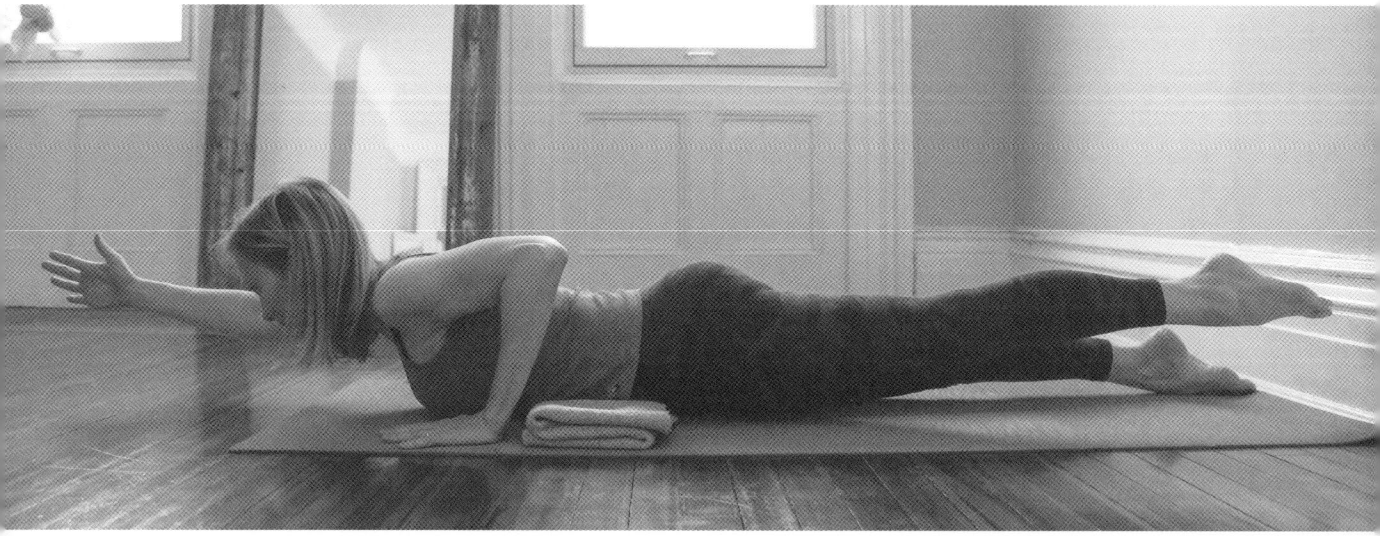

Notes : Shalabhasana mobilise fortement les muscles intrinsèques du dos ; c'est une posture d'extension. D'autres variations impliquent de lever simultanément les deux bras et les deux jambes, les doigts entrelacés à l'arrière de la tête ou dans le dos, les bras tendus vers les orteils. Si le contact du sol est trop dur, l'exercice peut se pratiquer sur un matelas ferme avec un oreiller placé sous le bas du ventre.

9. Adho Mukha Svanasana (Chien tête en bas)

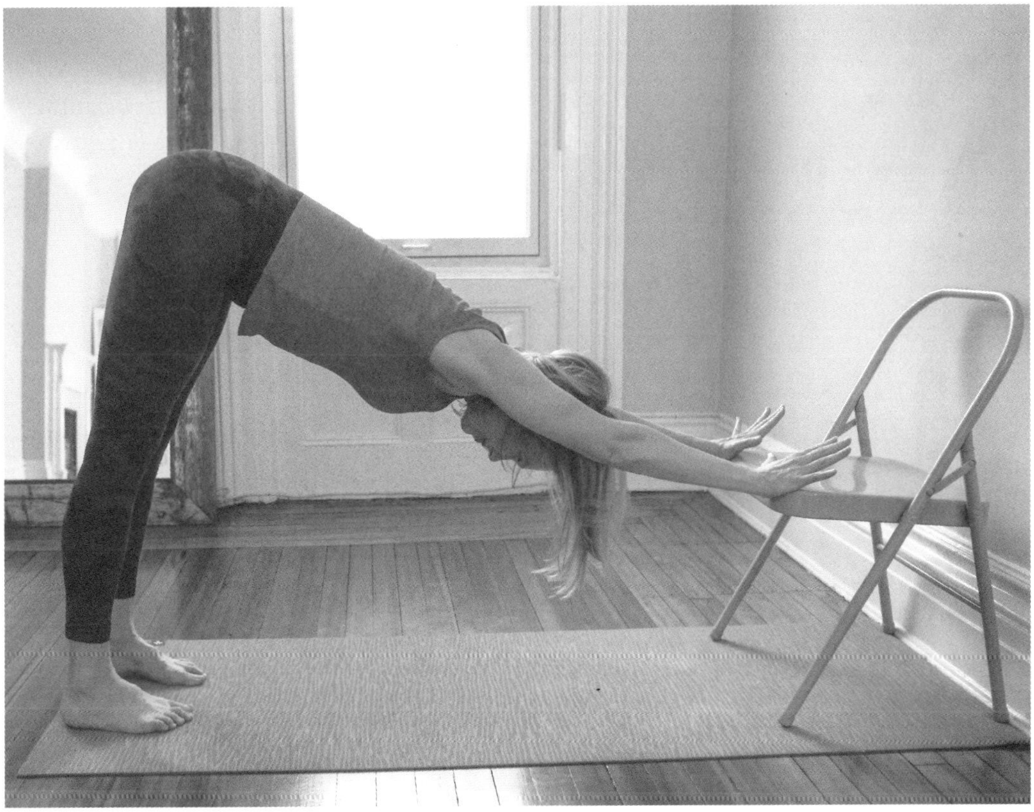

- Placez une chaise contre le mur.
- Pressez les paumes des mains sur le bord de l'assise, les doigts dirigés vers le plafond.
- Tendez les bras et reculez les pieds jusqu'à ce qu'ils se trouvent sous les hanches, la poitrine face au tapis.
- Pliez les jambes et tournez légèrement les orteils vers l'intérieur.
- Poussez fortement les mains sur la chaise et pressez fermement les pieds sur le tapis.
- Étirez la colonne.
- Rentrez les omoplates dans le haut du dos en ouvrant les aisselles.
- Tendez les jambes.
- Respirez et maintenez la posture pendant 1 à 2 minutes.
- Si l'exercice semble trop simple, décollez totalement les talons du sol sans faire remonter le dos ou les épaules.

Notes : Cette variation du Chien tête en bas étire les bras et les jambes afin d'étirer la colonne. Si la posture jambes tendues est douloureuse, pliez les genoux. Si la chaise est trop basse, ou le dos trop arrondi, choisissez une surface plus haute comme un plan de travail ou une table.

10. Kurmasana (Tortue) avec des chaises

- Asseyez-vous sur une chaise, les jambes légèrement plus écartées que les pieds de la chaise et les pieds posés à plat sur le sol.
- Les pieds et les genoux pointent vers l'avant.
- Une autre chaise vous fait face.
- Posez une couverture pliée sur vos cuisses.
- Déposez le buste sur les cuisses ; l'estomac repose sur la couverture.
- Tendez les bras vers l'avant et attrapez le dossier de l'autre chaise.
- Si possible, posez la tête sur un support comme un coussin ou une brique de yoga, placé sur l'assise de la chaise.
- Relâchez la tête et le bas du dos.
- Respirez profondément et détendez-vous dans la posture.
- Restez-y pendant 1 à 2 minutes.

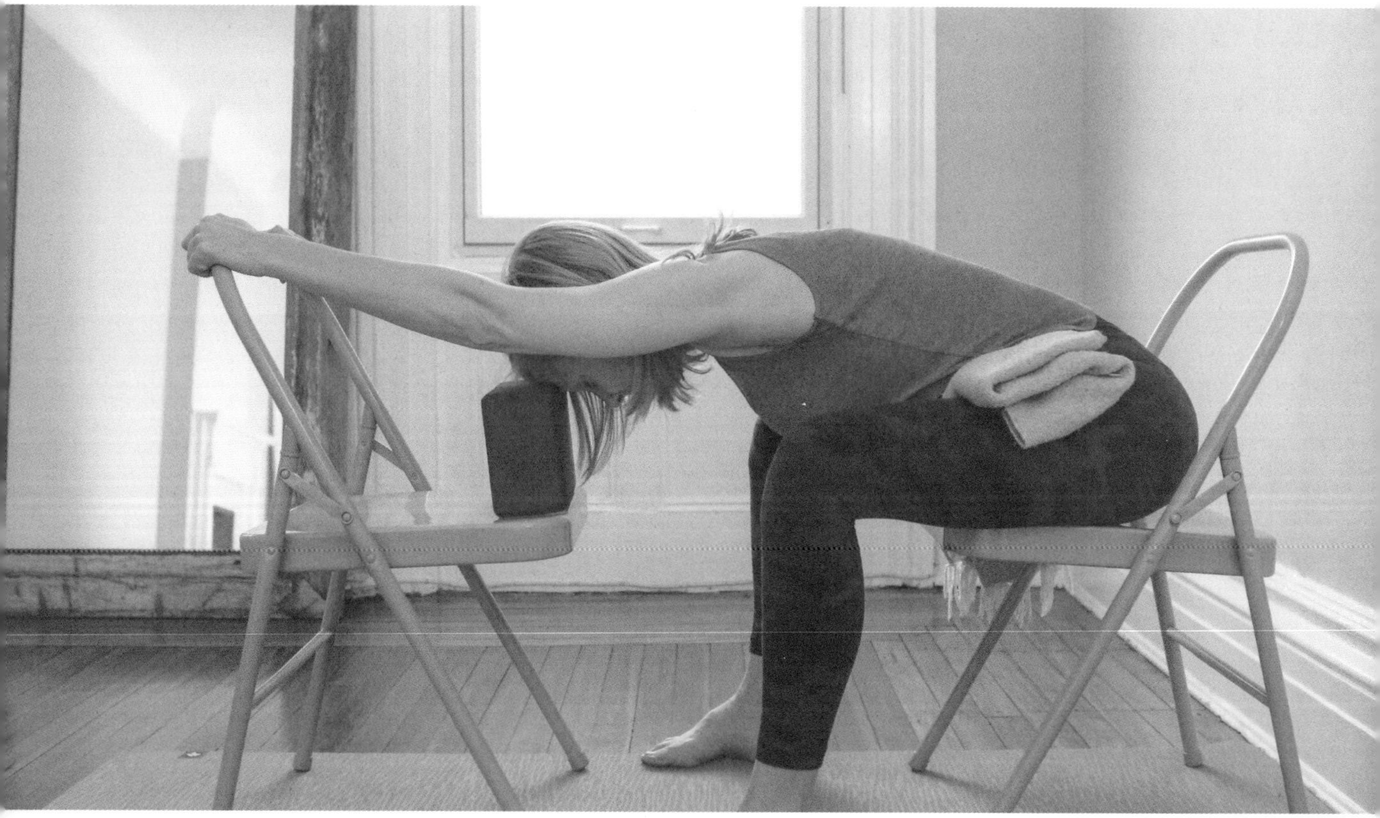

Notes : Si l'on vous a diagnostiqué une hernie discale ou si vous avez mal au dos, placez les mains sur une surface plus haute, par exemple sur le mur, de manière à allonger davantage la colonne. Si l'abdomen ne touche pas la couverture pliée, ajoutez une couverture ou un coussin supplémentaire, ou choisissez un support plus élevé. Si la couverture est inconfortable, retirez-la.

FOCUS BIEN-ÊTRE FONCTIONNEL : RESSENTEZ VOTRE CORPS !

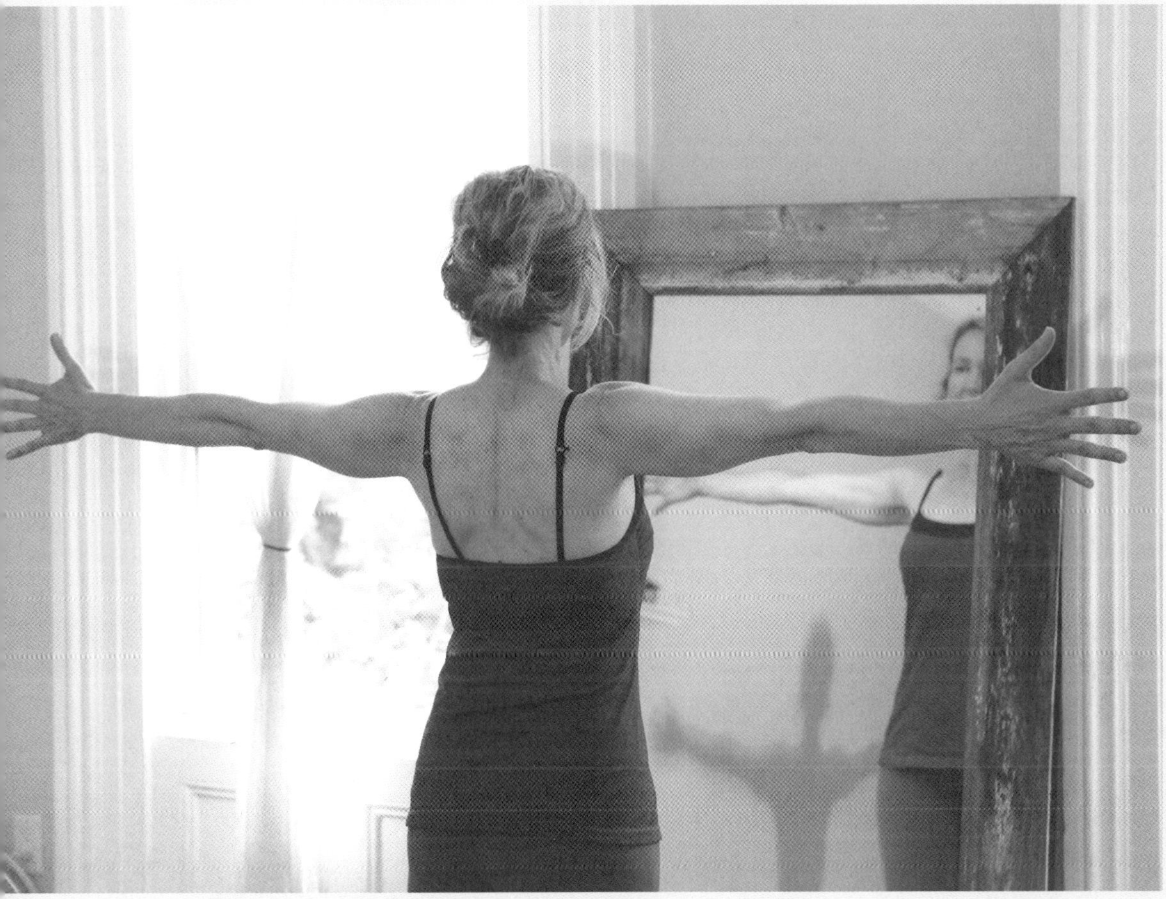

Un de mes élèves qui assistait à mes cours collectifs de yoga depuis plus d'un an se décida à prendre des cours particuliers. Durant ces séances en tête en tête, il m'avoua qu'il n'avait aucune idée de ce que j'entendais par « respirez dans les hanches » ou « laissez les flancs s'allonger ». Il était incapable de relier ces instructions à son propre corps, encore moins de concevoir que les parties du corps pouvaient ressentir des choses ou réagir à sa respiration. Il avait raison ; comment une cage thoracique pourrait-elle, d'elle-même, s'étendre ? Comment pourrait-on respirer dans une partie du corps ? Ce n'est pas parce que nous demandons à notre corps de faire quelque chose, quand bien même il obtempérerait, que nous avons la capacité de le ressentir ou de le répéter sur demande. C'est une compétence qui requiert de l'entraînement, du temps et de la concentration. La technique de « scan » ou balayage corporel est un excellent exercice, car elle amène la conscience à identifier les sensations perçues dans différentes zones du corps, et ainsi à appréhender le corps comme un tout unifié composé de parties distinctes.

BALAYAGE CORPOREL

Installez-vous dans une position confortable, bien au chaud. L'exercice se pratique volontiers en position couchée (avec un soutien sous la tête, la nuque et les genoux), mais peut aussi se pratiquer assis sur une chaise. Fermez les yeux et prenez 3 à 5 longues inspirations et expirations, en sentant le souffle entrer et quitter les poumons. Chaque respiration laisse votre corps un peu plus détendu. À présent, contractez le visage et fermez les yeux pendant 3 secondes ; relâchez. Contractez et relâchez successivement toutes les parties du corps : les bras et mains droits et gauches, les jambes droites et gauches, les tibias, les pieds, puis la poitrine, les fessiers, le bassin. Inspirez en contractant, expirez en relâchant. À chaque détente, laissez la partie du corps concernée s'enfoncer pleinement dans le sol. Prenez votre temps ; pratiquez sans précipitation. Une fois ceci effectué, scannez intérieurement votre corps, en étant attentif à trois choses : y a-t-il des zones que vous sentez contractées ou endolories ? Y a-t-il des zones où vous ne ressentez rien ? Y a-t-il des zones où vous vous sentez bien ? Inspirez et expirez calmement, détendez-vous dans cette observation corporelle. Maintenant que vous êtes détendu et avez observé la façon dont votre corps se sent, imaginez-vous propager votre respiration dans les zones du corps contractées. Ensuite, propagez le souffle dans les zones moins sensibles, afin qu'elles s'adoucissent et se relâchent. Enfin, respirez profondément dans les zones du corps qui vous semblent confortables. Diffusez cette sensation agréable dans tout le corps, comme un nuage qui s'étend. Sentez votre corps comme un tout. Détendez-vous avec cette sensation pendant les 5 prochaines minutes.

CHAPITRE 4

SPONDYLOLISTHÉSIS

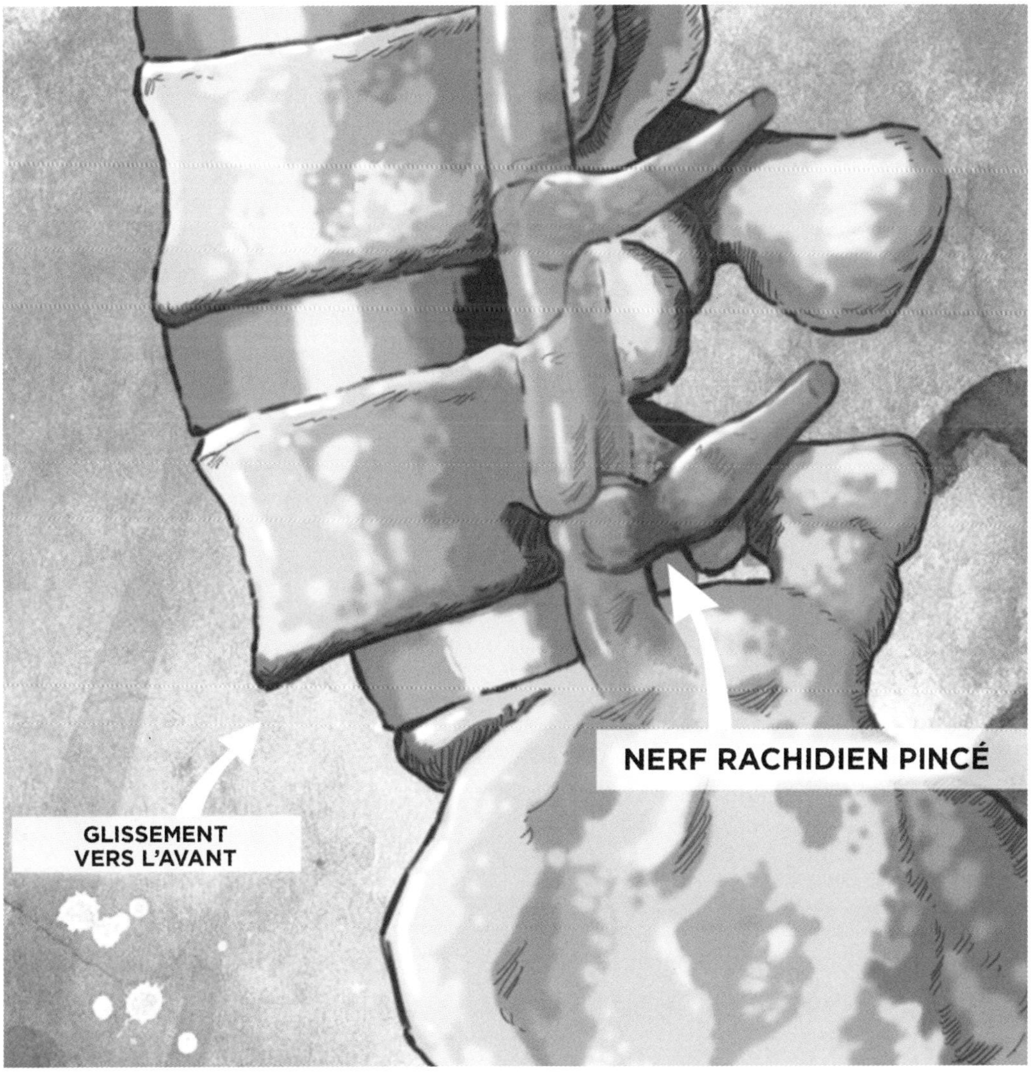

Un spondylolisthésis est le glissement d'un corps vertébral en avant de la vertèbre située au-dessous d'elle. Ce glissement peut entraîner une compression sévère d'un nerf, ou peut être asymptomatique et ne pas engendrer de douleur. Le phénomène s'observe le plus souvent au niveau de la colonne lombaire, puis au niveau de la colonne cervicale, en raison de l'amplitude de mouvement et du poids supporté par ces deux zones. Cette pathologie présente cinq grades, allant d'une dislocation légère à une subluxation complète (un glissement) hors de la colonne. Environ 4 à 6 % de la population souffre de spondylolisthésis. Il touche de manière légèrement plus fréquente les femmes et les personnes de plus de 50 ans – bien qu'il ne soit pas rare d'être atteint de spondylolisthésis sans le savoir. Contrairement à la sciatique, que l'on peut diagnostiquer par regroupement de symptômes, le spondylolisthésis doit être confirmé par une radiographie.

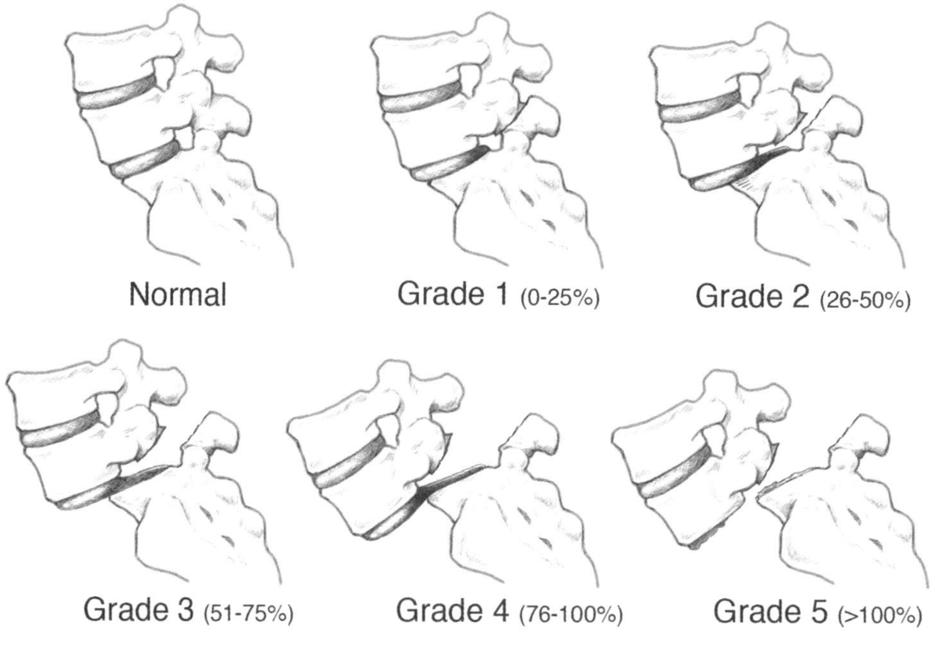

Le spondylolisthésis dégénératif est la forme la plus courante et survient généralement entre la quatrième et la cinquième vertèbre lombaire. Il peut être provoqué par une faiblesse des ligaments de la colonne, des muscles, une arthrose des facettes articulaires, des problèmes de disque, et peut mener à un rétrécissement du canal rachidien (sténose spinale) et/ou une progression de l'arthrose. Le spondylolisthésis peut aussi être congénital ou provoqué par des fractures de fatigue à répétition au niveau des vertèbres ainsi que par un surentraînement en gymnastique, haltérophilie ou football. Les cas sévères de spondylolisthésis de la colonne lombaire peuvent perturber les fonctions intestinales ou urinaires et nécessiter une intervention chirurgicale.

Il existe très peu de protocoles yogiques consacrés à cette pathologie, et de nombreux patients à qui l'on diagnostique la spondylolisthésis considèrent le yoga comme inaccessible. En réalité, c'est tout l'opposé – la pratique du yoga renforce la sangle abdominale, inculque de bonnes habitudes posturales et la recherche du mouvement juste. Des blessures liées à une pratique sportive peuvent causer des spondylolisthésis chez des sujets jeunes ; le yoga peut être un bon complément pour cette tranche d'âge, car il permet de retrouver une mécanique corporelle optimale et ainsi éviter des blessures futures.

Notes : *Un rétrolisthésis est parfois diagnostiqué ; la vertèbre se disloque vers l'arrière, non vers l'avant. La situation est beaucoup plus rare que le spondylolisthésis et requiert un protocole de traitement distinct de celui présenté ici. Si l'on vous a diagnostiqué un rétrolisthésis, NE PRATIQUEZ PAS les asanas suivants !*

YOGATHÉRAPIE

La yogathérapie pour un spondylolisthésis se focalise sur le renforcement de la sangle abdominale au sens large : les abdominaux et les ilio-psoas à l'avant, et les muscles paravertébraux, le carré des lombes et les fessiers à l'arrière. Renforcer ces muscles avec une flexion légère de la colonne permet de réduire la pression placée sur les vertèbres. L'objectif est de stabiliser le segment vertébral pour assurer un bon maintien de la sangle abdominale et ainsi éviter une dislocation plus importante du corps vertébral. Ces exercices peuvent être pratiqués quotidiennement, comme routine de soin du dos. Évitez les activités vigoureuses qui impliquent une torsion du bas du dos. Utilisez une ceinture lombaire si vous portez des charges lourdes ; dans tous les cas, pliez les genoux avant de soulever quoi que ce soit ! Respectez toujours la mécanique du corps. Sachez qu'une hyperextension lombaire (flexion arrière) peut provoquer une douleur et empirer la situation. Ne pratiquez aucune activité en cas de douleur aiguë ou récemment apparue.

ASANAS

1a. Aspirer le ventre

- Allongez-vous sur le dos, genoux pliés, orteils pointés vers l'avant et talons près des ischions.
- Les genoux sont écartés à largeur des hanches.
- Placez une sangle de yoga sous le bas du dos.
- Relâchez les muscles bas du ventre, puis engagez-les vers le cœur.
- Le bas du dos est à présent en contact avec le sol, avec une légère bascule du bassin.
- Si vous tirez sur la sangle de yoga, elle ne doit pas bouger !
- Continuez à engager les muscles de l'abdomen.
- Comptez jusqu'à 5.
- Relâchez et voyez si la sangle peut bouger (logiquement, oui).
- Répétez 5 fois.

Notes : La sangle placée dans le bas du dos permet de détecter si les muscles abdominaux sont activés. Ce geste « d'aspiration » mobilise particulièrement les abdominaux transverses et les obliques internes. La sangle est facultative, mais ça vaut la peine d'essayer pour bien ressentir l'exercice. Si le bas du dos ne touche pas le sol, placez une couverture (ou deux) sous le bas du bassin.

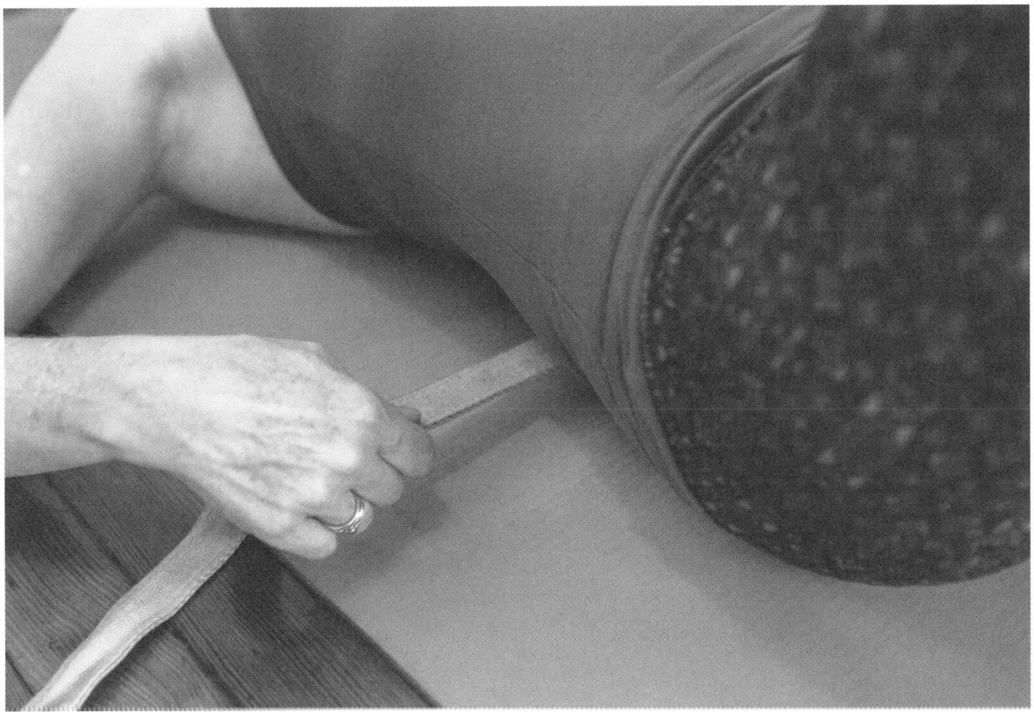

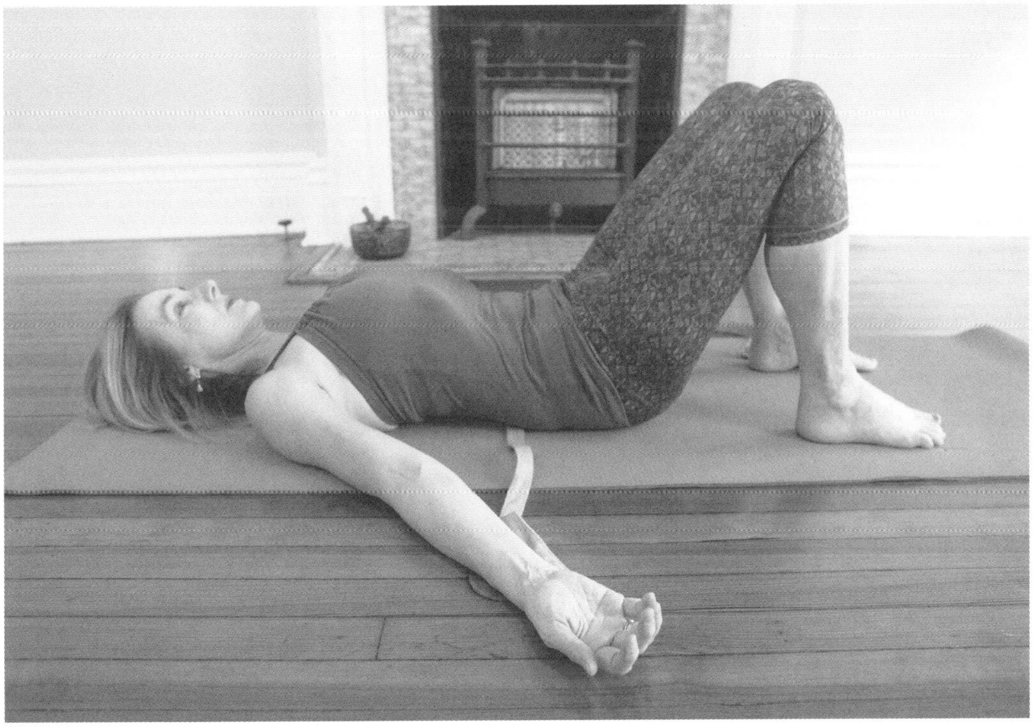

1b. Avec les fléchisseurs de hanche

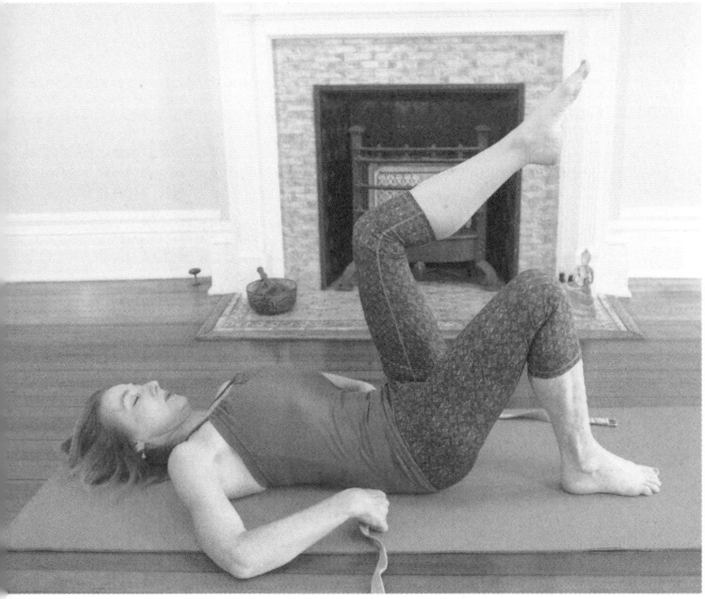

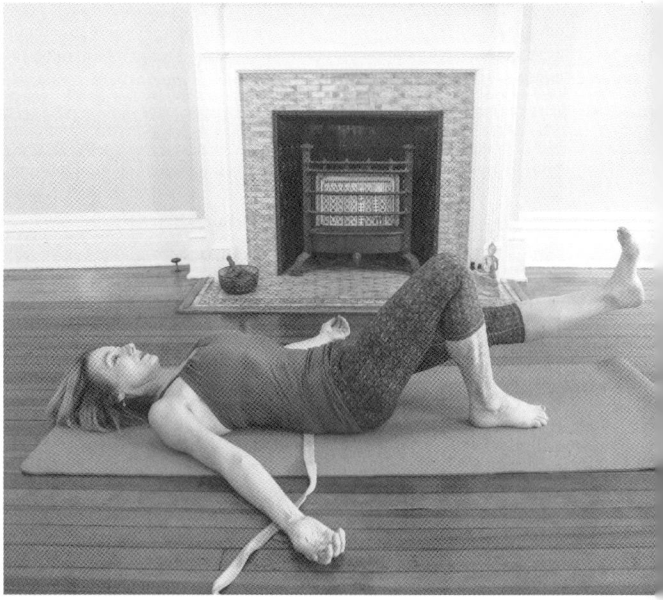

- Engagez les muscles du bas-ventre comme dans l'exercice précédent.
- Maintenez les muscles du bas-ventre engagés avec le bas du dos bien stable, en contact avec le sol.
- Sur une expiration (au milieu de celle-ci environ), amenez un genou vers la poitrine.
- Pendant le mouvement, le bassin reste stable et immobile, l'abdomen rentré.
- Ensuite, abaissez la jambe en conservant les muscles du bas-ventre engagés.
- Répétez plusieurs fois, puis inversez les jambes.
- Si l'exercice se déroule bien, tendez la jambe ; rapprochez-la de la poitrine et ramenez-la vers le sol, successivement. Le bas du dos doit rester en contact avec le tapis. Répétez avec l'autre jambe.

Notes : Lorsque la jambe est tendue, il est plus difficile de garder les abdominaux engagés et le bas du dos sur le tapis. Si les lombaires se décollent du sol dans cette variation, ne descendez pas la jambe jusqu'au sol. S'il n'est pas possible de tendre la jambe, pratiquez régulièrement des exercices d'étirement de l'arrière des jambes !

2. Setu Bandhasana (Demi-Pont) en déroulant la colonne

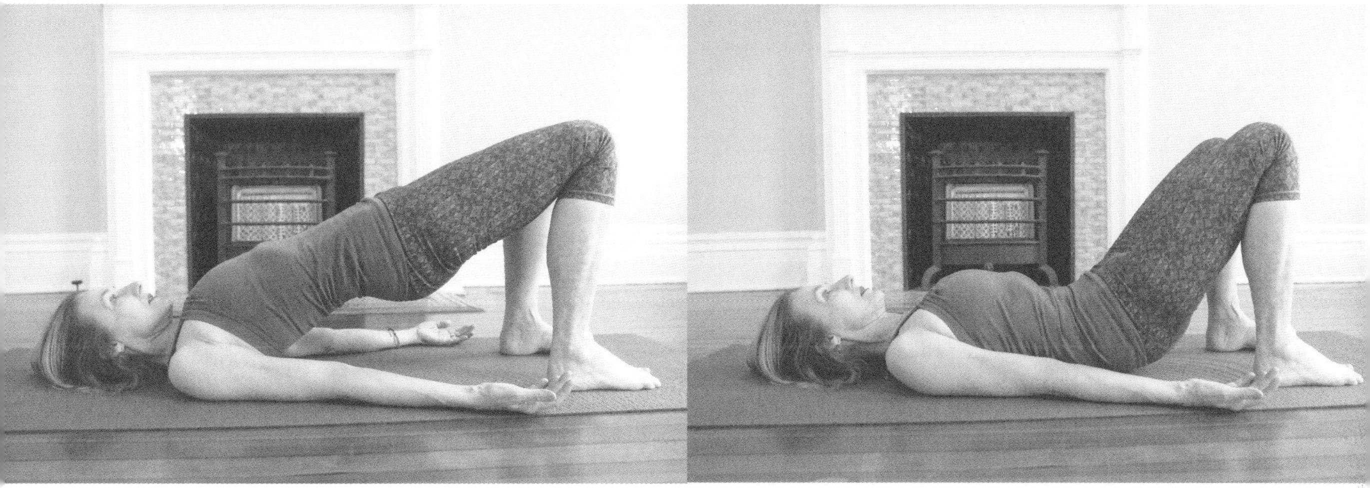

- Allongez-vous sur le dos, genoux pliés, orteils dirigés vers l'avant, talons près des ischions.
- Les genoux sont écartés à largeur des hanches.
- Pressez fermement les pieds sur le tapis et soulevez le bassin sans cambrer démesurément les lombaires.
- Amenez le haut des bras en rotation externe et rentrez les omoplates dans le haut du dos pour ouvrir la poitrine.
- Respirez et détendez le cou.
- Inspirez profondément ; déroulez la colonne sur une expiration, vertèbre après vertèbre, sur le tapis.
- Amorcez le mouvement avec le sternum et déroulez la colonne vertèbre par vertèbre.
- Ramenez le dos entier sur le tapis, en gardant le ventre allongé et engagé.
- Répétez 3 fois ce mouvement de déroulement de la colonne.

Notes : Gardez les cuisses parallèles ; ne laissez pas les genoux s'écarter. Pressez les pieds sur le tapis. Lorsque vous déroulez le dos, concentrez-vous sur l'aspiration de l'abdomen vers la colonne. En cas de tension de la nuque, ne montez pas le bassin si haut. Tâchez de ne pas poser une vertèbre au sol tant que celle du dessus ne s'y trouve pas. Si vous ressentez un inconfort au niveau de la colonne, placez une couverture sur le tapis.

3. Redressement assis modifié

- Allongez-vous sur le dos, genoux pliés, orteils dirigés vers l'avant, talons près des ischions.
- Les genoux sont écartés à largeur des hanches.
- Engagez les muscles du bas-ventre vers le cœur.
- Le bas du dos en contact avec le tapis, placez les mains à l'arrière de la tête et décollez le haut du dos.
- Gardez la poitrine déployée, ouverte, détendue.
- Le regard se situe à hauteur des genoux.
- Pressez le pied gauche sur le tapis en tendant le tibia droit dans l'alignement de la cuisse.
- Les lombaires restent en contact avec le tapis.
- Gardez les hanches à niveau et les genoux alignés.
- Ramenez le pied sur le tapis et répétez de l'autre côté.
- Reposez-vous en position allongée.
- Répétez 3 à 5 fois.

Notes : Ouvrez la cage thoracique et détendez la zone nuque-épaules. Le bas du dos doit rester en contact avec le sol tout au long de l'exercice. Si le bas du dos se décolle, placez une ou plusieurs couvertures pliées sous la partie inférieure du bassin. Concentrez-vous sur l'aspiration du bas-ventre lorsque vous tendez la jambe. Si les abdominaux se gonflent et se regroupent au milieu du ventre, pratiquez sans tendre la jambe : concentrez-vous sur le redressement du haut du corps.

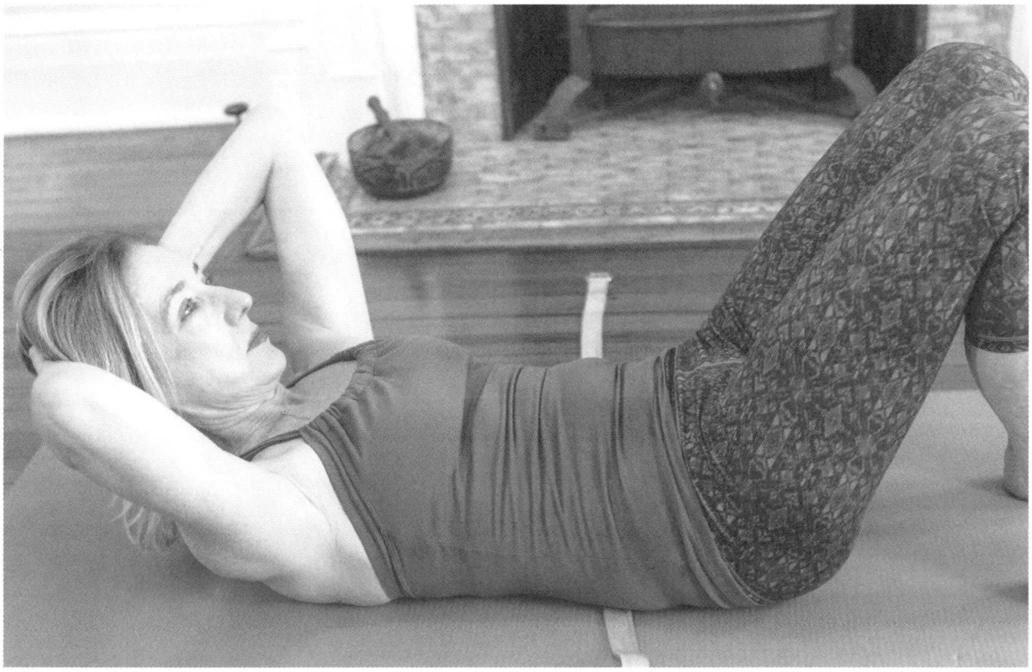

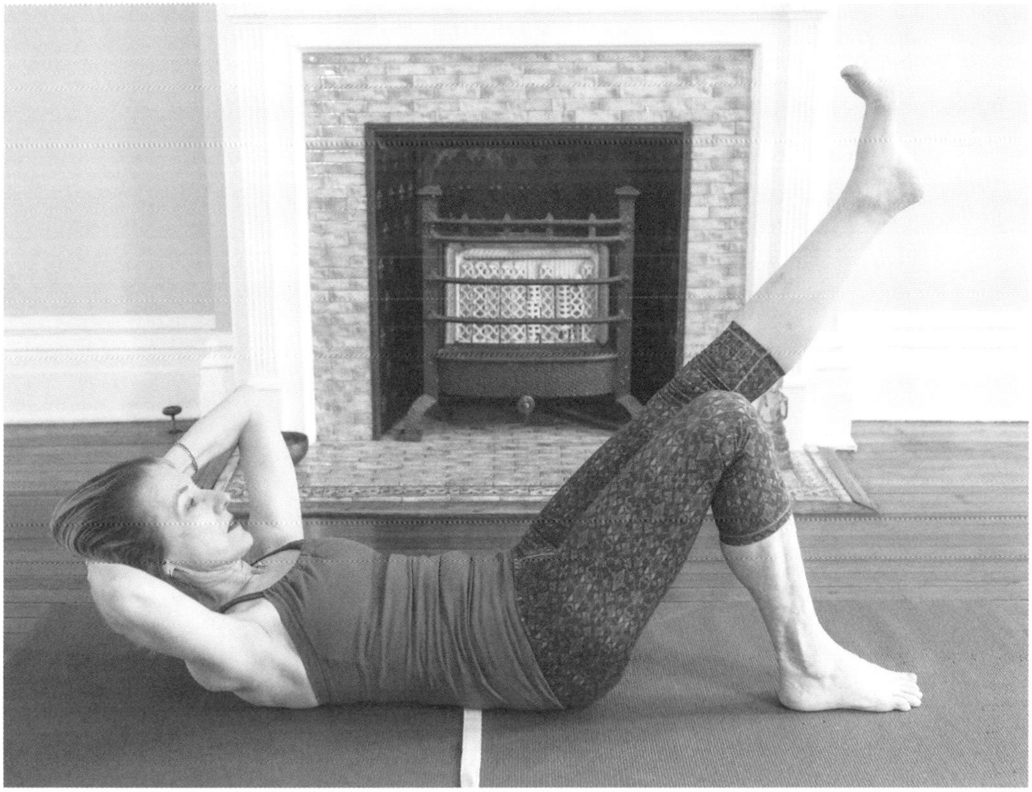

4. Variation de Supta Balasana (Posture de l'Enfant sur le dos)

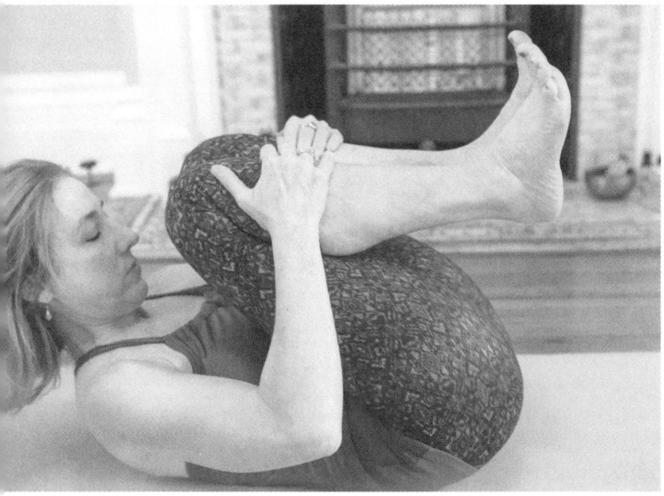

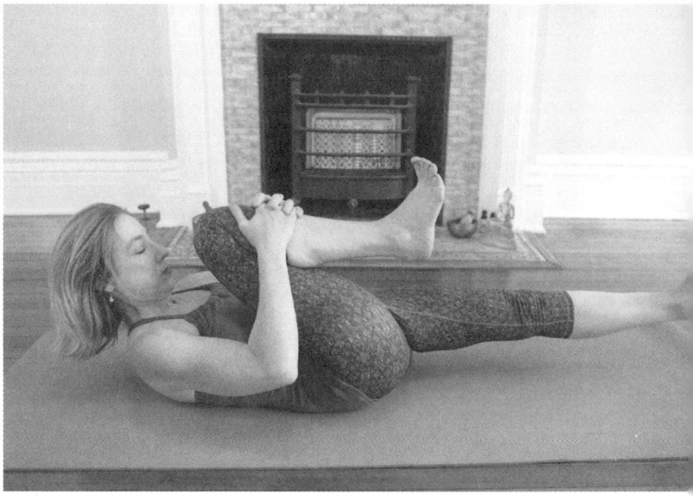

- Allongez-vous sur le dos, genoux pliés, orteils pointés vers l'avant, talons près des ischions.
- Les genoux sont écartés à largeur des hanches.
- Engagez les muscles du bas-ventre vers le cœur.
- Amenez un genou, puis l'autre, vers la poitrine.
- Posez les mains sur les tibias et tirez les genoux vers la poitrine.
- Respirez pleinement et profondément en laissant le corps s'étendre et se détendre.
- Prenez une inspiration complète et, sur l'expiration, soulevez la tête en direction des genoux tout en maintenant les muscles du bas-ventre engagés.
- Comptez jusqu'à 5, puis ramenez la tête sur le tapis.
- Inspirez et expirez profondément, en laissant s'étendre la poitrine et l'abdomen.
- Répétez l'action précédente, un genou vers la poitrine, l'autre jambe tendue à partir de la hanche.
- Inversez la position des jambes (saisissez des deux mains le genou plié en tendant la jambe opposée).
- Gardez l'abdomen rentré et le bas du dos en contact avec le tapis !
- Répétez ce mouvement 3 à 5 fois de chaque côté.
- Enlacez les deux genoux vers la poitrine, puis relâchez la posture et allongez-vous.
- Détendez les jambes sur le tapis.

Notes : Gardez la paroi abdominale rentrée tout au long de l'exercice. Le bas du dos reste en contact avec le sol. Tendez la jambe en poussant avec l'avant-pied et étirez l'avant de la cuisse. Le genou de la jambe tendue regarde vers le plafond.

5. Supta Padangusthasana (Posture couchée de la main au gros orteil)

- Allongez-vous sur le dos, genoux pliés, orteils pointés vers l'avant, talons près des ischions.
- Les genoux sont écartés à largeur des hanches.
- Engagez les muscles du bas-ventre vers le cœur.
- Amenez les genoux vers la poitrine.
- Placez une sangle de yoga au-dessous des orteils, une extrémité de la sangle dans chaque main.
- Tendez la jambe à 90 degrés (ou moins) vers le plafond.
- Gardez l'autre jambe fléchie, pied à plat sur le tapis ; la colonne repose au sol sur toute sa longueur.
- Respirez profondément, en relâchant, puis en engageant les muscles de l'abdomen vers le cœur.
- Maintenez la posture pendant 1 à 2 minutes.
- Répétez de l'autre côté.

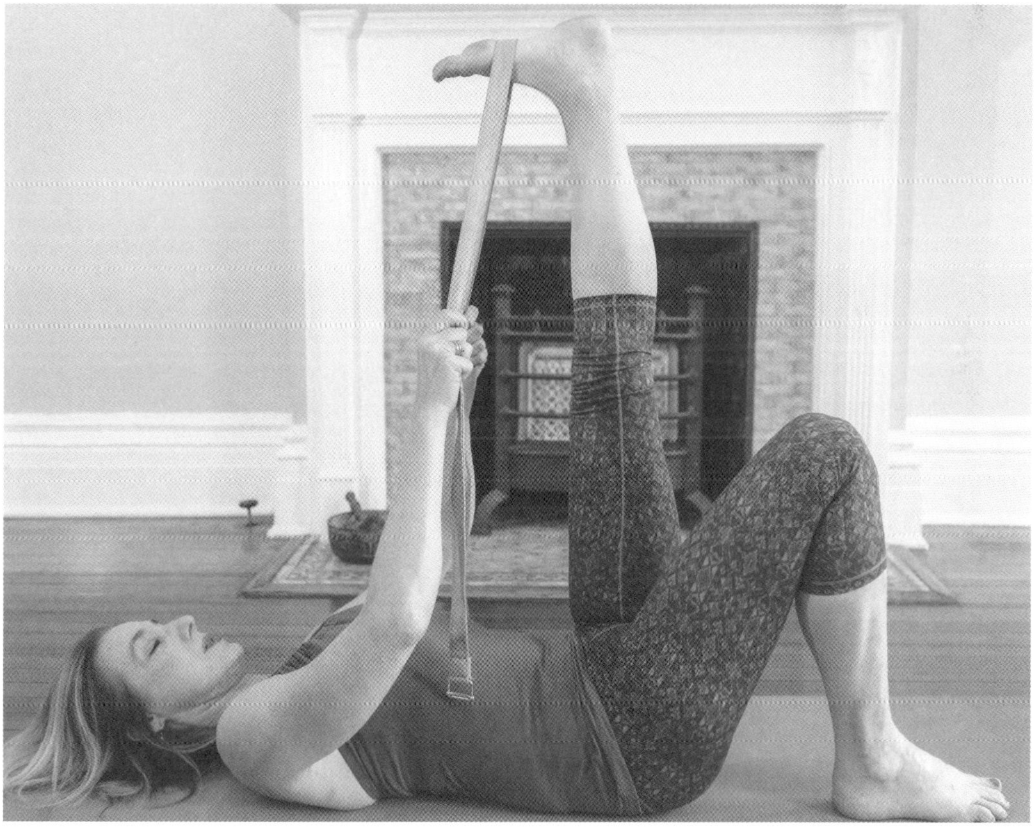

Notes : Gardez la jambe tendue à 90 degrés ou moins. Pour étirer le mollet, dirigez le talon vers le plafond et les orteils vers le sol. Si la jambe ne veut pas se tendre, placez la sangle sur le talon puis pliez et tendez successivement la jambe. Pour un étirement plus intense des hanches et du bas de dos, faites glisser le talon sur le tapis jusqu'à tendre la jambe au sol.

6. Variation de la posture du Chat

- Débutez à quatre pattes, la colonne en position neutre, les bras tendus.
- Le poids du corps est réparti de manière égale sur les quatre membres.
- Déployez les clavicules et éloignez les épaules des oreilles.
- Courbez la colonne : arrondissez le bas et le milieu du dos vers le plafond, dirigez le coccyx et le sommet du crâne vers le sol.
- Engagez les muscles du bas-ventre vers la colonne.
- Maintenez la courbure de la colonne (et l'action d'aspiration des abdominaux) et déplacez lentement le bassin vers les talons.
- Les bras restent tendus, les clavicules ouvertes, le haut des bras en rotation externe.
- Conservez les muscles du bas-ventre engagés et revenez doucement à la position initiale, les épaules au-dessus des poignets.
- Relâchez et ramenez la colonne en position neutre.
- Inspirez et expirez.
- Sur l'inspiration, répétez plusieurs fois le mouvement de la colonne.

Notes : Gardez les clavicules ouvertes et les bras tendus. L'asana active en douceur la sangle abdominale et maintient la colonne en légère flexion tout en étirant les muscles du dos.

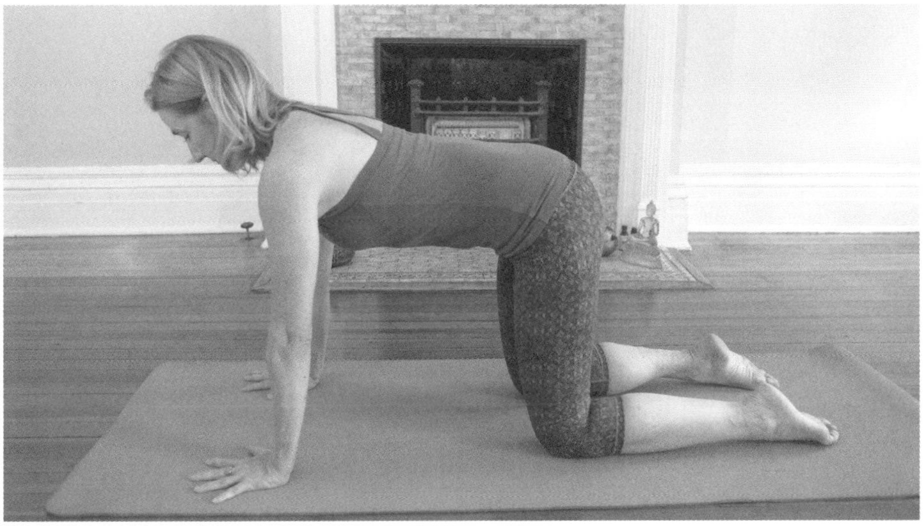

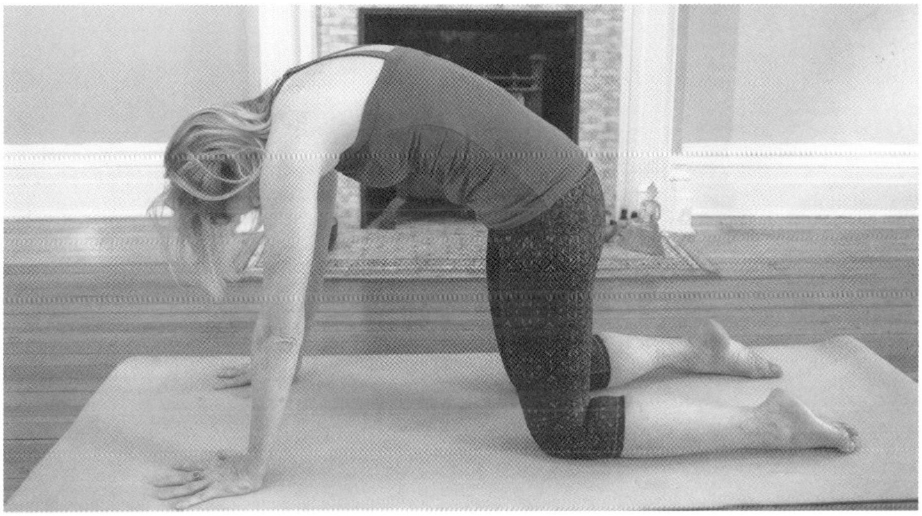

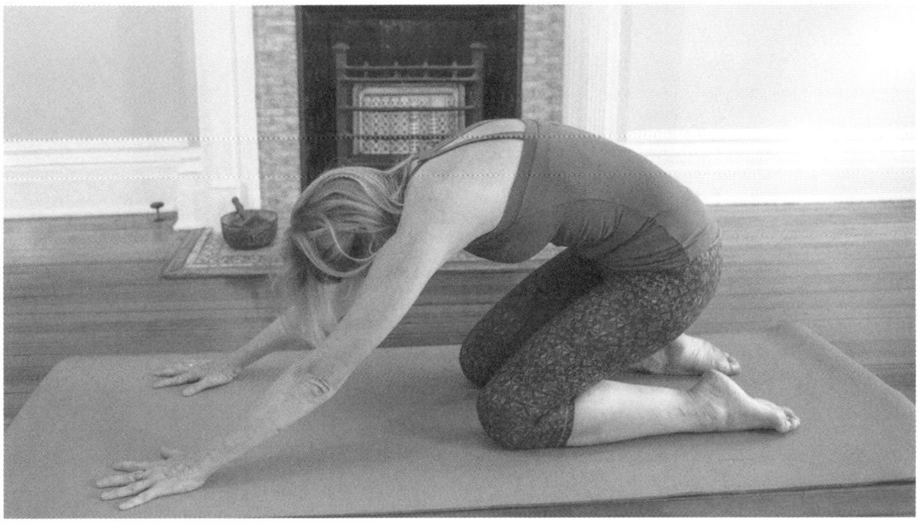

7a. Kumbhakasana sur les avant-bras (Planche)

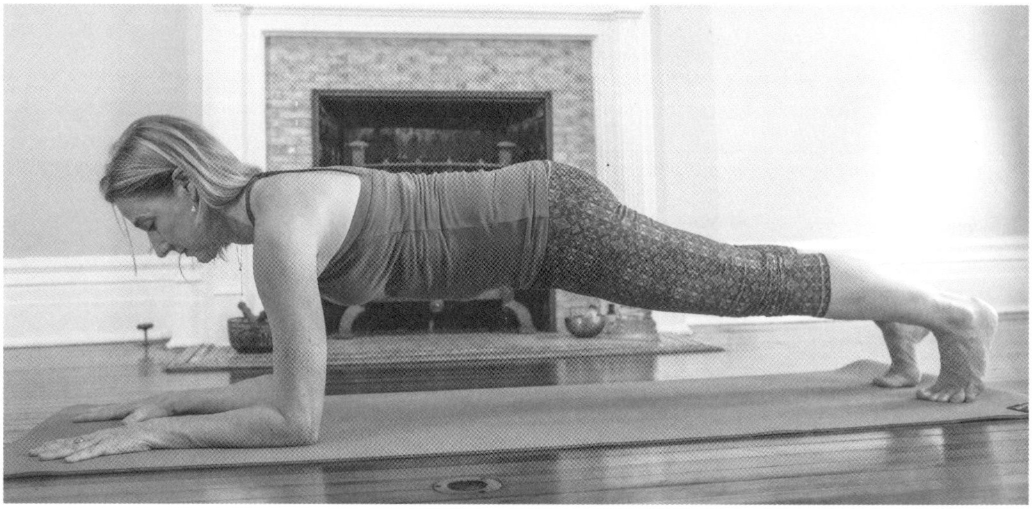

- Commencez à quatre pattes, la colonne en position neutre, les bras tendus.
- Le poids du corps est équitablement réparti sur les quatre membres.
- Déployez les clavicules et éloignez les épaules des oreilles.
- Posez les avant-bras sur le tapis, les coudes dans l'alignement des épaules.
- Pressez les avant-bras et les mains sur le tapis en engageant les abdominaux.
- Retournez les orteils sur le tapis et tendez les jambes.
- Les genoux regardent vers le sol.
- Le bassin peut être légèrement surélevé et le corps forme une longue ligne droite.
- Maintenez la posture le temps de plusieurs respirations, jusqu'à 1 minute.
- Répétez 1 ou 2 fois.

Notes : Si le bas du dos s'affaisse ou si les abdominaux fatiguent, pratiquez l'exercice avec les genoux sur le tapis. Kumbhakasana est excellent pour renforcer les muscles du tronc, de la ceinture scapulaire et du haut du dos.

7b. Vasishtasana sur l'avant-bras (Planche latérale)

- Allongé sur le ventre, posez les avant-bras sur le tapis, les coudes dans l'alignement des épaules.
- Posez les paumes des mains sur le tapis.
- Pressez les avant-bras sur le tapis, déployez les clavicules et éloignez les épaules des oreilles.
- Tournez l'avant-bras droit à 90 degrés, vers l'avant-bras gauche (les doigts de la main droite pointent vers le coude gauche).
- Basculez l'ensemble du tronc : le poids du buste repose désormais sur l'épaule droite.
- Le côté droit du bassin est sur le tapis, les genoux joints.
- Pressez fermement l'avant-bras droit sur le tapis et éloignez l'épaule de l'oreille.
- Déployez la poitrine.
- Posez la main gauche sur la hanche.
- Engagez fortement les abdominaux vers l'arrière du bassin (de manière à étirer le bas du dos).
- En pressant sur la main et l'avant-bras droits, décollez le bassin du tapis.
- Tendez le bras gauche vers le plafond, en gardant la poitrine ouverte et les omoplates vers le centre du dos.
- Respirez et allongez la colonne.
- Comptez jusqu'à 5 puis ramenez le bassin sur le tapis.
- Répétez 2 fois puis changez de côté.

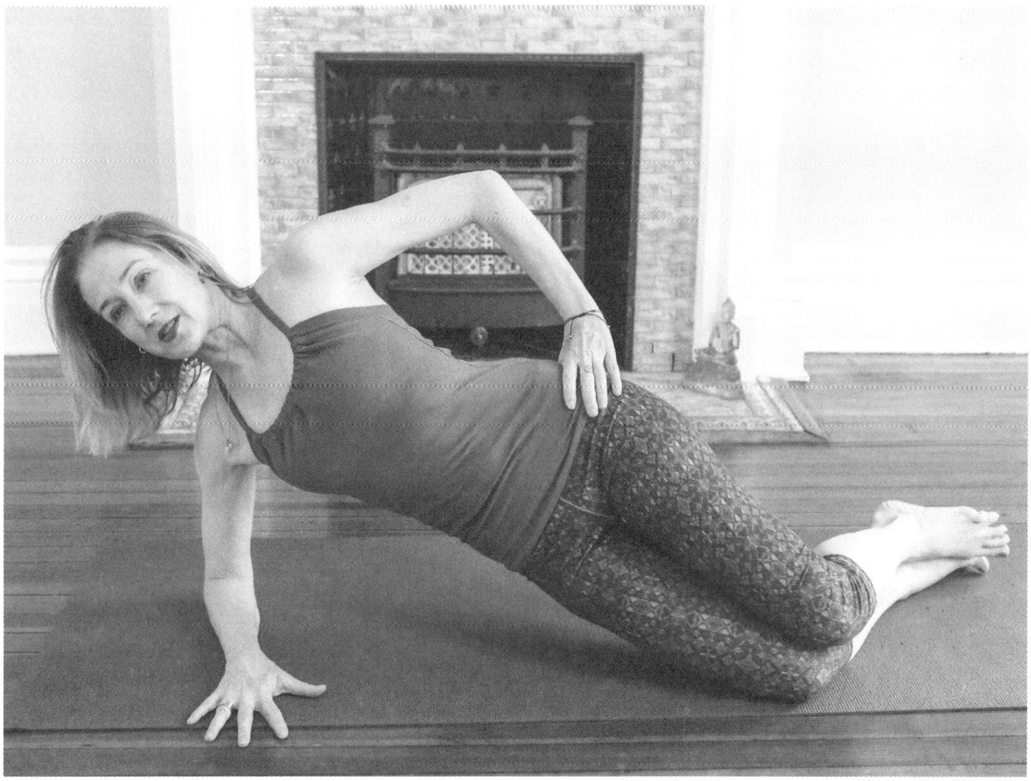

Notes : Pour accroître la difficulté, tendez les jambes, les pieds joints ou légèrement écartés. Durant l'asana, gardez les abdominaux engagés et les omoplates soutenant le haut du dos et la zone de la poitrine. La posture renforce les muscles spinaux, les abdominaux, la ceinture scapulaire et les muscles externes de la hanche.

8. Squat au mur

- Tenez-vous debout, dos au mur.
- Engagez les muscles de l'abdomen vers les reins, les lombaires en contact avec le mur.
- Les genoux sont légèrement pliés et écartés à largeur des hanches.
- Laissez le dos glisser sur le mur, vers le bas (sans descendre plus bas que les hanches !), les pieds dans l'alignement des genoux.
- Le but de l'exercice est de maintenir le bas du dos plaqué au mur en engageant vigoureusement les abdominaux.
- Respirez pleinement, profondément.
- Maintenez la posture aussi longtemps que possible, en tâchant de progresser vers 1 à 2 minutes.

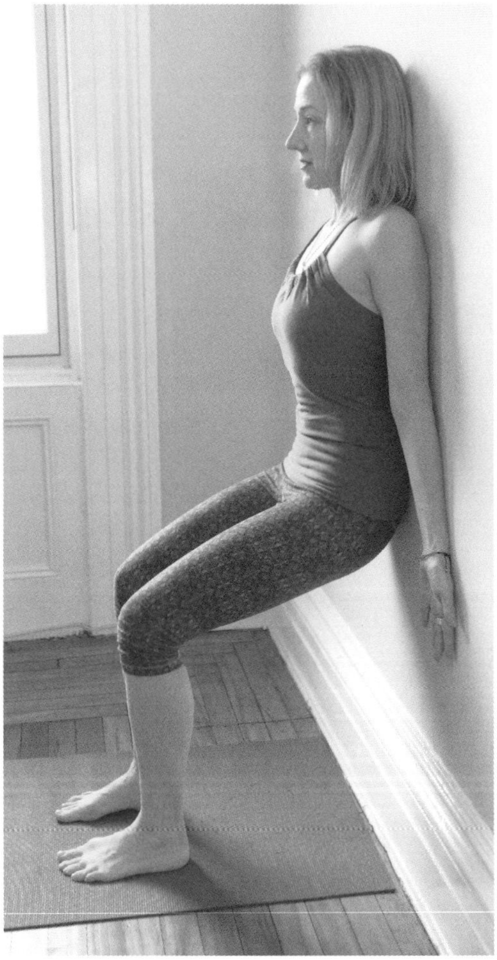

Notes : Gardez le bas du dos contre le mur, les genoux alignés sur les hanches et les orteils dirigés vers l'avant. Pour mobiliser davantage l'intérieur des cuisses, placez une brique de yoga entre les genoux. L'exercice renforce les quadriceps, les ischio-jambiers, les fessiers et le muscle transverse de l'abdomen.

9. Vrikshasana au mur (Arbre)

- Posez une brique de yoga à une trentaine de centimètres d'un mur.
- Face au mur, montez un pied sur la brique et touchez légèrement le mur du bout des doigts.
- Tendez la jambe d'appui.
- Saisissez la cheville de l'autre jambe et placez la plante du pied sur l'intérieur de la cuisse de la jambe d'appui.
- Pressez le pied sur l'intérieur de la cuisse et inverssement.
- Au niveau du bassin : pensez à remonter les ischions dans l'intérieur du bassin en engageant les muscles profonds de l'abdomen.
- Les hanches sont toutes deux dirigées vers le mur et le genou de la jambe d'appui est parfaitement tendu.
- Du bout des doigts, sans les déplacer, exercez une pression vers le bas. Votre poitrine se déploye et s'élève.
- Respirez profondément et étirez la colonne du coccyx jusqu'au sommet du crâne.
- Maintenez la posture pendant 1 à 2 minutes.
- Répétez de l'autre côté.

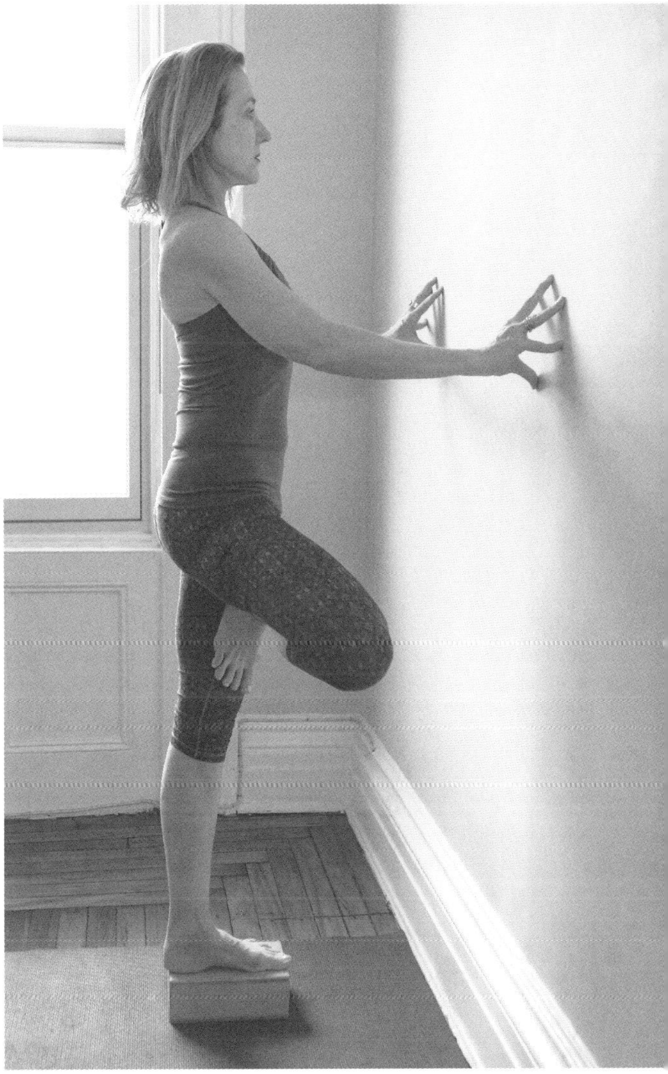

Notes : Pratiquez la posture avec les mains sur le mur. L'asana renforce les muscles fessiers et spinaux tout en activant la sangle abdominale. En cas de douleur aux genoux, essayez en gardant l'avant-pied de la jambe en l'air sur le tapis (et pratiquez sans la brique !). Ne placez jamais le pied sur la face interne de l'articulation du genou.

10. Uttanasana (Pince debout)

- Tenez-vous debout face à une chaise, les pieds à largeur des hanches ou légèrement plus écartés.
- Les genoux et les orteils sont dirigés vers l'avant.
- Pressez les orteils sur le tapis et tendez les genoux.
- Inclinez le buste à partir des hanches (et non à partir de la taille !).
- Posez le sommet du crâne sur une chaise.
- Reposez les bras sur l'assise de la chaise ou laissez-les pendre vers le sol.
- Étirez les flancs et gardez une respiration fluide et paisible.
- Gardez les genoux tendus, les quadriceps engagés et les pieds pressés sur le tapis.
- Restez dans cette posture pendant 1 à 2 minutes.

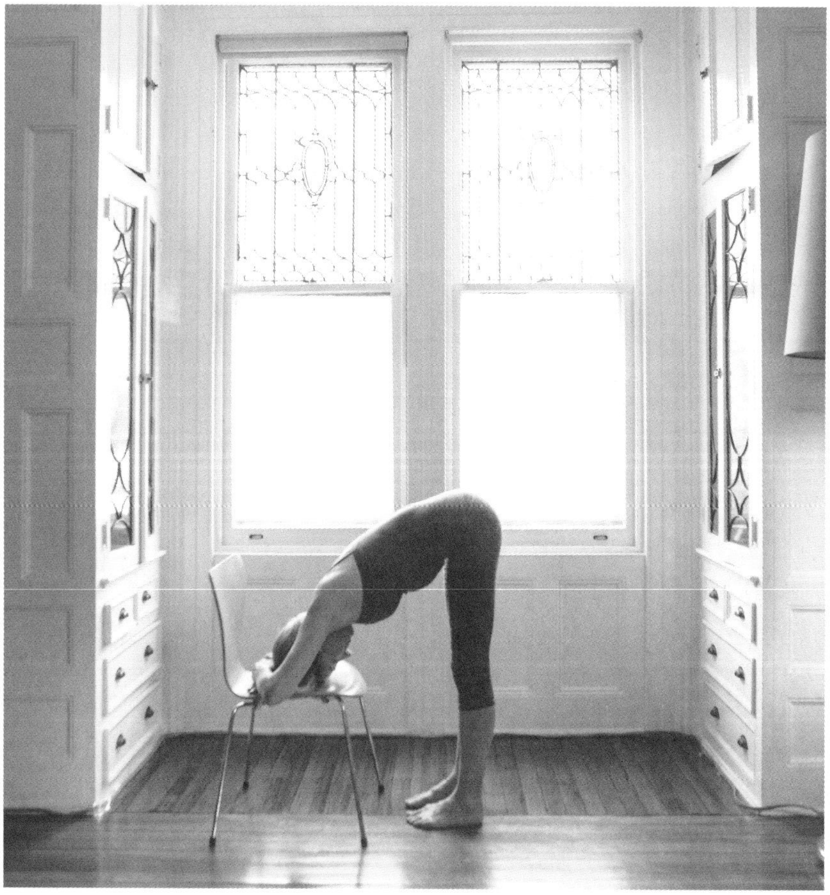

Notes : Relâchez totalement le buste tandis que les jambes soutiennent activement la posture. Gardez les abdominaux engagés et rentrés. À la moindre douleur dans le dos, quittez la posture, fléchissez les genoux ou posez la tête sur une surface plus élevée.

11. Posture de repos : Adho Mukha Virasana (Posture de l'Enfant allongé)

- Pliez une couverture et placez-la sur un bolster, en largeur.
- Déposez le buste sur le bolster, le ventre reposant sur la couverture.
- Détendez les jambes.
- Posez le front sur une couverture pliée ou sur le dos des mains.
- Respirez et reposez-vous pendant 5 à 10 minutes.

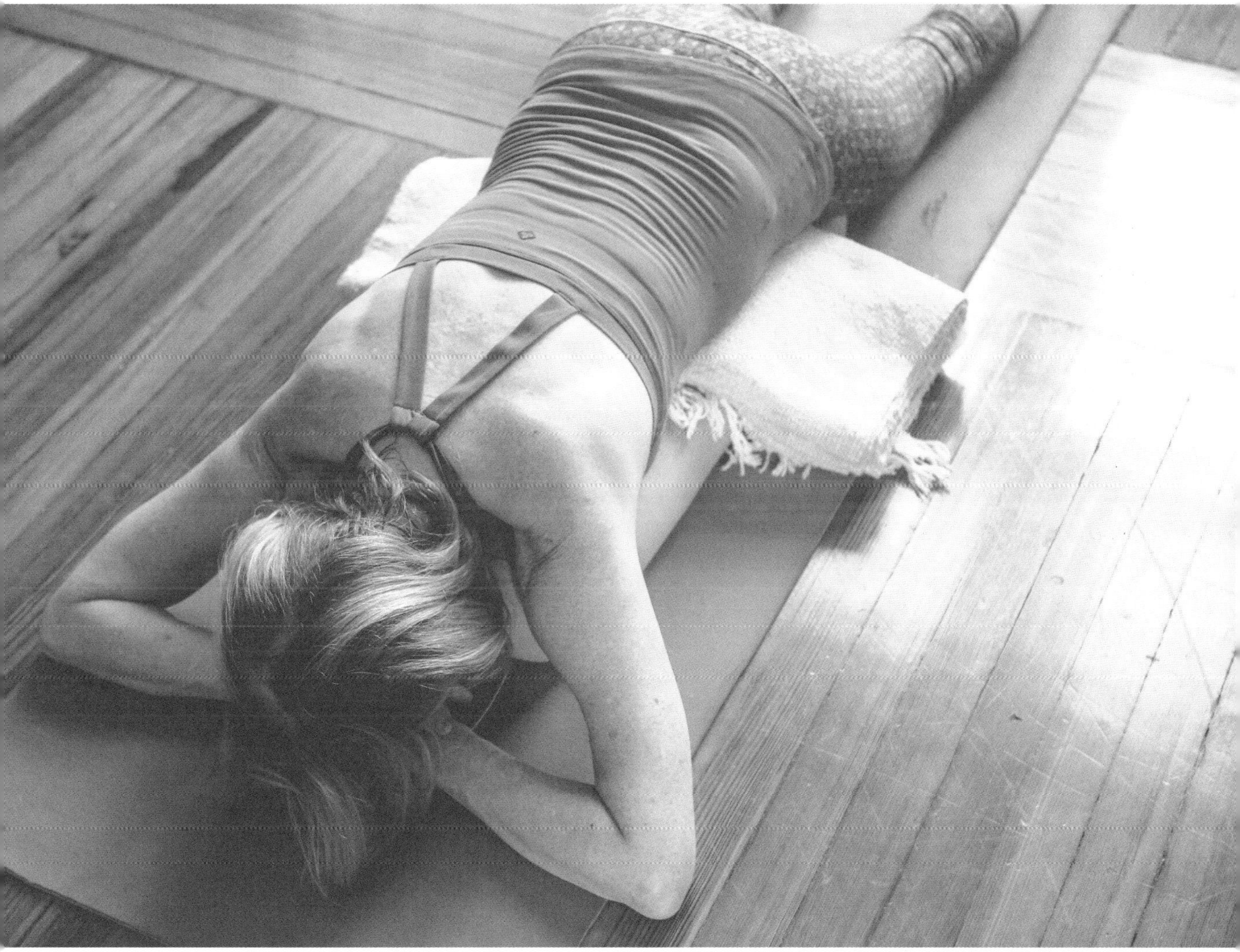

Notes : Le front peut reposer sur les mains. Cette posture couchée permet aux lombaires de se détendre sans risque, et, avec une légère flexion, favorise une respiration diaphragmatique et apaise le système nerveux. La posture peut aussi se pratiquer en Enfant, les genoux fléchis de part et d'autre du bolster.

FOCUS BIEN-ÊTRE FONCTIONNEL : CHAKRAS ET ÉTAPES DE VIE

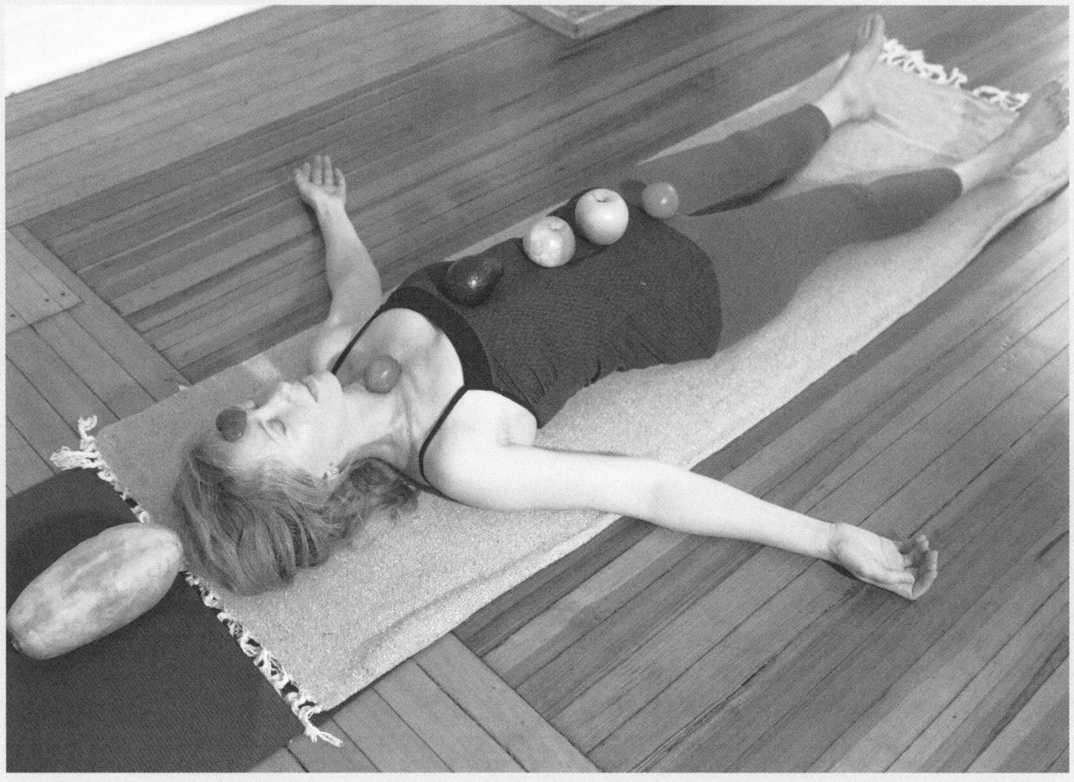

On identifie sept chakras principaux, répartis sur la ligne médiane du corps. Les chakras sont perçus comme des centres énergétiques puissants agissant sur notre corps énergétique (ou corps subtil). En méditation, ils sont souvent évoqués pour guérir certaines zones spécifiques du corps. Les cinq premiers chakras forment une ligne verticale à l'avant de la colonne. Le sixième se situe entre les sourcils, et le dernier au sommet du crâne.

Travailler sur les chakras peut être vraiment complexe ou au contraire très simple, selon le temps et l'intérêt consacrés au sujet. J'ai pu observer l'utilité d'une méditation sur les chakras, aussi courte soit-elle, au début ou à la fin d'un cours : elle permet aux pratiquants de vivre une expérience corporelle plus singulière. Chaque chakra est associé à un organe ou à un système glandulaire ; en raison de ces associations, on prête à chacun des qualités biopsychologiques ou bioénergétiques. Les chakras sont utilisés comme points de concentration et travailler sur eux peut affecter de manière profonde l'énergie d'une personne et ses émotions. Les méditations sur les chakras prennent souvent la respiration comme point de concentration, qu'elles combinent à d'autres qualités, telles que la situation du chakra dans le corps, sa couleur, son mantra et ses implications émotionnelles ou psychologiques.

Le concept des chakras se rapproche vaguement des théories d'Erik Erikson (1902-1994) sur les huit étapes de développement psychosocial. Psychologue et psychanalyste, Erikson avait identifié huit étapes développementales de maturation au cours d'une vie. Selon ses théories, pour que l'individu s'épanouisse sainement, les besoins psycho-émotionnels de chaque étape doivent être comblés de manière séquentielle ; dans le cas contraire, cela peut perturber le développement et l'assimilation des étapes suivantes. La dernière étape concerne l'assimilation saine des expériences de vie, auxquelles on trouve du sens, *versus* le désespoir naissant d'une vie rétrospectivement perçue comme gâchée.

Dans le système des chakras, le chakra Racine concerne également le sentiment de se sentir ancré, en sécurité ; et le dernier chakra gouverne le développement de la conscience et du sentiment d'unité. Heureusement, contrairement à la théorie d'Erikson, la santé de chaque chakra ne repose pas entièrement sur l'intégration de ceux qui le précèdent. Ainsi, si vous avez le cœur brisé, vous pouvez travailler autant que nécessaire sur le chakra du cœur, ou si votre communication avec vous-même ou les autres est houleuse, eh bien votre chakra de la gorge n'attend que vous !

CHAPITRE CINQ

DOULEUR DANS LE BAS DU DOS (ET VOTRE ILIO-PSOAS !)

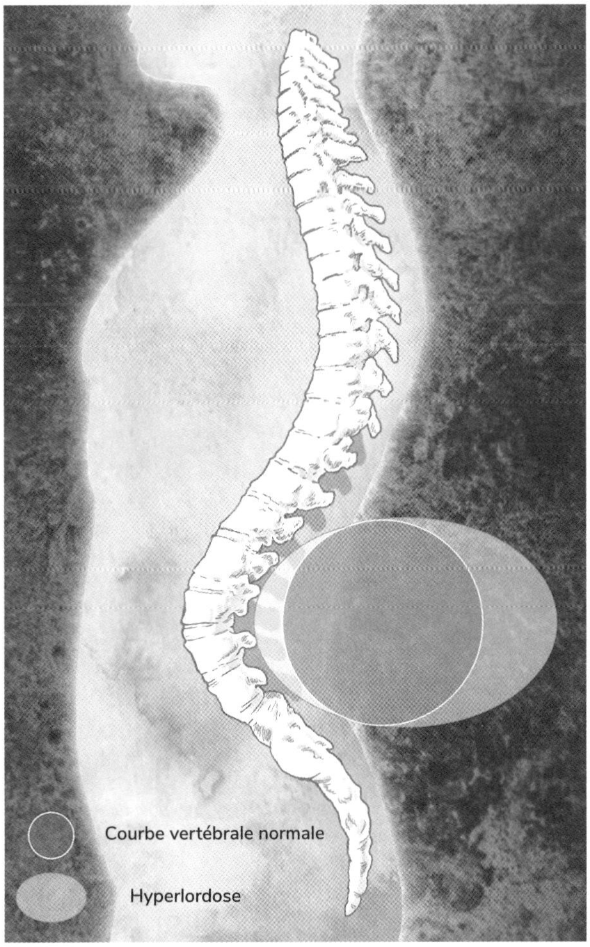

Un dos douloureux est un problème de santé sérieux. Une douleur aiguë ou chronique entrave la vie quotidienne, que ce soit pour travailler, prendre soin de soi, faire du sport, s'occuper des enfants ou faire l'amour. Elle modifie notre manière de nous asseoir, de nous tenir debout, de marcher. Environ 80 % des Français (Credoc, 1990) souffriront de maux de dos au cours de leur vie, et une douleur devient « chronique » à partir de douze semaines. Parfois, les maux de dos ont une cause connue ; dans d'autres cas, ils sont spontanés, échappent au diagnostic, et sont donc difficiles à résoudre. Ce chapitre est dédié à tous ceux qui souffrent de douleurs chroniques non diagnostiquées dans le bas du dos, potentiellement causées par une fragilité et une posture inadaptée. La bonne nouvelle, c'est que la majorité des maux de dos est d'origine musculo-squelettique et réagit favorablement à une prise en charge physique, à la pratique du yoga, à des mouvements qui étirent et stabilisent les muscles du bassin et du tronc.

On décrit souvent le bassin comme un bol. Lorsqu'il est en position neutre, les os situés à l'avant des hanches (les épines iliaques antéro-supérieures) sont orientés vers l'avant, tout comme le pubis ; le bas du dos forme une lordose naturelle. Si en revanche les os de l'avant du bassin pointent exagérément vers l'avant et vers le bas, tirant la base du pubis vers l'arrière, alors le bassin est en bascule antérieure ou antéversion. Cette position engendre une lordose posturale, aussi appelée hyperlordose. Si la bascule antérieure du bassin est de plus en plus fréquente, c'est notamment parce que notre quotidien est fondé sur la flexion. À cause d'une assise excessive, l'ilio-psoas se raccourcit et tire le bassin vers les cuisses, ou les cuisses vers le tronc. Assis sur une chaise ou un canapé, dans notre voiture, à notre bureau, nos hanches sont constamment fléchies. Nous passons bien plus de temps assis que debout, et nous pensons si rarement à nous étirer dans la direction opposée ! Souvent, des étirements simples mais réguliers, combinés à des exercices de gainage, peuvent soulager des maux de dos d'origine posturale et rééquilibrer l'action musculaire. La problématique est d'autant plus importante lorsqu'elle concerne des personnes en fauteuil roulant, ou des personnes âgées qui se tiennent moins souvent sur leur deux pieds.

Le psoas est un long muscle symétrique émergeant de chaque côté des cinq vertèbres lombaires. Le muscle descend dans le bas du dos et s'associe au muscle iliaque dans le bassin pour former un seul muscle épais. Les fibres du muscle iliaque émergent directement des bords larges et évasés du bassin. Les fibres des deux muscles fusionnent et poursuivent leur descente le long des côtés du bassin ; elles s'achèvent en un tendon épais qui s'attache sur la partie haute du fémur, côté intérieur. En raison de la force, de l'épaisseur et de l'ampleur de la zone des attachements supérieurs du muscle, le psoas agit comme une locomotive pour fléchir les hanches et tirer les lombaires vers l'avant. En position debout, si les abdominaux et les fessiers ne sont pas capables de contrebalancer l'action du psoas, une hyperlordose se crée.

Bien qu'il y ait consensus sur le caractère remarquable de l'ilio-psoas (il est le seul muscle à connecter le bassin à la colonne et le bassin aux jambes), les avis divergent à son sujet dans le monde de la médecine et de la kinésithérapie. Anatomiquement parlant, l'iliaque et le psoas émergent comme des muscles distincts, ayant donc des facultés de mouvement distinctes : le psoas agit davantage sur la colonne et l'iliaque davantage sur le bassin. Par exemple, lorsque le psoas se contracte, le bas du dos s'allonge. Lorsque les fibres supérieures du psoas sont contractées de manière excessive (comme on l'observe parfois chez les bodybuilders ou les rameurs), la cage thoracique est entraînée vers le bassin. Le muscle iliaque, situé dans le bassin, incline ce dernier en flexion lorsque les jambes sont fixes. Il assiste également la rotation externe de la cuisse lorsque la jambe est en l'air. Prendre conscience des capacités d'action distinctes de ces deux muscles peut être utile : par exemple, il est possible que le problème provienne non pas d'un psoas trop contracté, mais d'un iliaque trop faible.

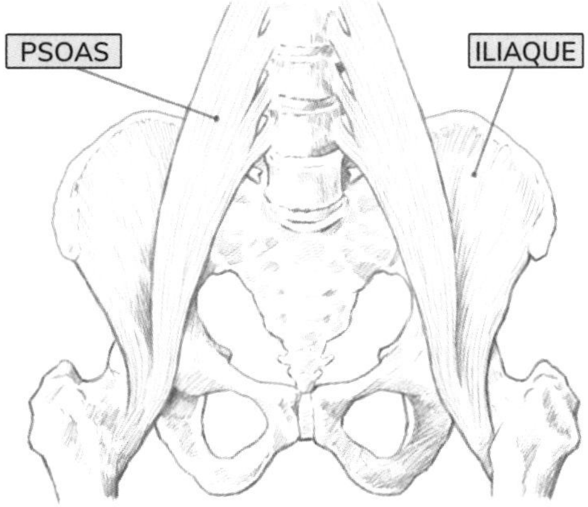

YOGATHÉRAPIE

Idéalement, la synergie des abdominaux à l'avant et des fessiers à l'arrière maintient le bassin en position neutre. Des muscles abdominaux puissants sont importants pour étendre la colonne lombaire antérieure, tout comme les muscles extenseurs du bassin (les fessiers et les ischio-jambiers) qui ancrent le bassin vers le bas. Un bassin constamment en bascule antérieure affecte les muscles et articulations du bas du dos et des hanches, et peut engendrer des problèmes au niveau de l'articulation sacro-iliaque. Si l'hyperlordose est sévère et la douleur chronique, on peut porter un léger corset le temps de renforcer les abdominaux et les muscles pelviens. De manière générale, l'alignement le plus sain du bassin est la position neutre.

ASANAS

APPRIVOISER LA SANGLE ABDOMINALE

1a. Supta Tadasana (Montagne allongée)

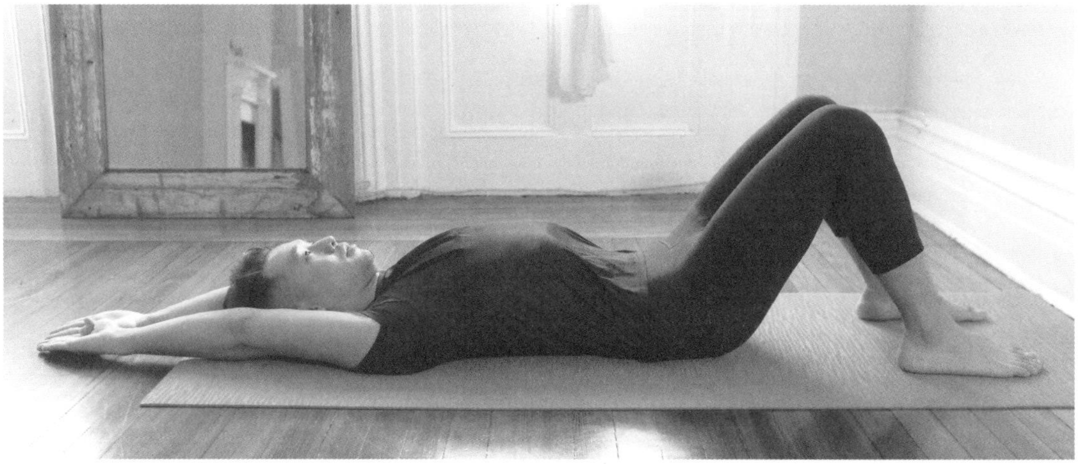

- Allongez-vous sur le dos, genoux pliés, talons près des ischions.
- Les genoux sont écartés à largeur des hanches.
- Détendez les muscles du bas du ventre puis engagez-les vers le cœur.
- Le bas du dos est en contact avec le sol.
- Étirez les bras à l'arrière de la tête, les pouces entrelacés et les doigts tendus.
- Maintenez l'action d'aspiration des abdominaux en tirant tout l'arrière du corps vers les bras.
- Imaginez que le dos s'allonge à partir de l'arrière de la paroi abdominale.
- Pliez les coudes, inversez le croisement des pouces, et répétez.

Note : La posture active les muscles de la sangle abdominale, étire la colonne et ouvre les épaules.

1b. Rencontrer le psoas

- Vous êtes toujours en posture allongée, genoux pliés, bras le long du corps.
- Continuez à engagez les muscles du bas-ventre vers le cœur.
- Inspirez, et à la moitié de l'expiration, amenez un genou vers la poitrine. Sans l'aide des mains !
- Tendez l'autre jambe au sol. Le genou regarde vers le plafond. Allongez la jambe en poussant avec le talon.
- Le bas du dos reste en contact avec le sol.
- Rapprochez la cuisse du buste, toujours sans les mains !
- Maintenez la posture pendant 5 à 8 secondes.
- Ramenez les jambes dans la position de départ, pieds au sol.
- Inspirez et expirez.
- Répétez de l'autre côté.

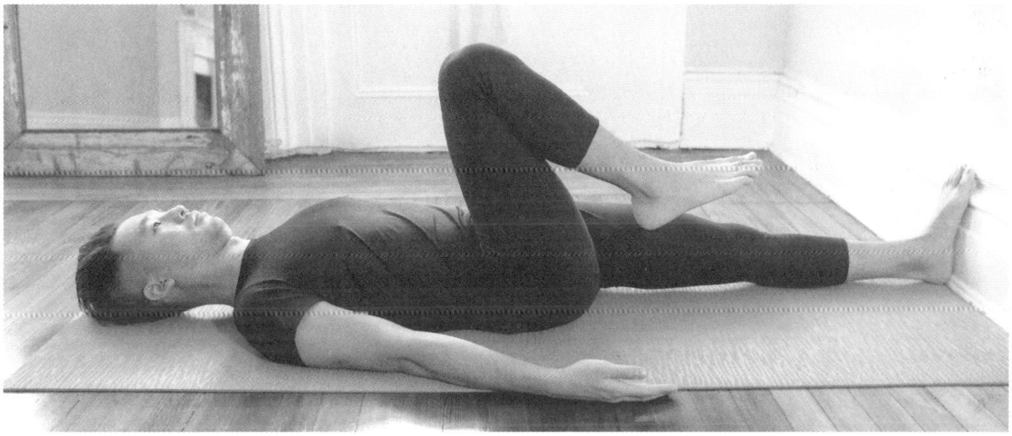

Notes : *L'exercice active de manière excentrique le muscle ilio-psoas de la jambe tendue, et de manière concentrique le muscle ilio-psoas de la jambe pliée. Si le bas du dos se décolle excessivement du tapis, gardez la jambe au sol, pliée.*

ÉTIRER LE PSOAS

2. Pavanamuktasana (Libération des vents) & Supta Padangusthasana (Posture couchée de la main au gros orteil)

- Allongez-vous sur le dos, genoux pliés et talons près des ischions.
- Détendez les muscles du bas du ventre puis engagez-les vers le cœur.
- Amenez le genou droit vers la poitrine.
- Les mains sur le tibia, tirez la cuisse vers le buste.
- Respirez et détendez l'articulation de la hanche droite.
- Tendez la jambe gauche, le genou dirigé vers le plafond.
- Le bas du dos est en contact avec le tapis.
- Étirez le côté droit de la hanche en amenant votre cuisse à votre poitrine.
- Gardez les deux côtés du bassin au même niveau et le sacrum sur le tapis.
- Répétez avec le côté gauche.
- Faites une petite boucle avec une sangle de yoga et placez-la sous les orteils du pied droit ; tendez la jambe.
- Allongez les bras à l'arrière de la tête, la jambe droite parfaitement tendue.
- Les deux jambes sont tendues.
- Gardez le ventre rentré pour bien étirer le bas du dos.
- Étirez-vous complétement des mains jusqu'aux pieds, pendant 1 à 2 minutes.
- Libérez la jambe droite et répétez avec la gauche.

Notes : Si vous avez un mur à disposition, pressez le pied gauche sur le mur. Tâchez de garder cette jambe tendue et les muscles abdominaux engagés vers le cœur. Si le menton pointe vers le plafond, posez la tête sur un coussin ou une couverture. La posture étire les ischio-jambiers en activant et en allongeant l'ilio-psoas ainsi que les autres muscles fléchisseurs de la hanche. Si le bas du dos se décolle excessivement du tapis, ne tendez pas la jambe au sol.

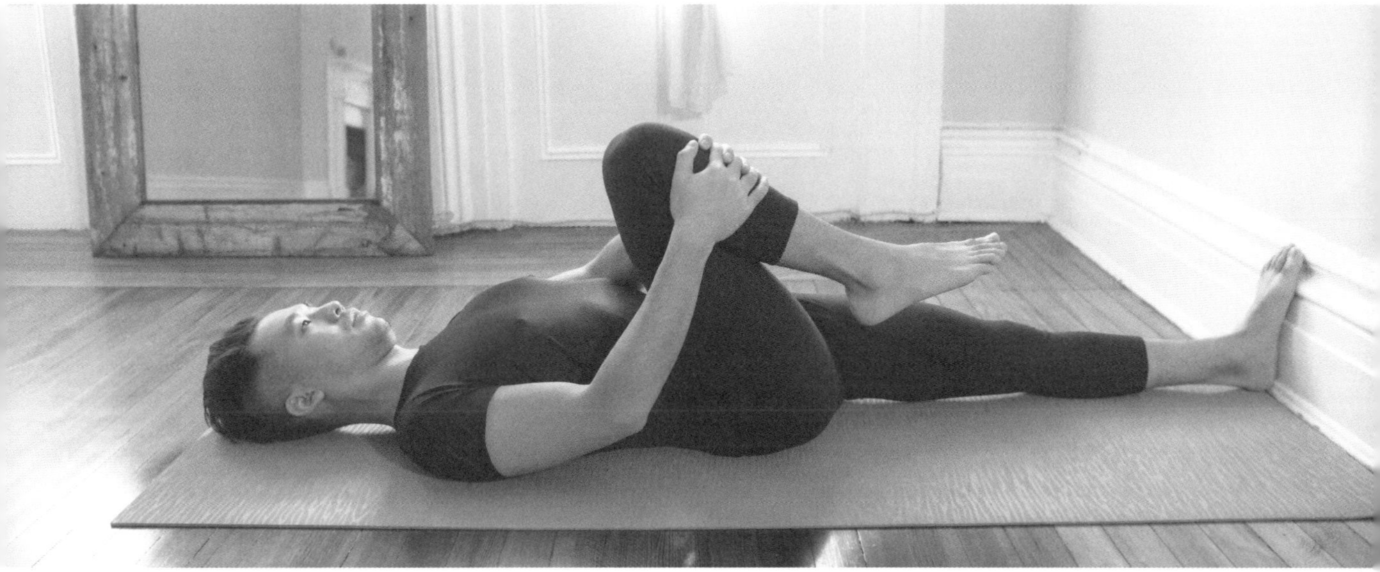

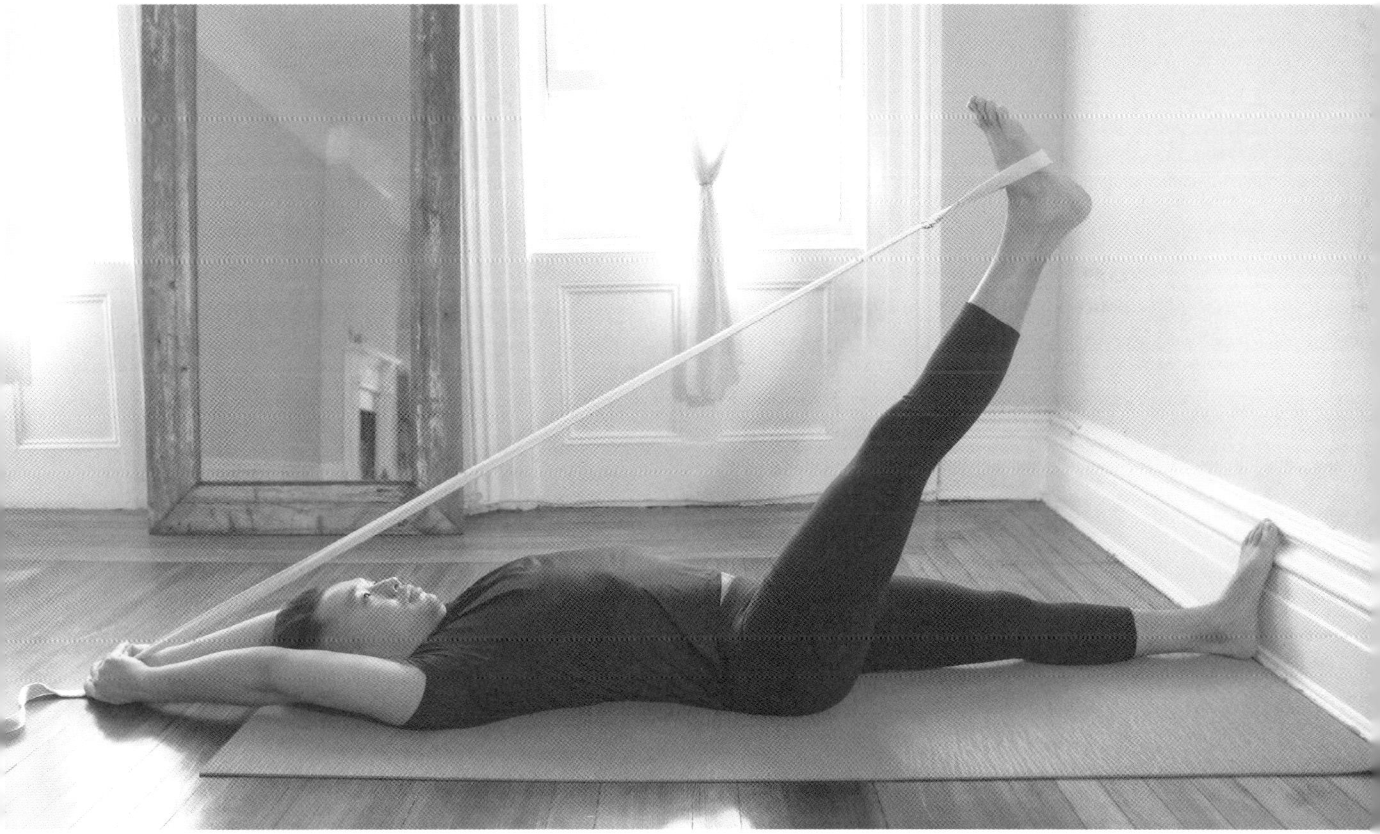

3. Fente avec chaise

- Placez le dossier d'une chaise contre un mur et une couverture en travers du tapis.
- Posez les deux mains sur l'assise, le tibia gauche légèrement contre la chaise.
- Le genou gauche se trouve dans l'alignement du pied gauche.
- Reculez le pied droit et retournez les orteils sur le tapis.
- Équilibrez les hanches de manière à faire pointer les deux crêtes iliaques vers la chaise.
- Posez doucement le genou droit sur la couverture.
- Cette action approfondit l'étirement de la cuisse arrière.
- Respirez et continuez à vous détendre dans l'étirement, en élevant le pubis vers le nombril.
- Tirez le coccyx vers le pubis et le pubis vers le nombril.
- Respirez dans cette posture pendant 1 à 2 minutes.

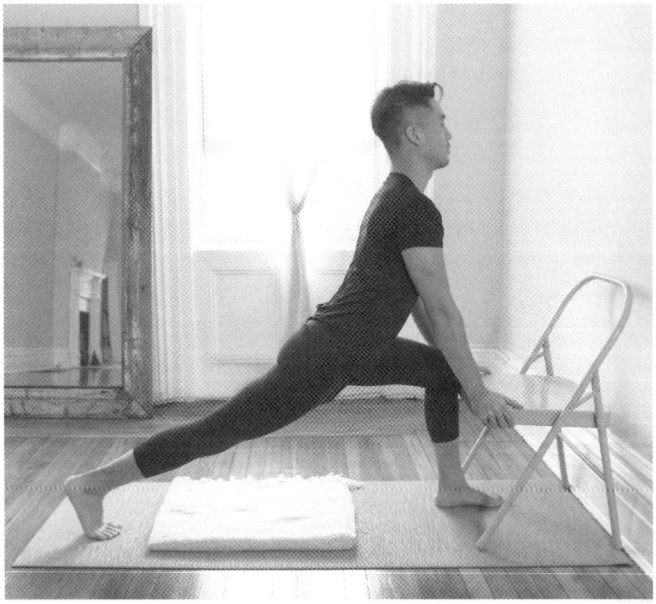

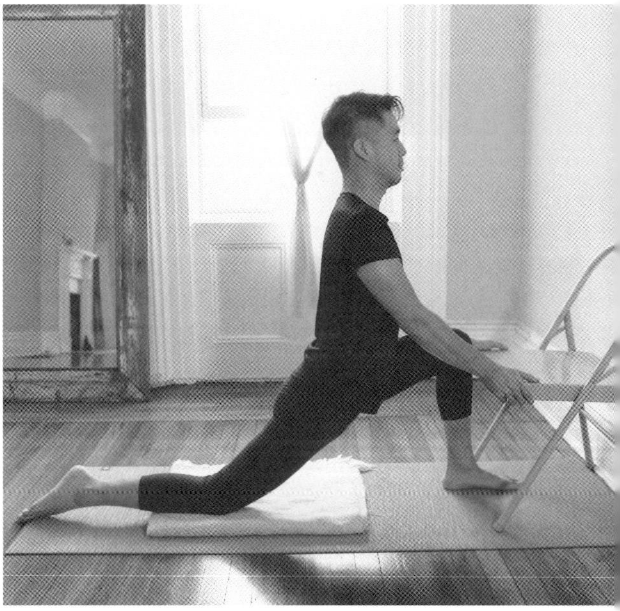

Notes : C'est un étirement intense pour le psoas et les autres muscles fléchisseurs de la hanche. Gardez les deux os du bassin pointés vers la chaise. Pour étirer le quadriceps, pliez la jambe arrière et dirigez la cheville vers l'extérieur de la hanche. En cas de douleur au genou, ou si le genou supporte le poids du corps, gardez la jambe arrière tendue. La posture peut aussi se pratiquer contre un mur ou en appui sur un plan de travail ou un meuble plus haut.

4. Setu Bandhasana soutenu (Pont)

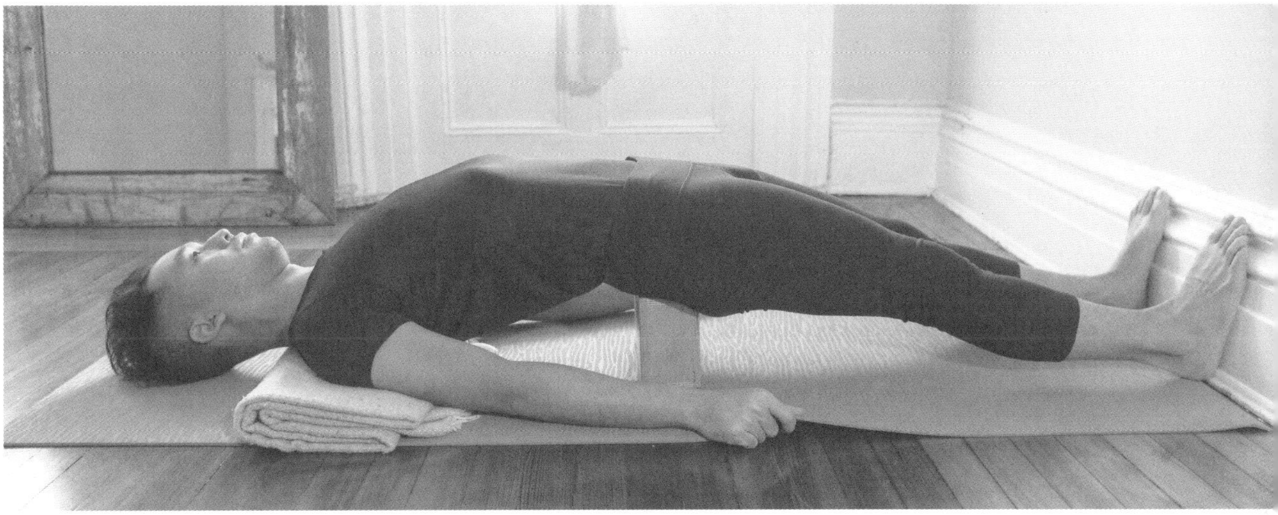

- Pliez une couverture et placez-la en largeur du tapis au niveau des omoplates.
- Allongez-vous sur le dos avec les deux jambes pliées, orteils dirigés vers l'avant, talons près des ischions.
- Soulevez les hanches et placez une brique de yoga sous le sacrum. La brique peut être à n'importe quelle hauteur (trois hauteurs possibles). Les épaules se trouvent sur la couverture, la tête et la nuque en dehors.
- Agrippez les bords du tapis et amenez le haut des bras en rotation externe de manière à rentrer les omoplates dans le haut du dos.
- Ouvrez et élevez la poitrine.
- Détendez le ventre et étirez le pubis loin du nombril.
- Les jambes, genoux et pieds se trouvent dans l'alignement des hanches.
- En gardant le bas du dos allongé sur le tapis, tendez une jambe en laissant glisser le talon.
- Tendez lentement l'autre jambe de la même manière.
- Les deux jambes sont parallèles, les genoux dirigés vers le plafond.
- Détendez et étirez l'avant du corps, des clavicules aux chevilles.
- Les bras et mains peuvent être le long du corps, entrelacés derrière le dos, agrippés aux bords du tapis ou posés sur les flancs.
- Respirez et étirez-vous pendant 1 à 2 minutes.

Notes : Le bassin et le bas du ventre regardent vers le plafond, et le pubis s'étire loin du nombril. Gardez les jambes parallèles tout au long de l'asana ! Si le dos est contracté, placez les pieds contre un mur, sur une brique ou un bolster. L'exercice étire le muscle psoas dans toute sa longueur. En cas de tension dans le sacrum ou dans le bas du dos, gardez les genoux pliés et/ou diminuez la hauteur de la brique. Lorsque la posture devient plus confortable, passez à la hauteur supérieure.

RENFORCER LE PSOAS ET L'ILIAQUE

5. Pressions des cuisses

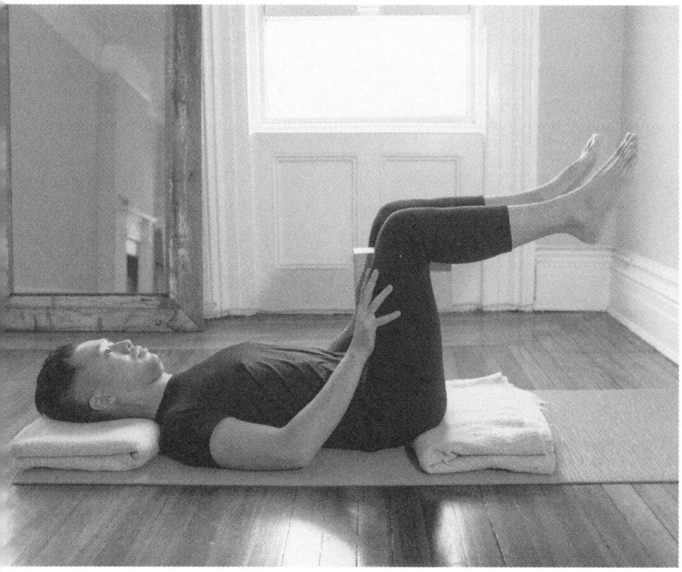

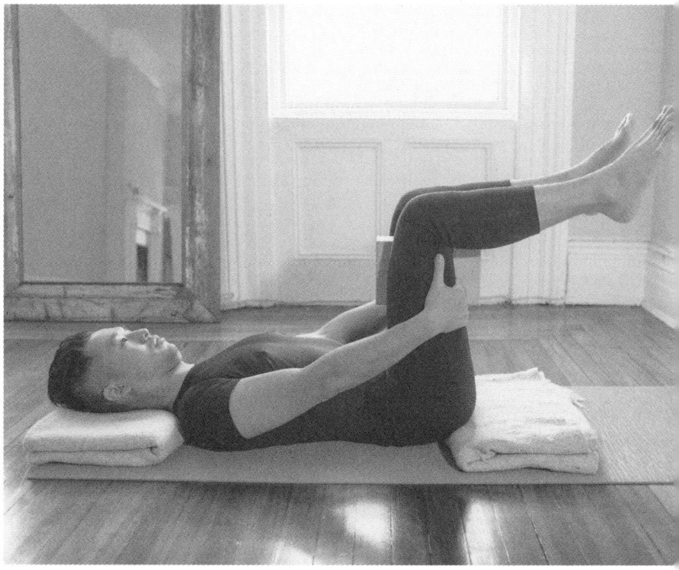

- Allongez-vous sur le dos, jambes pliées.
- Posez une couverture sous le bas du bassin (le ventre va se détendre vers le bas).
- Amenez les genoux vers la poitrine en angle droit. Les genoux sont dans l'alignement des hanches, et les chevilles à hauteur des genoux.
- Relâchez l'abdomen.
- Engagez le bas du ventre vers le cœur.
- Les lombaires sont en contact avec le tapis.
- En gardant le ventre rentré, posez les paumes sur les cuisses et pressez fermement les cuisses sur les mains.
- Résistez avec les mains en gardant le ventre rentré.
- Comptez jusqu'à 5 puis relâchez.
- À présent, placez les mains à l'arrière des cuisses et poussez les cuisses dans les mains.
- Résistez avec les mains en gardant le ventre rentré.
- Comptez jusqu'à 5 et répétez plusieurs fois les deux exercices.
- Relâchez les jambes et reposez-vous, les pieds sur le tapis.

Notes : L'exercice renforce le muscle iliaque et le psoas par une contraction isométrique, contre résistance. Ajoutez une brique entre les cuisses pour mobiliser les adducteurs.

6. Cercles de jambes

- Allongez-vous sur le dos, jambes pliées.
- Placez trois couvertures sous la partie inférieure du bassin.
- Relâchez le ventre puis engagez-le vers le cœur.
- Tendez les jambes vers la tête/le plafond.
- Les jambes sont écartées à largeur des hanches.
- En gardant le ventre rentré, dessinez des petits cercles avec les jambes, d'abord vers le centre, puis vers l'extérieur.
- Amorcez le mouvement à partir du bassin en gardant les muscles de l'abdomen engagés.
- Pratiquez 1 minute dans chaque sens.

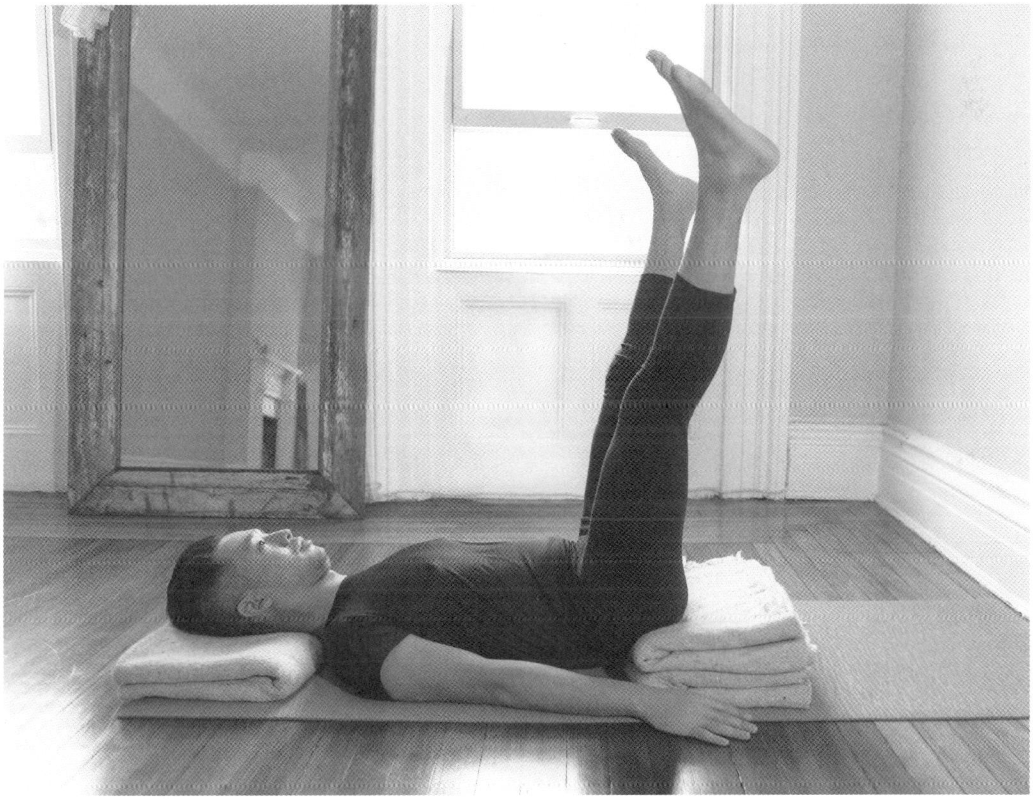

Notes : Les couvertures placées sous le bassin aident à rentrer le ventre par la force de gravité. L'exercice active particulièrement le muscle iliaque, qui aide à stabiliser les articulations de la hanche. Si vous le sentez, essayez d'amener les jambes en rotation interne et externe en pointant les orteils vers l'intérieur ou vers l'extérieur.
Les cercles sembleront d'abord désordonnés ; acceptez-le. Plus vous pratiquerez, mieux vous vous sentirez dans l'exercice. Veillez à garder la paroi abdominale bien rentrée et engagée. L'exercice peut se pratiquer sur une surface plus haute, comme un lit.

7. Variation d'Ardha Navasana (Demi-bateau)

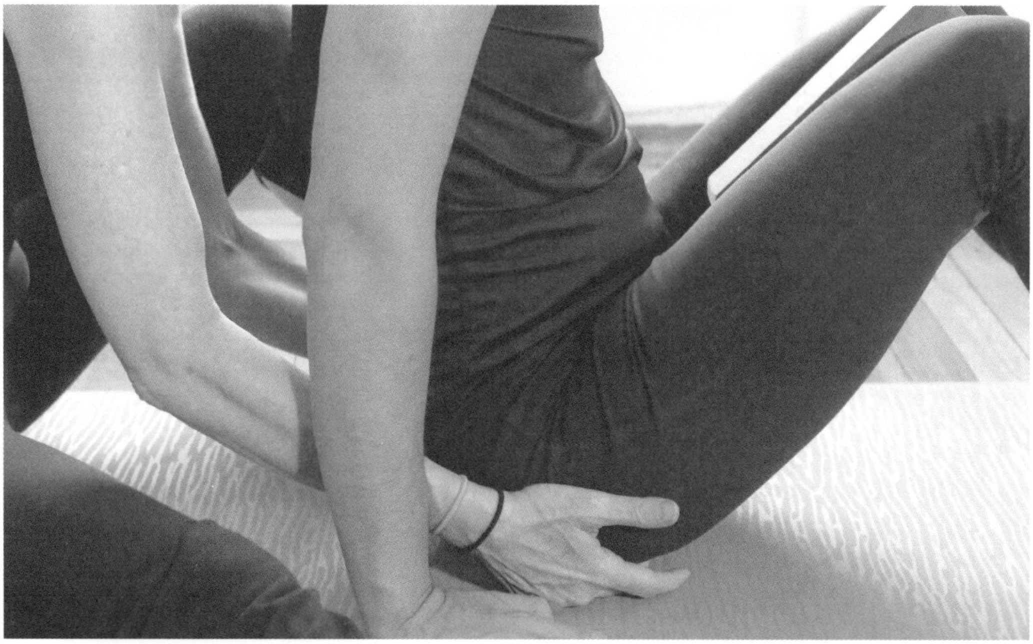

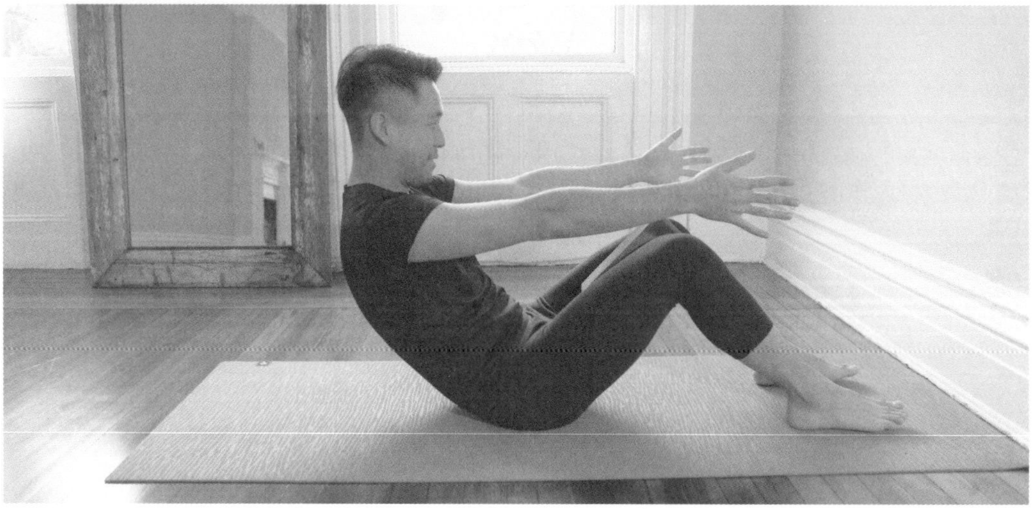

- Asseyez-vous au sol, les jambes pliées et les mains sur les tibias.
- Sentez les ischions en contact avec le tapis.
- Placez une brique de yoga entre les cuisses.
- Rentrez les abdominaux vers les lombaires et dirigez le sacrum vers le sol.
- Amorcez ce mouvement à partir des ischions, qui roulent vers l'arrière des cuisses.
- Déroulez partiellement le sacrum sur le tapis.
- La taille reste en l'air !
- Redressez-vous à nouveau et allongez le bas du dos, ischions sur le tapis.
- Répétez plusieurs fois.

Pour accroître la difficulté :

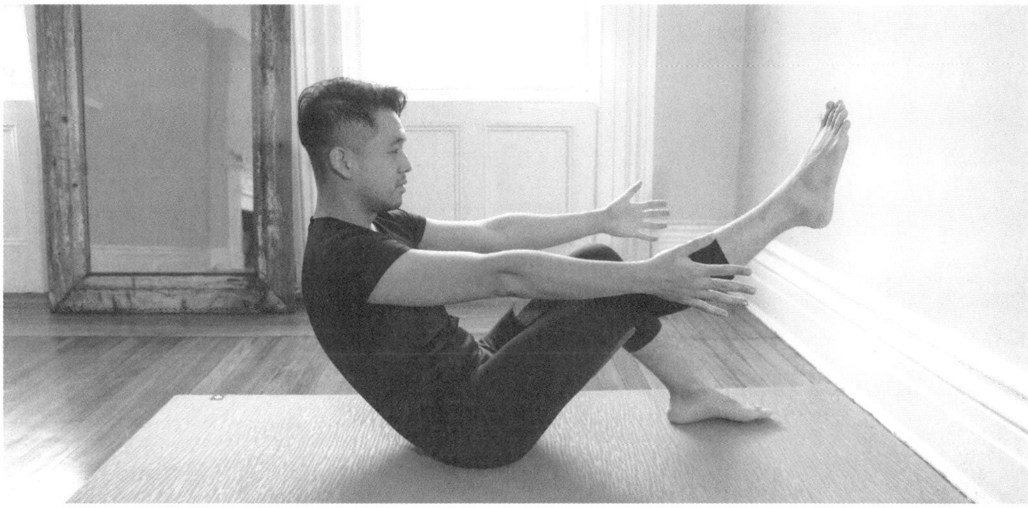

- Au début du mouvement, soulevez un pied en tendant la jambe.
- La jambe reste tendue tout au long de l'exercice.
- Changez de jambe.
- Répétez plusieurs fois de chaque côté.

Notes : L'exercice mobilise intensément le psoas et les abdominaux du bas du ventre. Débutez et terminez l'exercice en appui sur les ischions, le bas du dos en extension. Si redresser le bas du dos est trop difficile, asseyez-vous sur deux couvertures. Si vous avez besoin de soutien, placez un bolster sur vos pieds ou demandez à quelqu'un de vous tenir les chevilles. La brique de yoga est facultative.

ÉTIRER ET RENFORCER

8. Vrikshasana (Arbre)

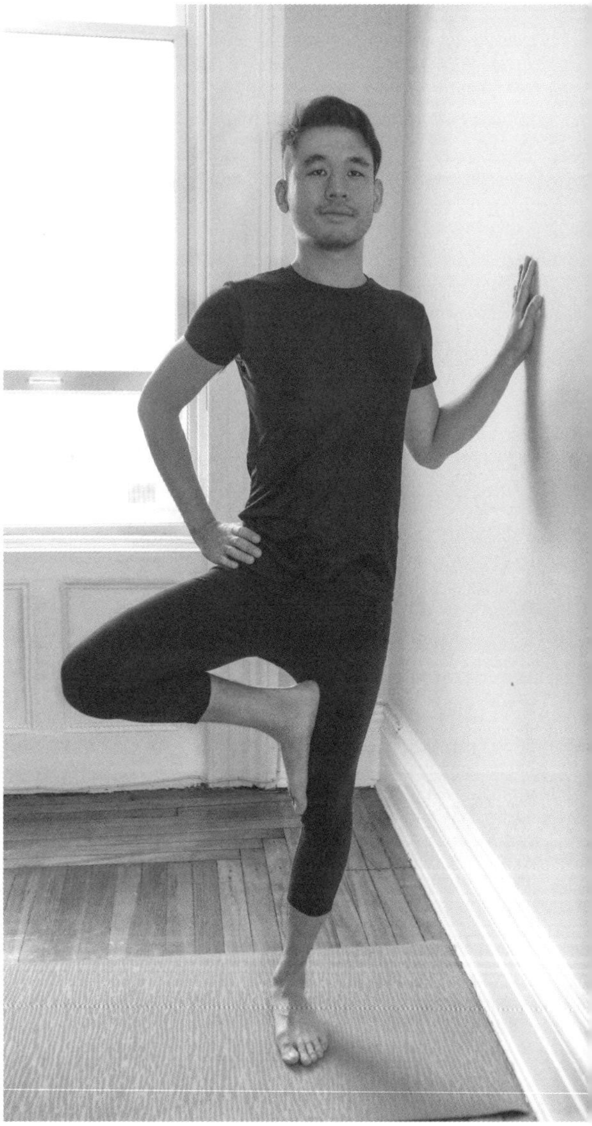

- Tenez-vous debout, flanc face au mur.
- Pressez le pied droit sur le tapis, tendez bien la jambe et levez le genou gauche vers la poitrine.
- Ouvrez la cuisse gauche vers l'extérieur et, la main sur la cheville, placez la plante du pied gauche sur la face interne de la cuisse droite.
- Pressez simultanément la plante du pied sur la cuisse et la cuisse sur la plante du pied.
- Redressez le pubis vers le nombril et rapprochez légèrement les ischions l'un de l'autre.
- Continuez à amplifier le mouvement et rentrez l'abdomen vers la colonne.
- Sentez votre bassin haut, puissant, étendu.
- Respirez pleinement et grandissez-vous, du pied d'appui au sommet du crâne.
- Maintenez la posture pendant 1 à 2 minutes.
- Répétez de l'autre côté.

Notes : Veillez à ne pas cambrer le bas du dos. Rapprochez les côtés extérieurs des hanches l'un de l'autre pour stabiliser davantage le bassin.

9. Marichyasana (Sage) debout avec une chaise

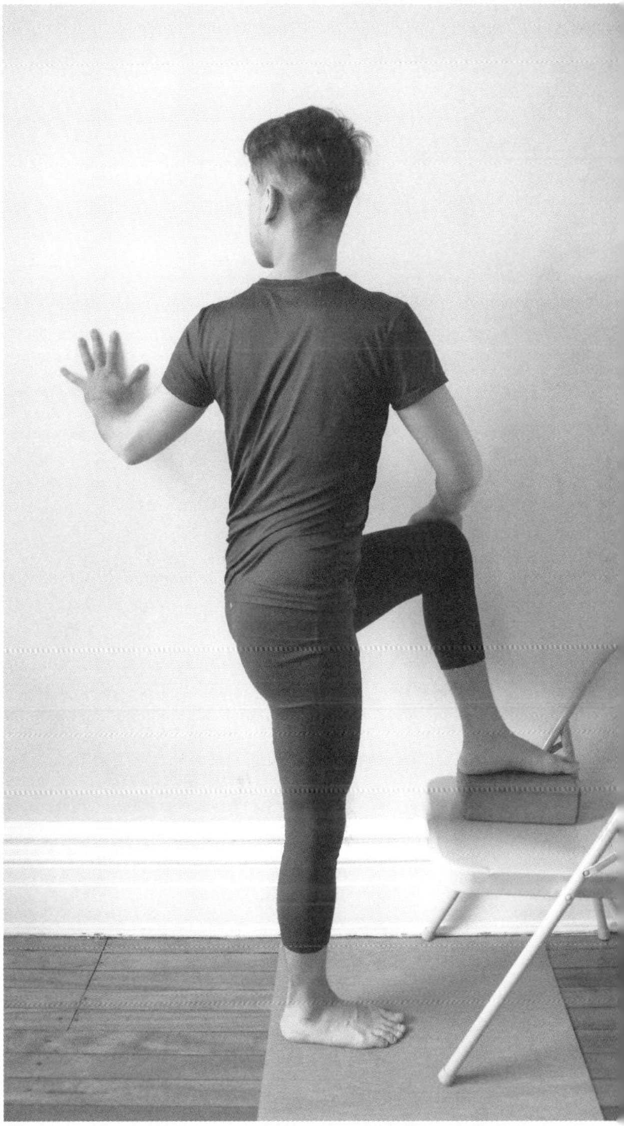

- Disposez le côté d'une chaise contre un mur.
- Tenez-vous debout face à la chaise, jambes tendues, les orteils sous le bord de l'assise.
- Posez le pied côté mur sur la chaise, le genou dans l'alignement du pied.
- Tendez bien la jambe d'appui.
- Grandissez-vous du talon au sommet du crâne et tirez les abdominaux vers la colonne.
- Dirigez les faces externes des hanches l'une vers l'autre.
- Inspirez en allongeant encore un peu plus la colonne.
- Expirez et pivotez le tronc à partir du nombril, de manière à tourner la poitrine vers le mur.
- Touchez le mur du bout des doigts.
- Le bassin fait toujours face à la chaise, le genou dans l'alignement du pied.
- Inspirez et grandissez-vous, en exerçant une légère pression des doigts vers le bas.
- Expirez et pivotez encore un peu plus le buste.
- Répétez ces actions 2 ou 3 fois, jusqu'à ce que la poitrine/le torse se retrouve face au mur.
- Après votre dernière expiration, tournez la tête vers l'épaule se trouvant côté mur.
- Inspirez et quittez la posture sur une expiration.
- Retournez la chaise et répétez de l'autre côté.

Notes : La posture renforce et allonge l'ilio-psoas et le bas du dos. Évitez cette posture si la torsion génère une douleur ou en cas de hernie discale.

10. Tadasana (Montagne) au mur

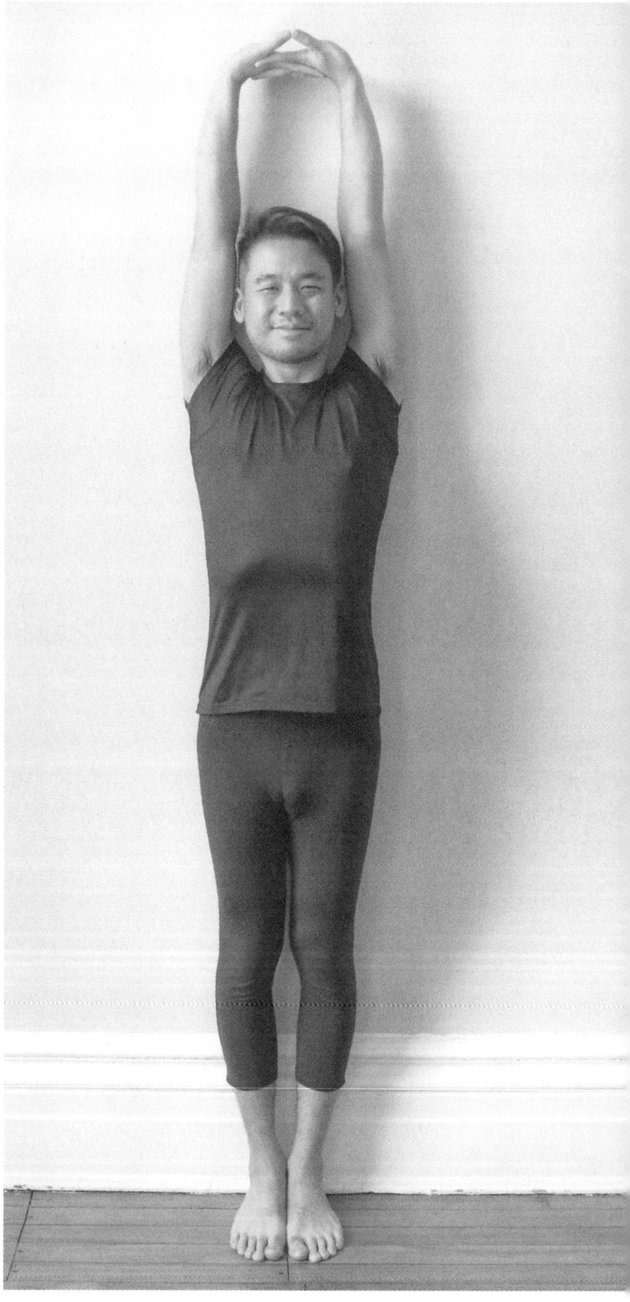

- Tenez-vous debout dos au mur.
- Placez les talons à 10-15 centimètres du mur.
- Pliez les genoux et rentrez le bas du ventre vers la colonne.
- Cette action rapproche les lombaires du mur.
- Les pieds peuvent être joints ou écartés à largeur des hanches, les genoux dirigés vers l'avant.
- Tendez bien les jambes et redressez le bas du dos.
- Tâchez de garder le bas du dos en contact avec le mur (même s'il ne reste pas collé).
- Entrelacez les doigts et étirez les bras vers le plafond.
- Faites descendre les omoplates dans le dos, loin des oreilles.
- Pressez les pieds sur le sol et étirez-vous des pieds aux poignets.
- Allongez la colonne et ouvrez la poitrine.
- Respirez et maintenez la posture pendant environ 1 minute.
- Inversez le croisement des doigts et répétez de l'autre côté.

Notes : Veillez à ne pas cambrer exagérément le dos ; gardez le bas du dos redressé en tirant les fessiers vers les talons. Dans cette posture, le muscle ilio-psoas est parfaitement allongé, le bassin en position neutre.

11. Posture de repos : Repos constructif

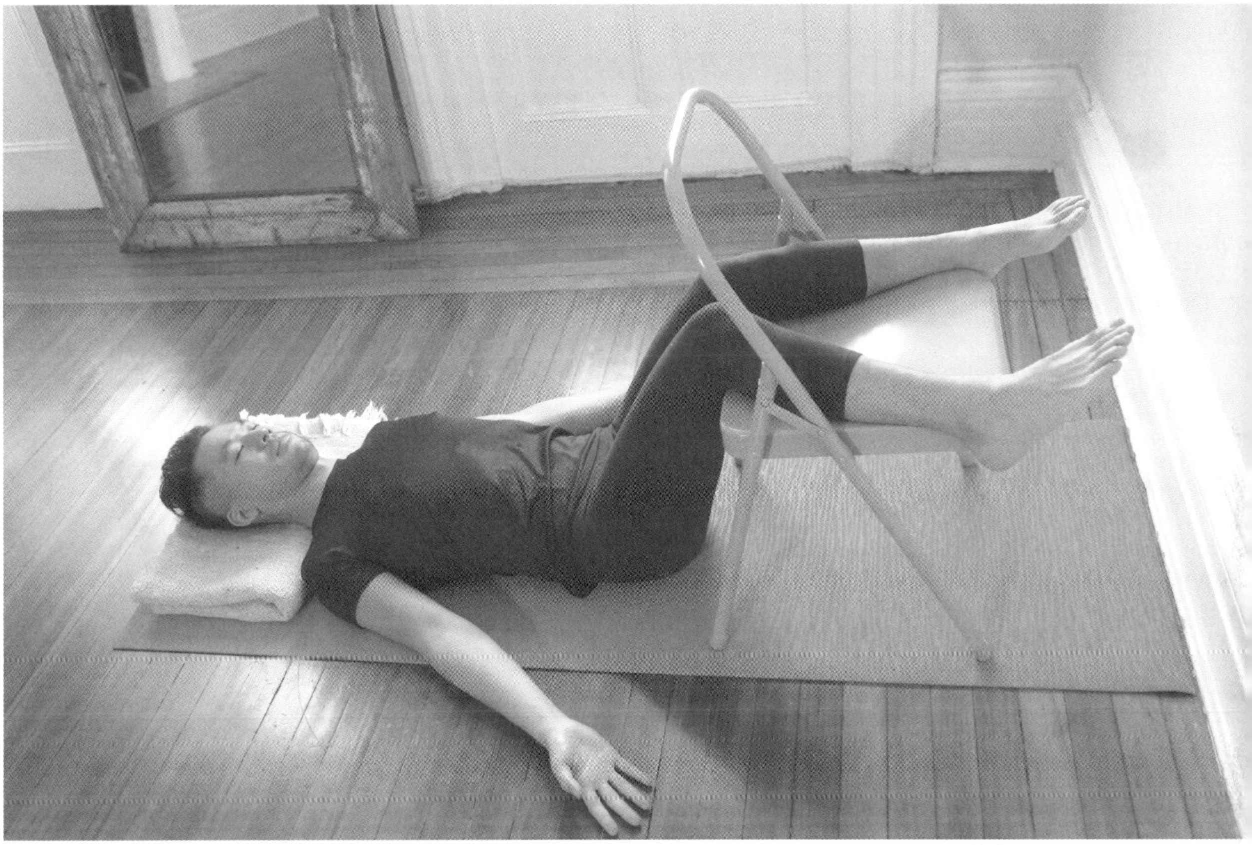

- Allongez-vous sur le dos.
- Placez l'arrière des genoux et les mollets sur une chaise.
- Rapprochez les genoux et écartez les pieds : vos tibias forment un V.
- Détendez le sacrum et le bas du dos sur le tapis.
- Détendez totalement le ventre et la colonne.
- Posez les mains sur la poitrine ou relâchez les bras de chaque côté du buste (paumes vers le haut).

Notes : Cette position avec les genoux tombant vers l'intérieur détend le psoas. Pour une relaxation plus profonde, ceinturez les genoux. Si le bas du dos se décolle du tapis, placez une couverture pliée sous le bassin.

FOCUS BIEN-ÊTRE FONCTIONNEL :
CHAKRAS

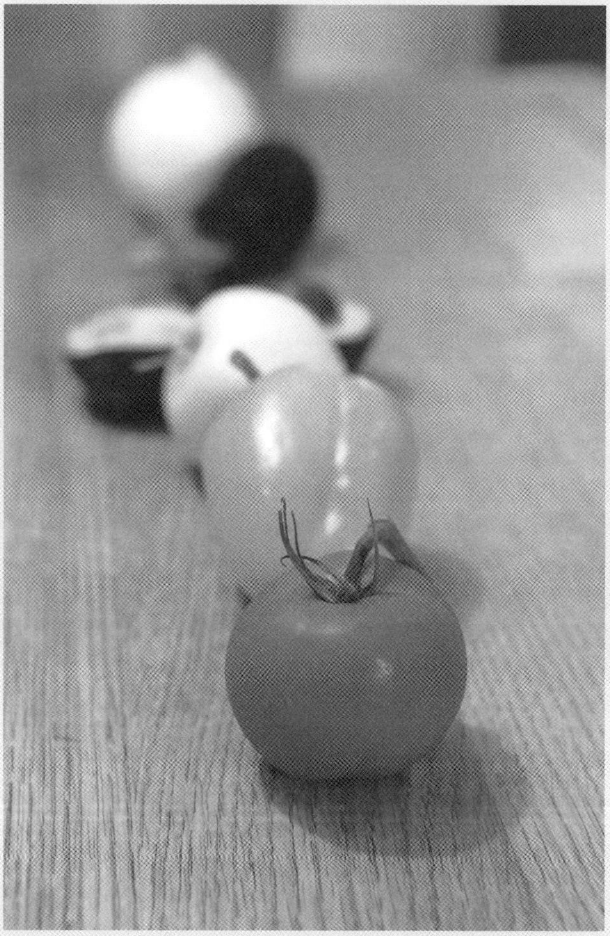

BALAYAGE DES CHAKRAS

Couché ou assis, prenez les accessoires nécessaires pour vous installer confortablement. Veillez à être bien au chaud. Fermez les yeux et activez la réceptivité du corps en prenant quelques inspirations et expirations profondes et complètes. Détendez-vous ; ressentez le poids et la densité du corps. Détendez, ouvrez, déployez la ligne médiane du corps, du plancher pelvien au sommet du crâne. Choisissez un chakra. Ressentez sa localisation. Visualisez sa couleur. Détendez, ouvrez, déployez cette zone du corps. Comment votre corps se sent-il à cet endroit ? Après un moment, imaginez la couleur de ce chakra se diffuser et se répandre progressivement dans tout le corps. Soyez attentif aux sensations qui surviennent. Répétez cette action avec autant de chakras que vous souhaitez. Après avoir terminé, reposez-vous quelques minutes et observez votre ressenti.

Premier Chakra : Muladhara –
Besoins primaires, Ancrage, Fondation

- Situé dans le périnée
- Élément Terre
- Lam
- Rouge
- Les glandes surrénales, qui sécrètent les hormones du stress ainsi que d'autres hormones importantes influençant la fonction rénale et la pression sanguine.

Deuxième Chakra : Svadhisthana –
Demeure intérieure, Émotionnel, Sexuel

- Situé quatre doigts en dessous du nombril
- Élément Eau
- Vam
- Orange
- Les organes reproducteurs

Troisième Chakra : Manipura –
Instinct, Volonté, Pouvoir personnel

- Situé au niveau du plexus solaire
- Élément Feu
- Ram
- Jaune
- Le pancréas, essentiel à la digestion et au métabolisme du sucre

Quatrième Chakra : Anahata –
Ouverture, Amour, Acceptation

- Situé dans la poitrine
- Élément Air
- Yam
- Vert
- Le cœur

Cinquième Chakra : Vishuddha –
Expression de soi, Communication, Harmonie

- Situé dans la gorge
- Élément Éther
- Ham
- Bleu clair
- Les glandes thyroïdes et parathyroïdes, qui gouvernent le métabolisme du corps et équilibrent le taux de calcium.

Sixième Chakra : Ajña –
Intuition, Dévotion, Concentration

- Situé entre les sourcils
- Élément Lumière
- Om
- Violet
- La glande pituitaire, qui régit les fonctions hormonales de la plupart des autres glandes.

Septième Chakra : Sahasrara –
Sagesse, Intégration, Béatitude

- Situé au sommet du crâne
- Élément Conscience
- Silence
- Lumière blanche
- La glande pinéale, qui gouverne les cycles du sommeil et régule les hormones sexuelles.

CHAPITRE SIX

SANGLE ABDOMINALE

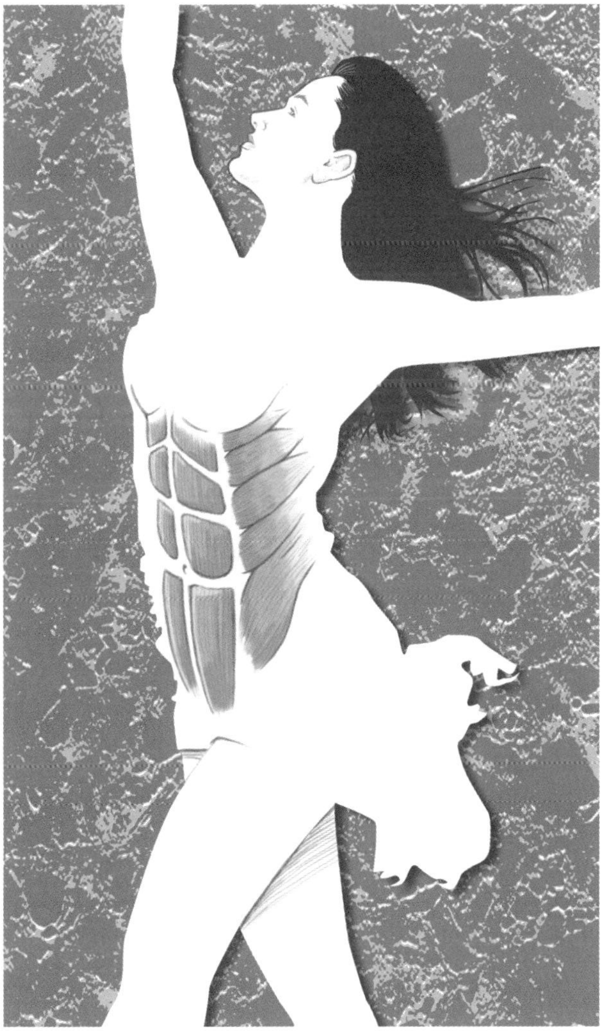

Ce chapitre à la fois préventif et curatif a pour but d'accroître la stabilité de la sangle abdominale et du tronc afin d'améliorer notre posture dans les gestes quotidiens. Qu'entend-on par « sangle abdominale », ou « gainage du tronc » ? Dans le cadre de ce chapitre, il s'agit de la capacité à mobiliser les muscles du tronc et du bassin pour soutenir une mécanique corporelle saine et indolore. Une colonne en bonne santé peut se mouvoir dans six directions : la flexion (inclinaison vers l'avant), l'extension (inclinaison vers l'arrière), les flexions latérales, les torsions vers la gauche et la droite. Dans l'ouvrage *Muscles : Testing and Function with Posture and Pain*, 5 éd., le tronc est défini comme « le corps à l'exception de la tête, du cou et des membres ». Autrement dit, le tronc est constitué du thorax, de l'abdomen et du bassin. Ce chapitre décrit les principaux muscles de la sangle abdominale et met l'accent sur le gainage des muscles posturaux du tronc.

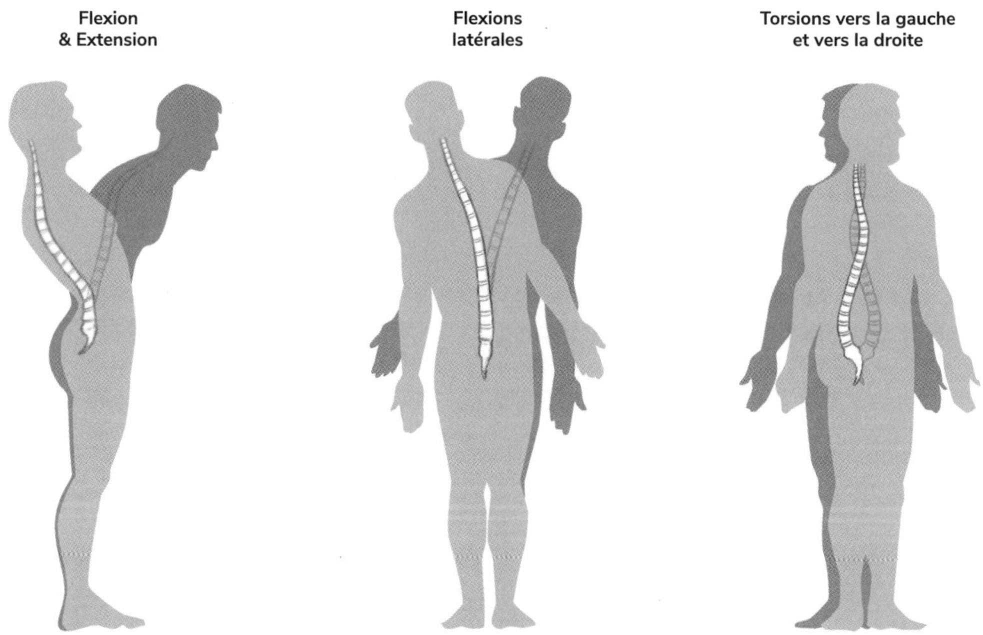

Se tenir debout, s'asseoir, changer de position... La plupart de nos activités quotidiennes nécessitent de contrer la gravité, sollicitant constamment la musculature du tronc. Des groupes musculaires performants et équilibrés soutiennent les os et les articulations : lorsque chaque muscle accomplit correctement sa tâche, les structures avoisinantes sont moins sollicitées. Une faiblesse des muscles abdominaux est un facteur contribuant aux douleurs lombaires, et est généralement plus répandue qu'une faiblesse du bas du dos. En réalité, le bas du dos a plus souvent besoin d'étirement que de renforcement, il est habitué à compenser les faiblesses des tissus environnants. Les muscles abdominaux, larges et plats, subissent le poids et la pression des viscères abdominaux, bien que ceux-ci soient largement maintenus par les fascias. Accroître le gainage et la force dynamique nécessite de créer une paroi souple reliant le bassin à la cage thoracique, agissant comme un corset musculaire. Les abdominaux ne traversent pas l'articulation de la hanche ; ils jouent donc un rôle important en tirant le bassin vers le haut pour étirer et protéger les lombaires. Les thérapeutes et professeurs de yoga parlent parfois de « corseter l'abdomen » pour bâtir une structure circonférentielle stable, et de « remonter une fermeture éclair imaginaire du pubis au sternum » sur un axe vertical. Ces actions combinées élèvent la cage thoracique, l'éloignent du bassin et soutiennent la colonne lombaire. Cela peut nécessiter un peu d'entraînement, mais une fois que vous avez compris comment créer un soutien venant du centre, reste à le mettre en pratique au quotidien. Lorsque vous marchez dans la rue, palpez votre bas-ventre, sous le nombril, et évaluez sa tonicité. Est-il plutôt ferme, ou totalement relâché ? S'il est complètement relâché, rentrez et remontez les abdominaux vers la colonne et l'arrière des côtes. La zone de la taille (la colonne lombaire) va s'étirer et s'allonger. Tâchez de le faire aussi souvent que possible. Lorsque vous êtes accoutumé à mobiliser votre sangle abdominale dans la marche, pensez aussi à l'activer au fil de la journée. Avant de vous pencher pour ramasser un objet, activez votre centre. En courant ou marchant d'un bon pas, activez votre centre. Persévérez, et votre corps finira par utiliser spontanément la sangle abdominale pour effectuer les gestes du quotidien.

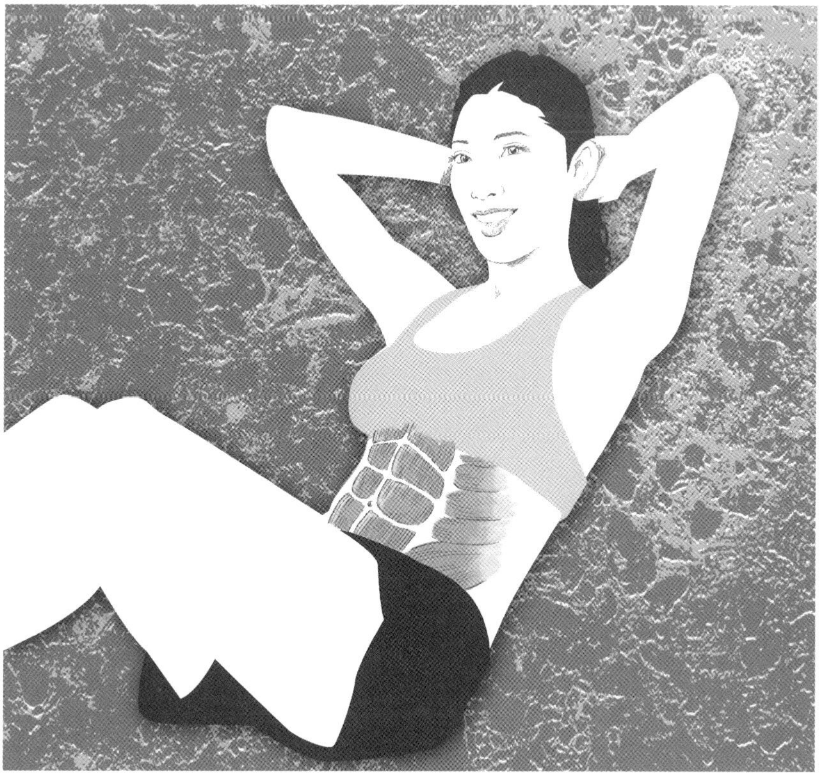

Une sangle abdominale opérationnelle permet de se redresser lorsqu'on est couché sur le dos (sans rouler sur le côté !) et de décoller les épaules du sol lorsqu'on est couché sur le ventre. Les fauteuils et lits électriques qui « aident » à s'allonger ou à s'asseoir sont mes bêtes noires. Esquiver ces mouvements quotidiens, surtout lorsque s'amorce un déclin fonctionnel lié à l'âge ou à une blessure, revient à se priver d'un exercice bénéfique pour la sangle abdominale. Idéalement, il faudrait si possible s'abaisser au niveau du sol et s'en relever chaque jour. Sauf en cas de nécessité absolue, je recommande rarement à mes patients l'usage de mobilier spécialement adapté. J'ai tenté de dissuader ma mère, âgée de quatre-vingts ans, d'acquérir un fauteuil inclinable (peine perdue, elle l'a commandé sur Amazon). Plus draconien encore, j'ai encouragé mon fils, jeune adulte, à dormir sur un matelas posé à terre (et il a accepté !).

Les individus valides peuvent aisément pratiquer des mouvements de gainage ciblés, qui exercent le sens de l'équilibre et la coordination. Les personnes moins valides ont également intérêt à mouvoir leur colonne dans toutes les directions afin de mobiliser un maximum de groupes musculaires, de prévenir l'atrophie des muscles et les lésions cutanées. S'allonger chaque jour sur toutes les surfaces du corps, sur le ventre, les flancs, le dos, est bénéfique aux personnes en fauteuil roulant. Pratiquer de légères torsions en étant couché sur le dos (de manière active ou passive) amplifie les mouvements rotatifs de la colonne. Des exercices sur le ventre font travailler la colonne contre la gravité, et s'allonger sur le flanc mobilise les muscles latéraux du tronc. Il est également important de s'asseoir le buste droit en ayant aussi peu de soutien que possible dans le dos. Renforcer la sangle abdominale est primordial à tout âge et quel que soit le degré de mobilité, parce qu'elle permet au corps de bouger avec moins d'effort et plus d'intégrité.

MUSCLES INTRINSÈQUES DU DOS

COUCHE LA PLUS PROFONDE : GROUPE MUSCULAIRE TRANSVERSOSPINAL (SEMI-ÉPINEUX, MULTIFIDES, ROTATEURS)

La couche la plus profonde des muscles intrinsèques du dos est essentielle à la stabilité : ce sont ces muscles qui ligotent les vertèbres les unes aux autres. Les rotateurs agissent de manière puissante sur la colonne thoracique, les multifides sur la colonne lombaire, et le semi-épineux est un groupe de trois muscles situés à l'arrière de la tête, la nuque et la colonne thoracique. Muscles courts orientés en diagonale, les rotateurs et les multifides lient chaque vertèbre à celle située deux ou quatre niveaux plus haut.

COUCHE INTERMÉDIAIRE : MUSCLES ÉRECTEURS DE LA COLONNE (ÉPINEUX, LONGISSIMUS, ILIO-COSTAL)

Les muscles paraspinaux, aussi appelés muscles érecteurs de la colonne, sont un groupe musculaire en trois parties encadrant la colonne. Le muscle épineux est le plus proche de la colonne, puis le longissimus, et enfin l'iliocostal. Lorsqu'ils sont engagés de manière bilatérale, ils redressent la colonne ; de manière unilatérale, ils inclinent le buste vers le côté.

MUSCLES ABDOMINAUX

Les muscles de la paroi abdominale inférieure entourent l'avant et les côtés du buste. En tant que groupe, ils agissent comme un corset qui protège le bas du dos et l'aide à se mouvoir dans l'espace comme une unité intégrée. Les muscles abdominaux fléchissent la colonne et permettent à une vertèbre de s'incliner vers celle située au-dessous. L'orientation diagonale des fibres musculaires facilite le mouvement de torsion et la flexion latérale.

Muscle transverse de l'abdomen : C'est le plus profond des muscles abdominaux. Ses fibres sont circonférentielles et leur contraction tire l'abdomen vers la colonne. Le transverse est un muscle postural de la sangle abdominale important, parce qu'il est un puissant stabilisateur du bas du dos.

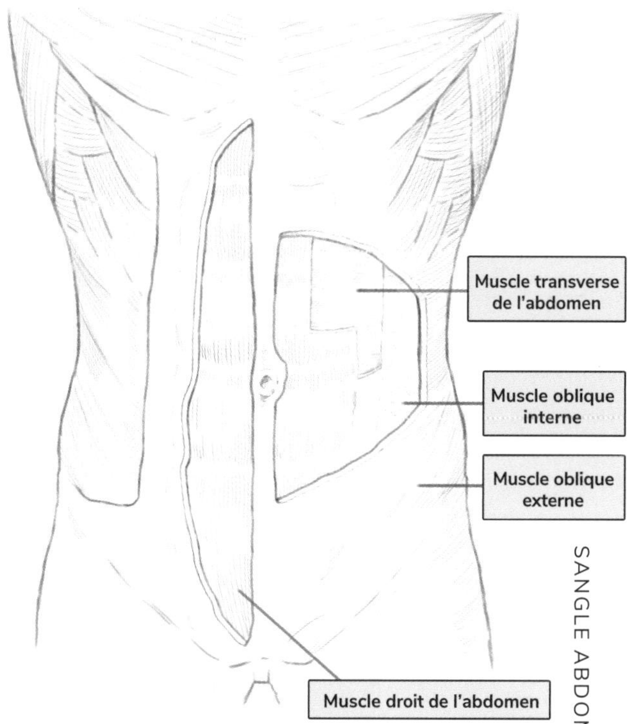

Muscle oblique interne : C'est le deuxième muscle abdominal le plus profond. Il assiste le diaphragme durant l'expiration forcée. Les fibres musculaires agissent en synergie avec l'oblique externe opposé pour fléchir et pivoter le tronc. Lorsque le bassin est fixe, les muscles fléchissent latéralement le buste et le font pivoter vers le bassin du même côté. L'oblique interne est un muscle profond de la sangle abdominale.

Muscle oblique externe : il se situe au-dessus de l'oblique interne. Il coopère avec l'oblique interne opposé pour fléchir et pivoter le tronc vers le bassin du côté opposé. Si l'oblique externe est trop tendu, il tire les côtes inférieures vers le bas ; s'il est trop lâche, les côtes inférieures se déplacent vers le haut.

Muscle droit de l'abdomen : c'est un long muscle vertical, le muscle le plus superficiel de la paroi abdominale. Il fléchit la colonne, c'est-à-dire que son action entraîne la tête vers le bassin ou le bassin vers la tête. On a souvent tendance à surentraîner ce muscle au détriment du transverse abdominal, ce qui peut provoquer des douleurs dans le dos et des problèmes posturaux.

Les trois muscles suivants sont les muscles de la paroi postérieure de l'abdomen. Ce sont des muscles posturaux importants ; ils aident à stabiliser, à soutenir et à mouvoir le bas de la colonne et le bassin. Lorsqu'ils sont étirés, ils créent de l'espace entre la cage thoracique et le bassin.

Psoas : ce muscle profond de l'abdomen et du bassin contribue à la flexion du bassin sur les cuisses et à celle des cuisses vers le bassin. Le psoas s'attache directement aux cinq vertèbres lombaires et joue un rôle important dans l'extension de la colonne lombaire. C'est la portion du muscle ilio-psoas responsable de l'extension de la colonne lombaire (et non la partie iliaque).

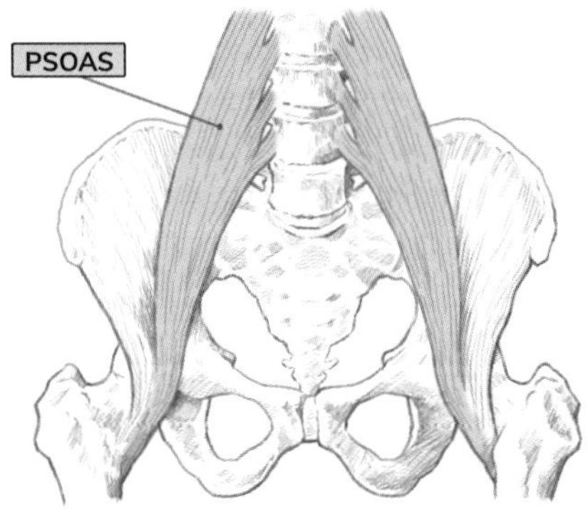

Iliaque : l'iliaque est grosso modo la partie pelvienne du muscle ilio-psoas. En solo, lorsque les hanches sont fixes, il agit sur le bassin, mais pas sur la colonne lombaire. Le muscle iliaque est un stabilisateur de l'articulation de la hanche en position debout, contribuant au maintien de la posture, et est actif durant la marche. L'iliaque tire également le bassin vers l'avant lorsque les jambes sont fixes.

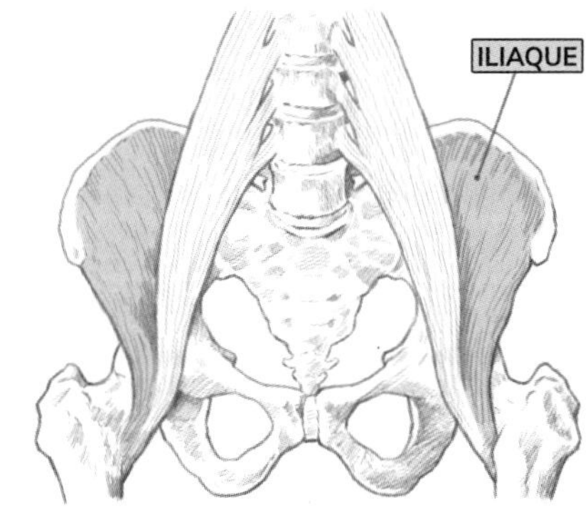

Carré des lombes : ce muscle pair est un muscle très profond ; il s'insère à l'arrière du bassin et s'attache à la côte la plus basse. Comme l'ilio-psoas, les fibres se connectent aussi à l'apophyse transverse de chaque vertèbre lombaire ; il est donc parfois considéré comme un muscle abdominal profond ou un muscle psoas postérieur. Lorsque le bassin est fixe, ce muscle fléchit latéralement la colonne et la cage thoracique. Si le thorax et la colonne lombaire sont fixes, il élève le bassin sur le côté. Ce muscle peut facilement être fatigué ou surétiré à cause d'une mauvaise assise ou d'un déséquilibre chronique comme une scoliose.

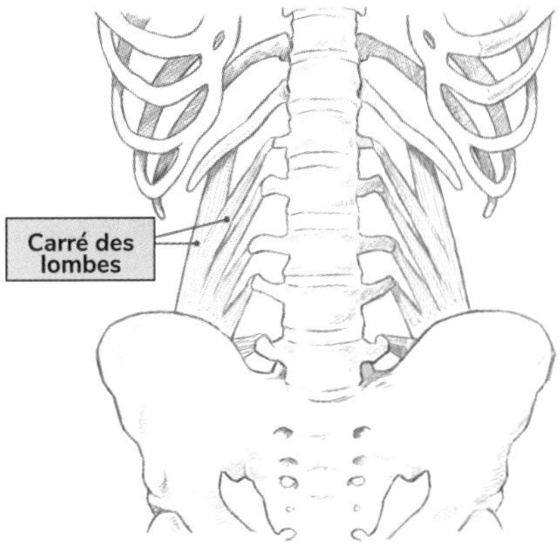

MUSCLES FESSIERS

Comme un tout, ces muscles stabilisent le bassin et permettent l'extention des hanches et des cuisses. Les muscles fessiers nous aident à nous relever d'une chaise, à marcher, à sauter, à courir. Le muscle grand fessier, ou grand glutéal (*gluteus maximus*), propulse la jambe en extension, et les muscles moyen et petit fessiers, sur les côtés du bassin, équilibrent et stabilisent le bassin sur un plan frontal lorsqu'on se tient debout ou qu'on déplace le poids du corps d'une jambe à l'autre.

Muscle grand fessier : C'est le muscle fessier le plus superficiel qui recouvre la plus grande partie des autres muscles glutéaux. Le muscle est un extenseur de la cuisse sur le bassin et un rotateur latéral de la cuisse. Il permet de se relever à partir d'une position assise et est l'extenseur de la hanche le plus puissant.

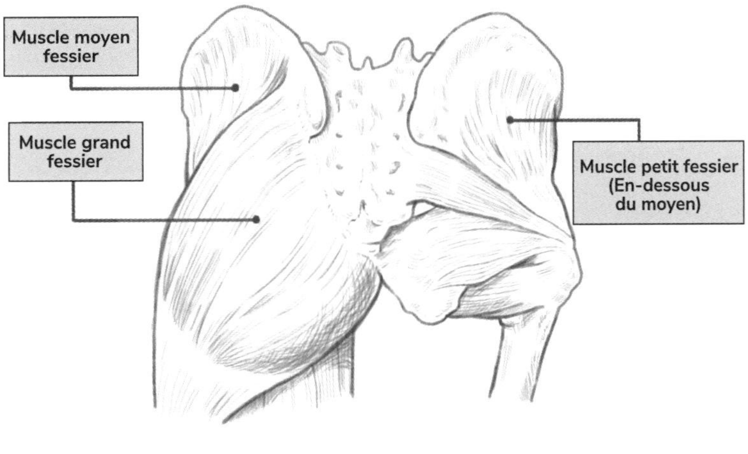

Muscles petit et moyen fessiers : À l'exception du tiers supérieur du moyen fessier, ces muscles se situent sous le muscle grand fessier, sur les côtés du bassin. Ces muscles sont les grands oubliés du tronc : ils sont pourtant essentiels au gainage. Ils sont souvent faibles, sous-développés et déséquilibrés chez les personnes souffrant de maux de dos chroniques.

YOGATHÉRAPIE

Il est essentiel de comprendre le rôle de la musculature du tronc : un mauvais alignement peut en effet résulter de déséquilibres au niveau des muscles profonds de ces structures. Comprendre comment un muscle fonctionne accroît son avantage mécanique : l'éducation joue un rôle crucial dans l'autocorrection de la posture et la prévention des blessures. C'est important de savoir ce que l'on fait et pourquoi on le fait. Le yoga, pour qu'il soit pratiqué de manière harmonieuse et équilibrée, suppose de prendre conscience des actions du centre du corps. Avant de pratiquer les exercices de yoga décrits dans ce chapitre, faites les mouvements suivants. Ils vous aideront à percevoir de quelle manière les groupes musculaires s'opposent et se combinent pour soutenir le corps de manière équilibrée.

- Tenez-vous debout, les pieds joints ou écartés à largeur de hanches. Tendez bien les jambes.
- Relevez l'estomac vers le haut.
- Engagez les fessiers vers le bas.
- Redressez le bassin vers l'avant, en l'éloignant du bas du dos (tandis que les fessiers et l'arrière des cuisses continuent à se diriger vers le bas).
- Tirez les muscles des côtés du bassin vers le bas, en vous inclinant vers l'extérieur des chevilles.
- Allongez les flancs vers le haut en les éloignant des côtés du bassin.

Vous tenez-vous à présent plus droit, dans une posture plus confortable, la poitrine plus ouverte ?

ASANAS

1. Posture du Chat

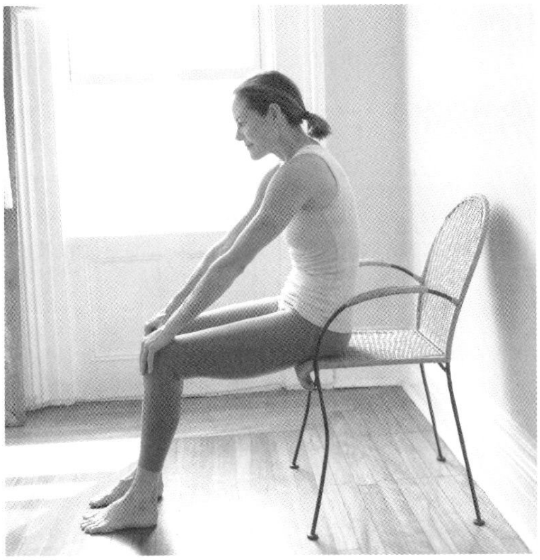

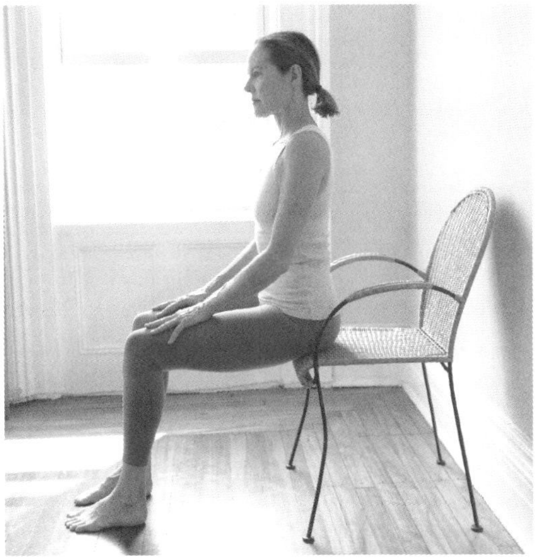

- Asseyez-vous sur le rebord d'une chaise.
- Posez les pieds au sol, les talons dans l'alignement des genoux, les jambes écartées à largeur des hanches.
- Allongez le bas du dos de manière à amener le bassin en position neutre (si vous sentez les ischions sur la chaise, votre bassin est en position neutre).
- À partir des ischions, redressez la colonne et ouvrez la poitrine.
- Engagez les muscles du bas du ventre vers la colonne et vers le haut, en direction des lombaires.
- Sur une expiration, creusez davantage le bas du ventre et roulez les ischions vers l'avant, ce qui entraînera votre bassin vers l'arrière dans une courbe modérée (flexion).
- Cela allonge et élève l'ensemble de la colonne, formant un long C. (Martha Graham inventa une technique entière de danse moderne à partir de cette action de la colonne !)
- Inspirez et inversez lentement le mouvement, en roulant les ischions vers l'arrière en position neutre.
- Gardez le ventre rentré.
- Répétez lentement ce mouvement du bassin 3 à 5 fois.

Notes : Répartissez le mouvement sur toute la longueur du tronc et la colonne, des ischions à la tête. Tâchez de ne pas amorcer le mouvement en tirant les lombaires vers l'arrière ; veillez toujours à allonger la colonne entière. Cet asana mobilise le muscle transverse et le muscle grand droit.

2. Tadasana assis (Montagne) avec torsion

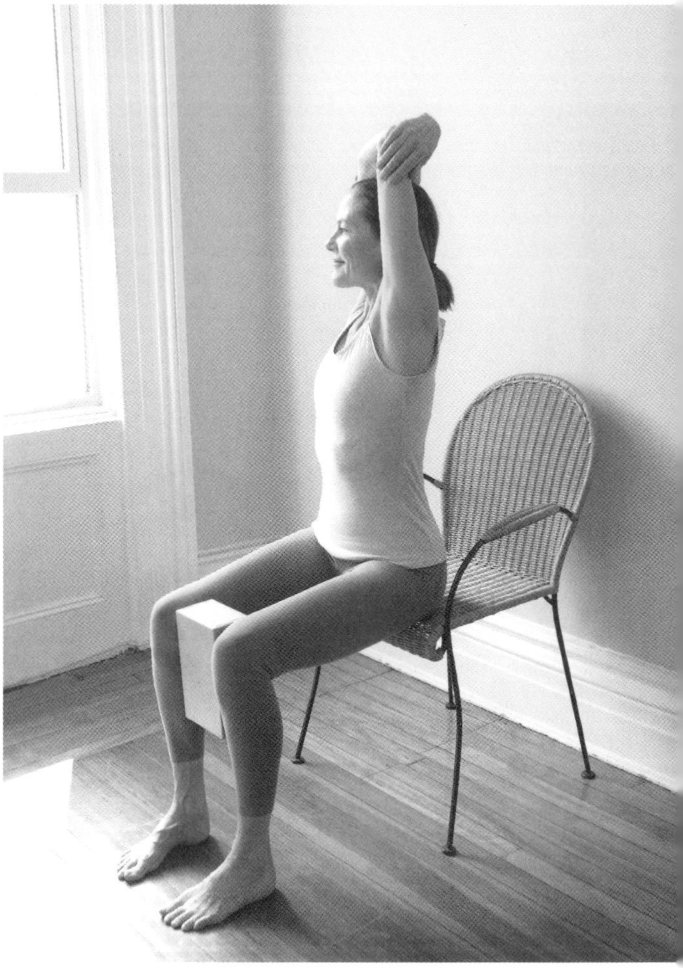

- Asseyez-vous au bord d'une chaise, le dos redressé à partir des ischions, le bassin en position neutre et le bas du ventre engagé.
- Allongez la colonne et ouvrez la poitrine.
- Levez les bras au-dessus de la tête puis attrapez les coudes opposés.
- Levez les coudes vers le plafond et allongez la colonne et les flancs.
- Rentrez le ventre en ouvrant et en étirant les épaules et les aisselles.
- Inspirez, allongez la colonne encore davantage et, sur une expiration, pivotez lentement le buste à partir de la taille.
- Tâchez de pivoter le buste comme un tout, sans bouger le bassin.
- À partir de cette position, répétez plusieurs fois l'action inspire-élévation et expire-torsion.
- Sur une inspiration, ramenez le buste vers l'avant. Abaissez les bras et prenez un moment de repos.
- Répétez de l'autre côté.

Notes : Cette torsion allonge la colonne et renforce les muscle obliques externes. Pour y parvenir, veillez à garder les côtes inférieures pointées vers le bas et la cage thoracique en position verticale. Si vous ne pouvez pas saisir les coudes opposés, posez les mains sur le sommet du crâne ou entrelacez les doigts derrière la tête.

3. Kumbhakasana (Planche), Vasisthasana (Planche latérale) et Adho Mukha Svanasana (Chien tête en bas)

Planche :

- Placez le dossier d'une chaise contre le mur.
- Prenez appui avec les mains sur le rebord de l'assise et reculez les pieds jusqu'à ce que votre corps forme une longue diagonale.
- Tendez les bras et les jambes, les pieds écartés à largeur des hanches.
- Déployez les clavicules et éloignez les omoplates des oreilles.
- Rentrez les abdominaux en direction des fessiers et tirez le coccyx vers le bas.
- Allongez le corps des talons au sommet du crâne en pressant fermement les pieds et les mains sur le sol/la chaise.

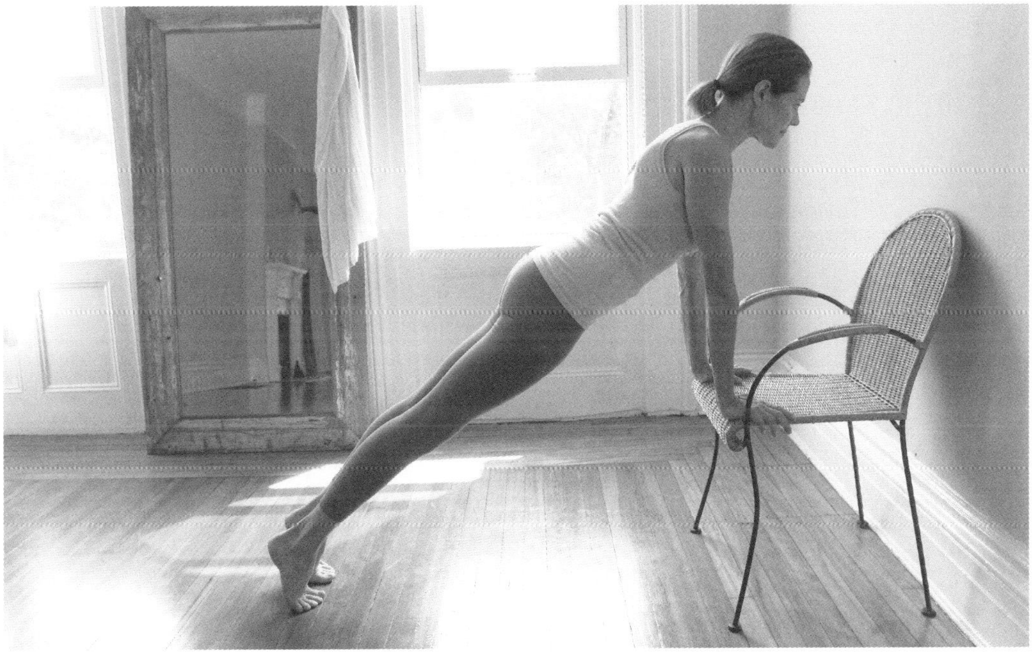

Planche latérale :

- À partir de la Planche, pivotez le buste d'un quart de tour afin de diriger l'un des flancs vers le sol.
- Lorsque vous pivotez le buste, gardez le bras d'appui tendu, l'omoplate engagée.
- Fléchissez les pieds et basculez sur les tranches des pieds.
- Le bras porteur reste totalement tendu, l'omoplate loin de l'oreille, rentrée dans le haut du dos.
- Posez l'autre main sur la hanche.
- Engagez la main et les pieds en allongeant la colonne du coccyx au sommet du crâne.
- Tendez le bras libre vers le plafond et dirigez leregard vers la main en l'air (si possible).
- Gardez la posture pendant 3 à 5 respirations profondes.

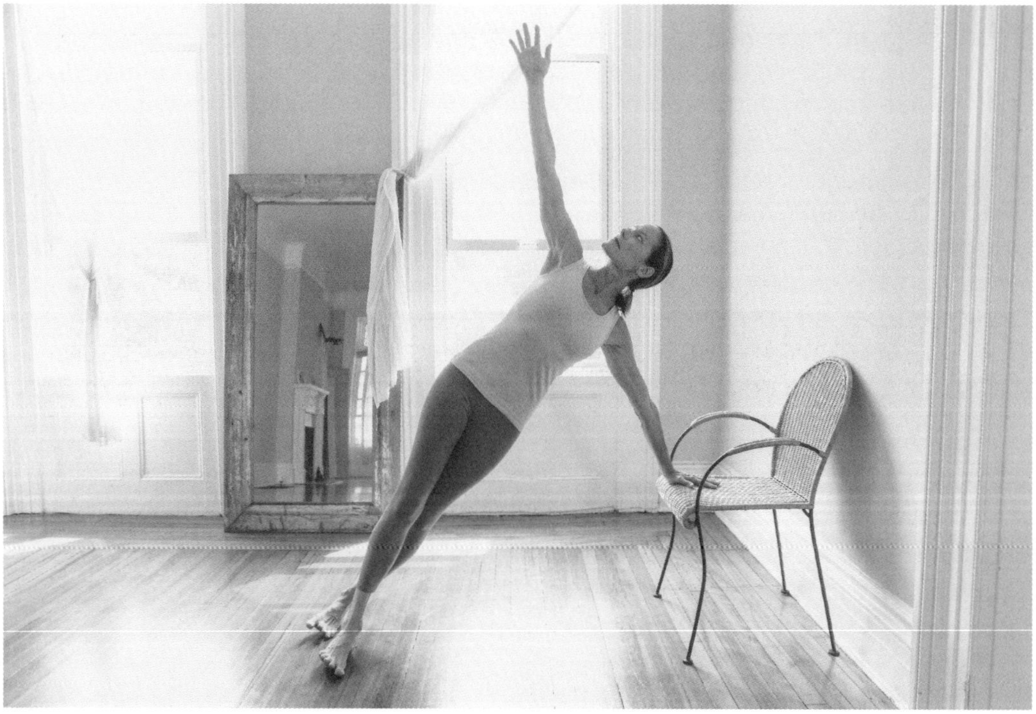

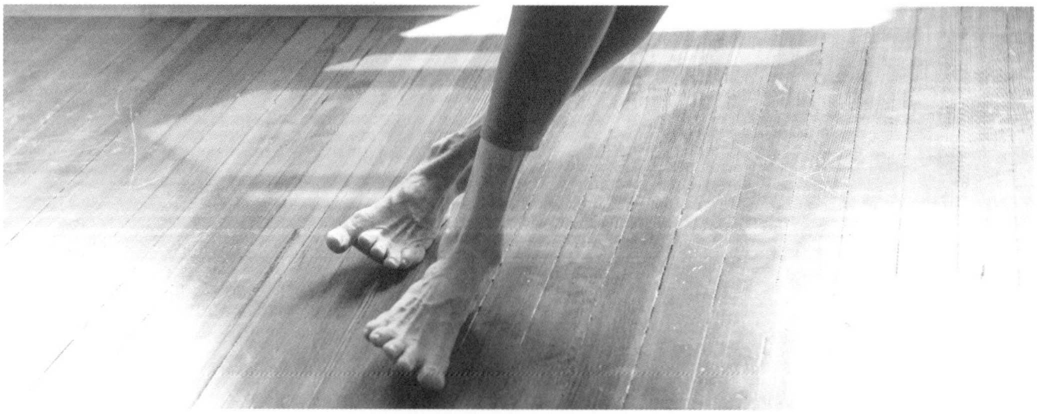

Chien tête en bas :

- Pressez les paumes sur le rebord de la chaise.
- Les bras tendus, reculez les pieds jusqu'à ce que le buste se retrouve parallèle au sol et les hanches au-dessus des pieds.
- Les pieds sont écartés à largeur des hanches, les orteils dirigés vers le mur.
- Éloignez les épaules des oreilles et fléchissez les genoux pour allonger la colonne.
- Reculez le bassin pour étirer davantage le dos.
- Pressez les pieds sur le tapis et tendez les jambes.
- Si le dos s'arrondit, pliez les genoux et écartez les pieds pour allonger la colonne (les orteils toujours dirigés vers le mur).
- Respirez profondément en tendant et pliant successivement les genoux pour continuer à allonger la colonne.
- À mesure que la colonne s'allonge (et que les épaules s'étirent), vous devrez peut-être reculer les pieds.
- À partir de cette position, revenez en Planche et répétez la séquence Planche-Planche latérale-Chien tête en bas de l'autre côté.

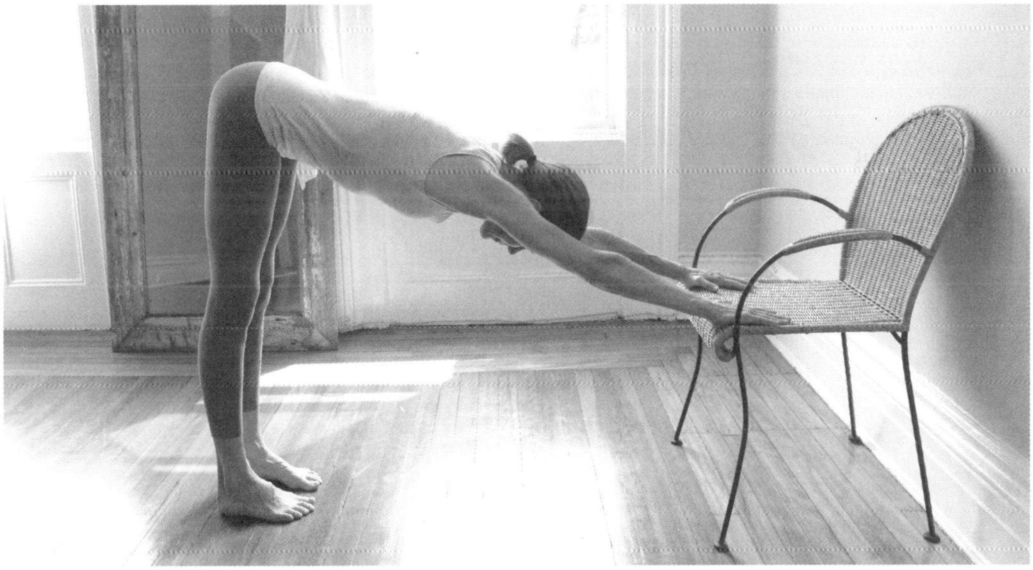

Notes : Ce court vinyasa mobilise quasiment tous les muscles de la sangle abdominale, tout en étirant les épaules et la poitrine. Les postures peuvent également être pratiquées de manière isolée, plutôt qu'en séquence. Pour accroître la difficulté, pratiquez la séquence avec les mains au sol. Pour réduire l'intensité, pratiquez avec les mains au mur ou sur une table.

4. Redressements assis

- Asseyez-vous sur un tapis, les jambes pliées et écartées à largeur des hanches.
- Les pieds sont à plat sur le tapis.
- Allongez la colonne et sentez les ischions sur le tapis.
- Inspirez profondément et, sur une expiration, engagez puissamment les muscles de l'abdomen vers la colonne.
- Cette action entraîne une rétroversion du bassin, qui se dirige vers le sacrum.
- Gardez le ventre rentré en déroulant la colonne sur le tapis, vertèbre après vertèbre.
- Gardez toute la colonne aussi courbée que possible lorsque vous la déroulez progressivement sur le tapis.
- Tendez les doigts vers les pieds en déroulant la colonne.
- Si les pieds se soulèvent, placez un poids (par exemple un bolster) sur le dessus des pieds, ou bien déroulez seulement le bas de la colonne sur le tapis.
- Gardez le dos arrondi en vous déroulant progressivement sur le tapis.
- Arrivé à plat sur le tapis, prenez une inspiration complète et, sur une expiration, plaquez le ventre vers la colonne et soulevez la tête et les épaules en une courbe harmonieuse (dirigez le regard entre les genoux).
- En tendant les mains vers le côté des cuisses, ou en saisissant légèrement l'arrière des cuisses, concentrez-vous sur le fait de garder la colonne courbée en la roulant lentement (vertèbre par vertèbre) vers la position assise.
- Ne relâchez pas l'aspiration du ventre avant d'avoir redressé le buste.
- Répétez 5 fois ou plus.

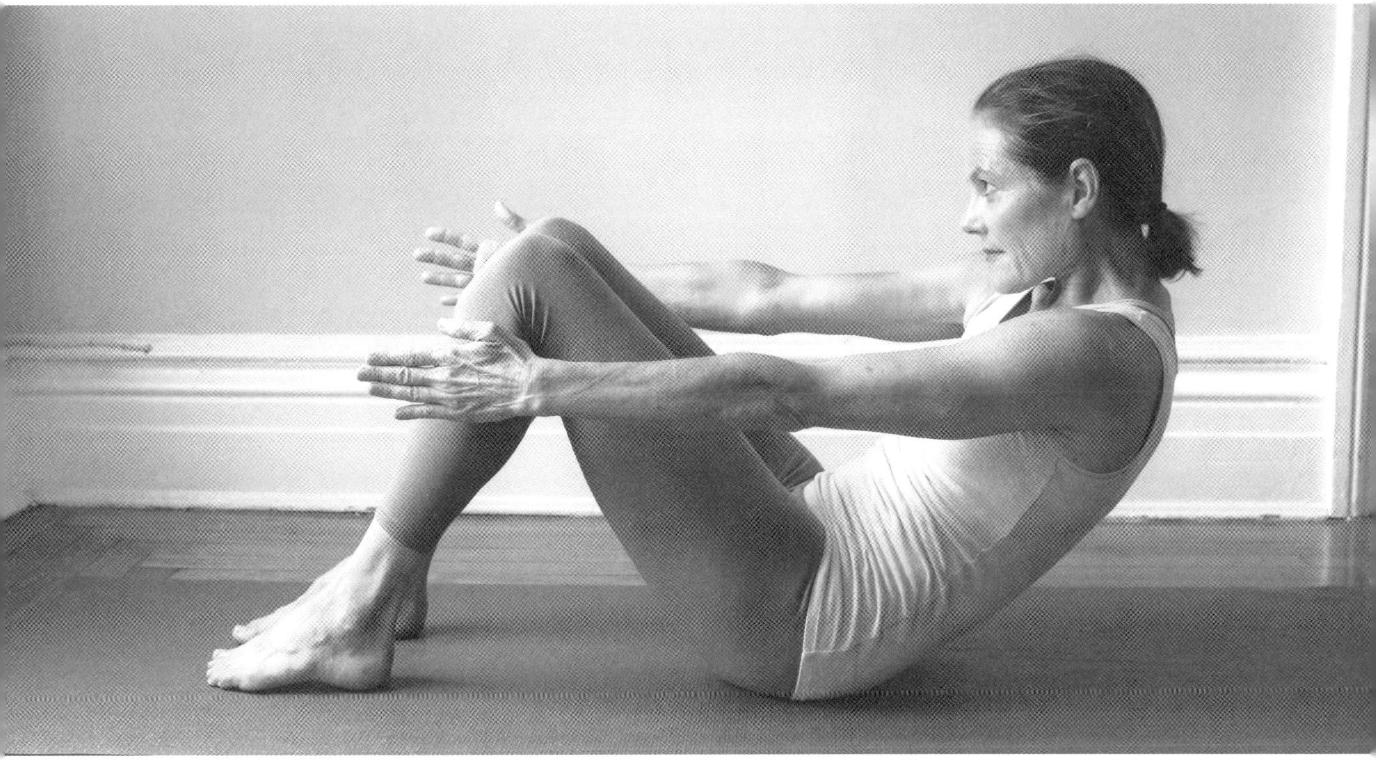

Notes : L'objectif de l'exercice est de maintenir la flexion de la colonne, ce qui mobilise intensément les grands droits. Plus on éloigne les pieds du bassin, plus la posture devient facile. Ce redressement assis peut être pratiqué avec les jambes tendues, sauf en cas de faiblesse dans le bas du dos. Si vous ne pouvez pas maintenir la courbe dans le haut du ventre, placez un support ou un bolster derrière le dos, de manière à réduire la descente et à maintenir la flexion de la colonne.

5. Abdominaux du bas

- Allongez-vous sur le dos, les genoux écartés à largeur des hanches.
- Surélevez le bassin à l'aide de trois ou quatre couvertures.
- Posez une main sur le bas du ventre.
- Engagez les muscles de l'abdomen vers le cœur (la gravité aide).
- Prenez une inspiration complète et, au milieu de l'expiration, pressez les pieds sur le tapis puis amenez le genou droit vers la poitrine.
- Gardez le ventre rentré et engagé pendant toute la durée de l'exercice. (Si le ventre ressort du côté du genou en l'air, vous utilisez et contractez peut-être trop votre psoas, au lieu d'un contrôle excentrique exercé par les abdominaux du bas-ventre. Dans ce cas, surélevez davantage le bassin et engagez les muscles du bas-ventre jusqu'à ce que vous sentiez la différence). Si le bassin bouge lorsque vous levez le genou, pressez le pied opposé sur le tapis pour le stabiliser.
- Prenez une inspiration complète et, sur une expiration, ramenez le pied sur le tapis.
- Le bassin doit rester stable et ne pointer ni vers l'avant, ni vers l'arrière, ni vaciller d'un côté à l'autre.
- Répétez avec l'autre jambe.
- Lorsque vous pouvez effectuer ce mouvement de manière fluide et intégrée (sans que le bas du ventre ressorte), alternez le mouvement des jambes en pédalant, le bout des orteils ou les talons touchant alternativement le sol.
- Si l'exercice se déroule bien, poursuivez en tendant alternativement les jambes.
- Répétez chacune de ces actions au moins 5 fois.

Notes : L'exercice renforce le muscle transverse, les muscles obliques internes et les ilio-psoas. Plus le bassin est haut, plus l'aspiration de l'abdomen est facile à maintenir.

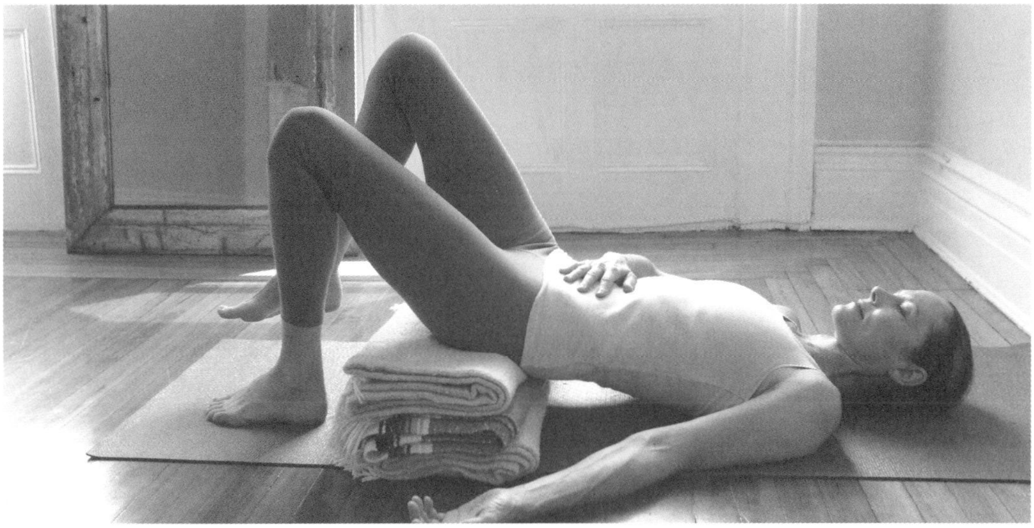

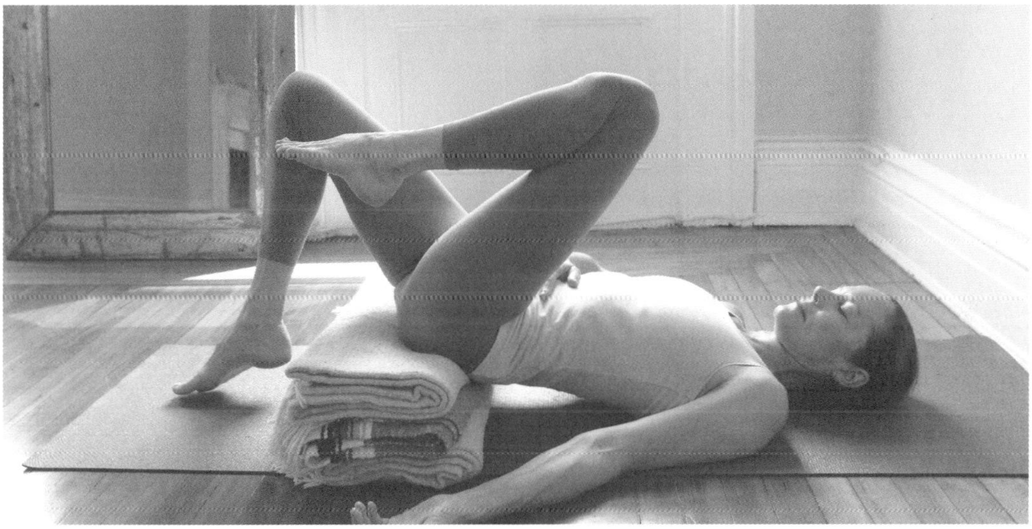

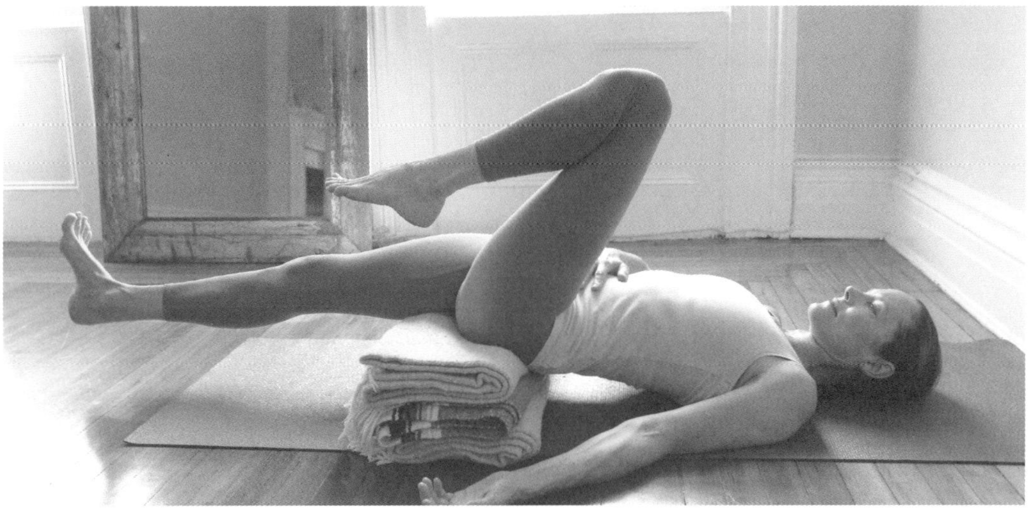

6. Jathara Parivartanasana (Torsion du ventre)

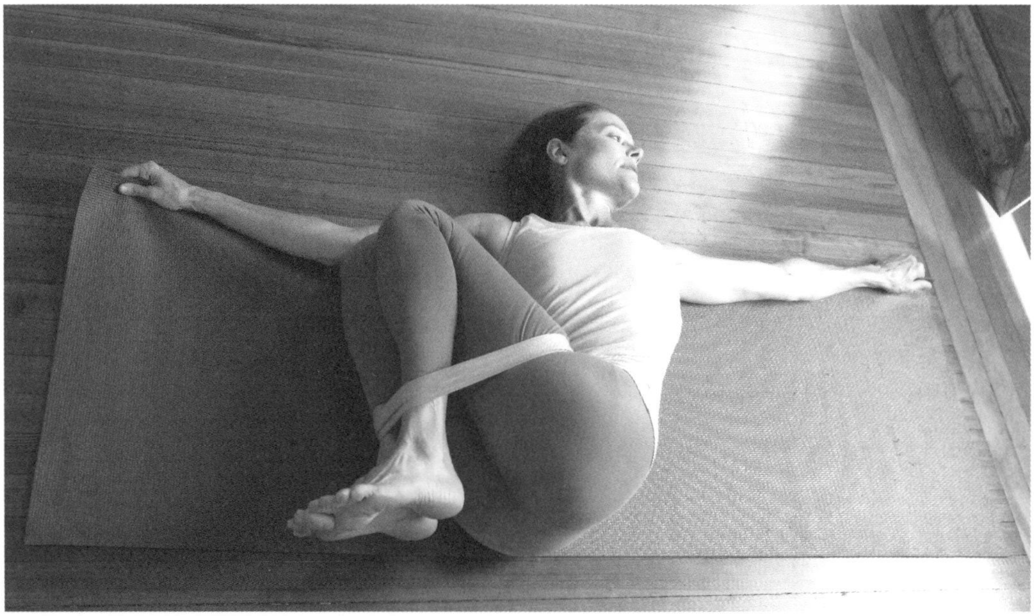

- Allongez-vous sur le dos au centre du tapis, jambes fléchies.
- Amenez les genoux vers la poitrine puis ceinturez les tibias et le haut des cuisses avec une sangle de yoga.
- Resserrez la boucle.
- Déposez les épaules près du bord du tapis et agrippez le tapis de chaque côté, bras tendus.
- Tirez sur le tapis comme si vous vouliez l'éloigner de vous, en ouvrant la poitrine.
- Laissez les genoux se relâcher vers la poitrine.
- Amenez lentement les genoux vers l'aisselle droite (visez l'aisselle, non le coude !) tout en gardant la poitrine dirigée vers le plafond.
- Tâchez d'éloigner le bas-ventre des genoux tandis que ceux-ci flottent au-dessus du sol, près de l'aisselle.
- Continuez à tourner les côtes inférieures gauches vers le sol et la poitrine vers le plafond.
- Le bas du dos peut légèrement s'arrondir, mais gardez le ventre rentré pendant toute la durée de l'exercice.
- Comptez 5 respirations puis revenez au centre du tapis.
- Répétez de l'autre côté.

Notes : Si la posture est difficile, placez un bolster ou une brique sous les genoux. Les genoux se reposent, mais la posture mobilise toujours fortement la sangle abdominale ! Cette torsion intense renforce les muscles obliques interne et externe, et quasiment tous les autres muscles du tronc.

7. Variation de Salabhasana (Sauterelle)

Sur un bolster :

- Allongez-vous sur le ventre, le buste reposant sur un bolster, un coussin de canapé assez large ou deux couvertures roulées.
- Les jambes sont tendues et parallèles.
- Étirez-vous jusqu'aux orteils en éloignant les talons des fessiers.
- Pliez les bras à l'avant du bolster et attrapez les coudes opposés.
- Inspirez et tirez les coudes vers vous tandis que la poitrine s'ouvre et s'élève.
- Éloignez les épaules des oreilles.
- Expirez et rentrez doucement les abdominaux du bas-ventre vers les lombaires.
- Remontez les ischions à l'arrière du bassin et tournez doucement le coccyx vers le pubis.
- Sentez le bas du dos s'élargir et s'allonger, le bas-ventre se creuser.
- Comptez jusqu'à 5 puis relâchez.
- Répétez 3 à 5 fois.

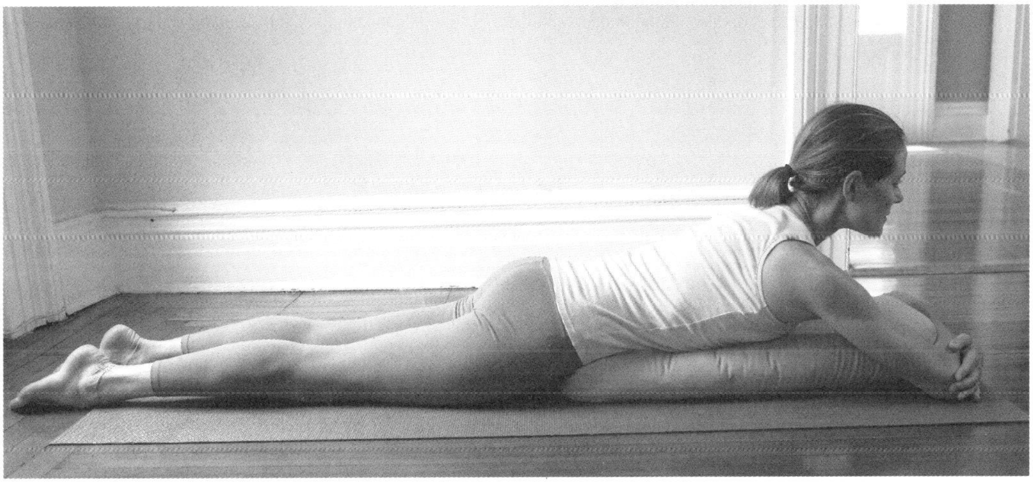

Sur le tapis :

- Allongez-vous sur le ventre, les jambes parallèles et les genoux dirigés vers le sol.
- Pressez le dessus des pieds sur le tapis ; éloignez les orteils du corps.
- Engagez les muscles des jambes ; les genoux se décollent du tapis.
- Remontez les ischions à l'arrière du bassin et tournez les fessiers vers les pieds.
- Tendez les bras en direction des pieds, paumes vers l'intérieur.
- Prenez une inspiration complète et, sur une expiration, décollez la poitrine du tapis en tirant les omoplates vers le bas et en soulevant simultanément les jambes à la même hauteur.
- Respirez et comptez jusqu'à 5, puis relâchez.

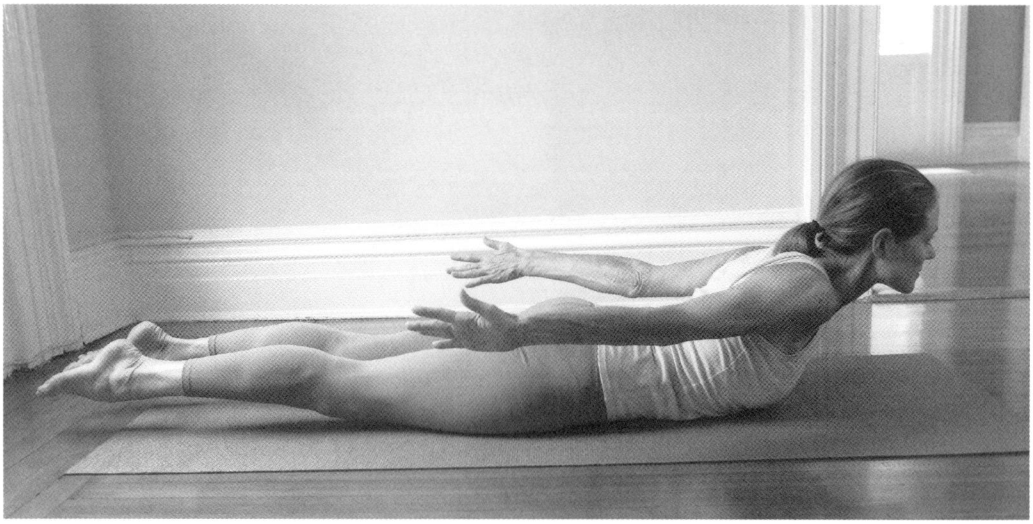

Avec une chaise : variation d'Ustrasana (Chameau)

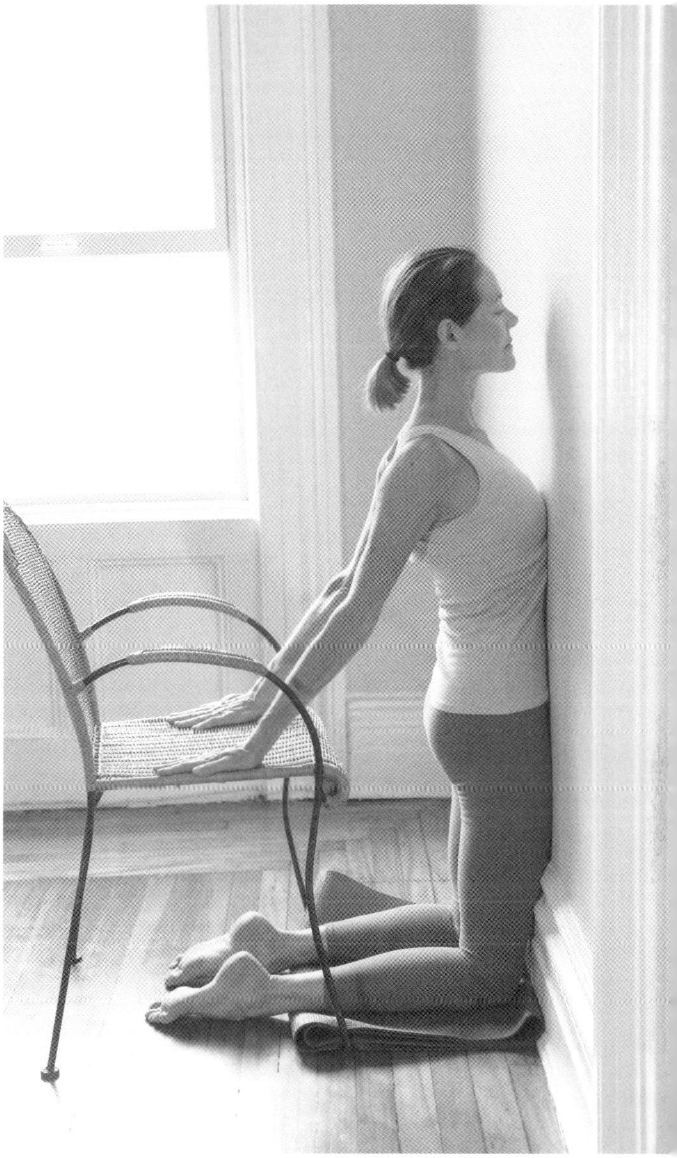

- Agenouillez-vous face à un mur, une chaise derrière vous.
- Placez le bassin et les genoux contre le mur.
- Posez le bout des doigts sur le mur, les bras pliés et écartés à largeur d'épaules.
- Allongez le bas du dos et élevez la cage thoracique en l'éloignant de la taille.
- Tournez les fessiers vers le bas et le coccyx vers le pubis.
- Rapprochez les omoplates. Élevez et ouvrez la poitrine en poussant le bout des doigts sur le mur.
- Un bras à la fois, ou les deux simultanément, amenez les mains vers l'arrière et posez les paumes sur l'assise de la chaise.
- Pressez les mains sur la chaise en effectuant une rotation externe des humérus.
- Inspirez et expirez, continuez à élever et à déployer la poitrine.
- Ramenez la colonne en position neutre puis asseyez-vous sur les talons.
- Répétez.

Notes : La première variation cible les muscles intrinsèques profonds de la colonne ; les deux suivantes sollicitent fortement les abdominaux, les fessiers et les muscles paraspinaux. En cas de douleur dans le bas du dos, pratiquez uniquement la première variation, le temps de renforcer les muscles du dos. La première variation peut aussi se pratiquer sur un matelas ferme.

8. Anantasana (Lever de jambe en étant allongé sur le flanc)

- Allongez-vous sur le flanc, face à un mur, à 10-15 centimètres de distance Les os du bassin sont à la verticale.
- Écartez les jambes à largeur de hanches et touchez le mur avec les orteils.
- Engagez le bas du ventre vers les fessiers.
- Allongez le bras du dessous loin de l'épaule ou pliez-le de manière à soutenir la tête.
- Posez l'autre main au mur.
- Allongez les pieds, les jambes, le bassin et la colonne.
- Dirigez le coccyx vers le pubis.
- Pliez la jambe du dessus et saisissez le gros orteil avec les trois premiers doigts (ou utilisez une sangle de yoga).
- Le bas du ventre et le bassin sont alignés.
- Poussez les talons loin du corps.
- Si vous vous sentez bien, tendez la jambe vers le plafond.
- La jambe tendue, poussez le talon vers le plafond.
- Allongez les deux côtés du corps.
- Respirez dans cette posture pendant 1 minute, puis répétez de l'autre côté.

Notes : Il est important de maintenir les jambes parallèles ou en légère rotation interne durant la première étape pour renforcer les muscles de l'extérieur de la hanche. Si la main n'atteint pas les orteils lorsque la jambe est pliée, attrapez le tibia en attendant d'avoir suffisamment renforcé et assoupli le bassin. Durant la posture, les côtés du corps s'allongent pour maintenir l'équilibre. La posture est excellente pour renforcer la sangle abdominale et favoriser un bon alignement.

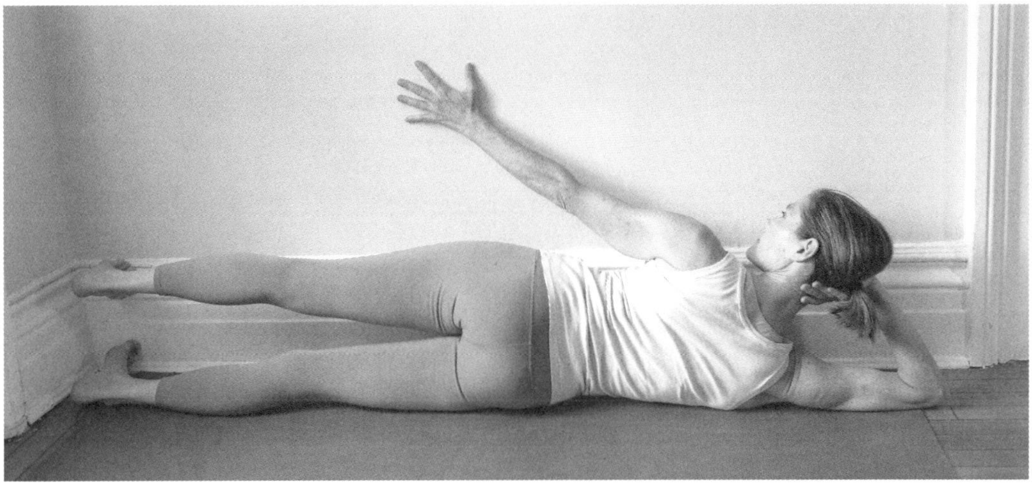

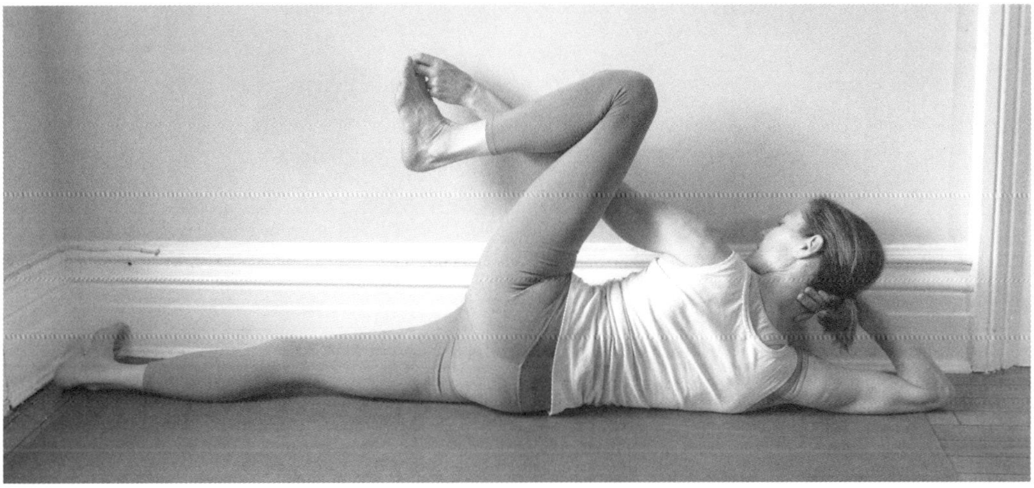

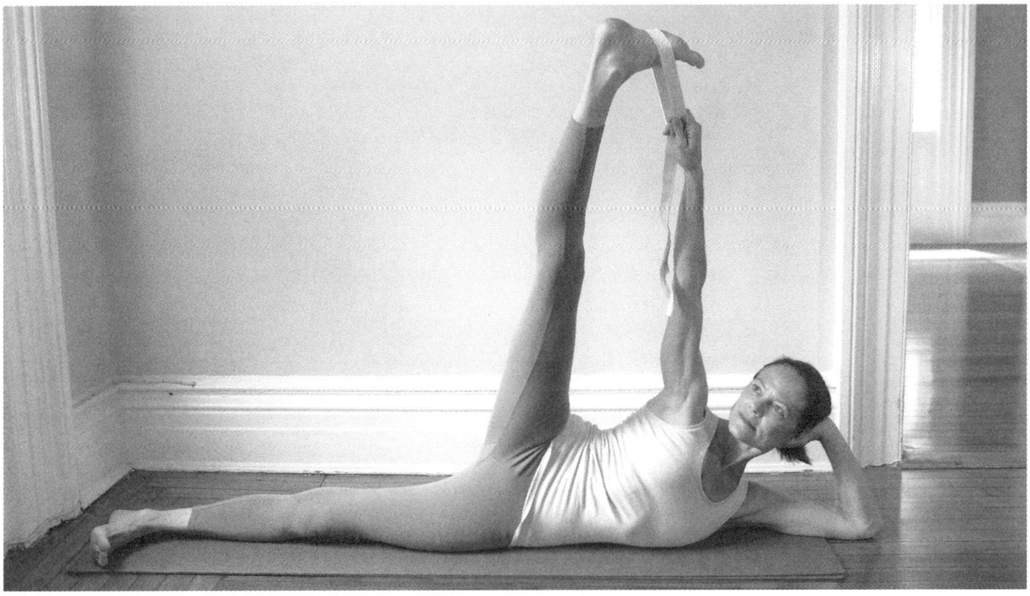

9. Parighasana (Charnière) avec une chaise

- Agenouillez-vous en plaçant la hanche gauche contre le mur.
- Pliez et ouvrez la jambe droite ; alignez le pied droit sur le genou gauche.
- La jambe droite forme un angle droit, avec le genou dans l'aligement de la cheville ; le tibia peut toucher légèrement le bord de la chaise.
- Posez la main droite sur le mur (pour conserver votre équilibre) et marchez avec les doigts de la main gauche sur le mur, vers le plafond.
- Engagez le ventre vers les fessiers et élevez la taille loin du bassin.
- Inspirez et étirez le corps encore davantage, en pressant la paume droite sur le mur.
- Expirez et inclinez le buste vers la droite. Gardez la hanche gauche collée au mur et pressez le pied droit sur le sol.
- Tendez le bras gauche près de l'oreille en étirant le buste.
- Gardez la main droite sur le mur ou prenez appui sur la chaise.
- Dirigez la base du thorax vers l'avant et vers le bas, et le haut du thorax vers l'arrière et vers le haut.
- Respirez et étirez-vous le temps de 5 respirations profondes.
- Répétez de l'autre côté.

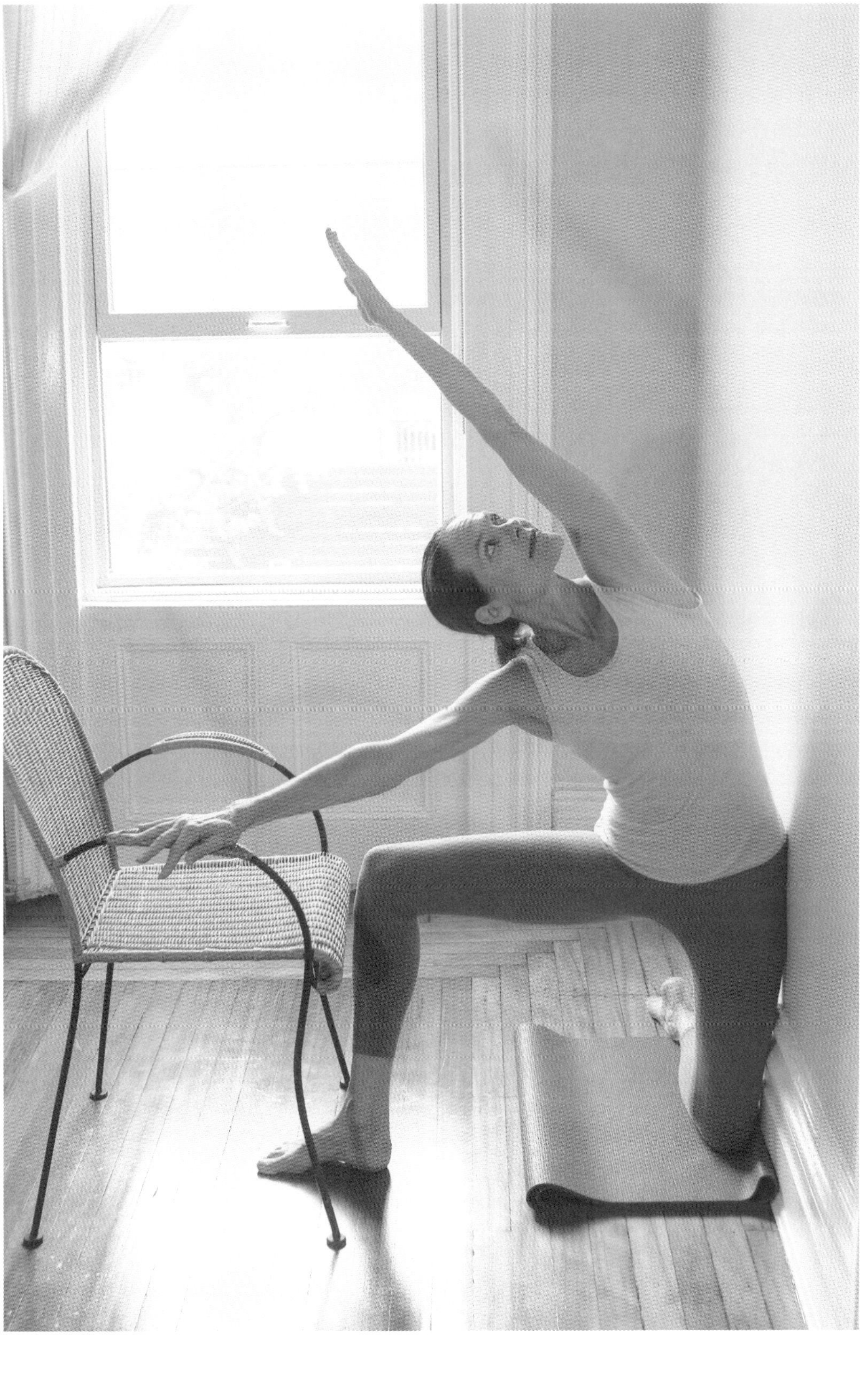

Variation au mur :

- Debout, appuyez la hanche gauche contre le mur et éloignez les pieds d'une cinquantaine de centimètres.
- Posez la main droite sur le mur.
- Allongez le bras gauche et les flancs vers le plafond.
- Engagez les muscles de l'abdomen vers les reins et les fessiers. Grandissez-vous des pieds jusqu'au bout des doigts.
- Inspirez profondément et, sur une expiration, inclinez le buste loin du mur ; vous pouvez tendre le bras près de l'oreille (paume vers l'intérieur).
- Gardez la hanche gauche scotchée au mur.
- Dirigez la base du thorax vers le bas et vers l'avant, et le haut du thorax vers l'arrière et le plafond.
- Respirez et étirez-vous le temps de 5 respirations profondes.
- Changez de côté.

Notes : Ces postures sollicitent fortement les muscles du tronc en étirant et en mobilisant alternativement l'ilio-psoas et le carré des lombes opposé. La main côté mur peut aussi être placée à l'arrière du crâne. Si ni la variation au sol ni celle au mur ne vous conviennent, pratiquez la posture sur une chaise en inclinant délicatement le flanc, la main du dessous prenant appui sur une brique de yoga.

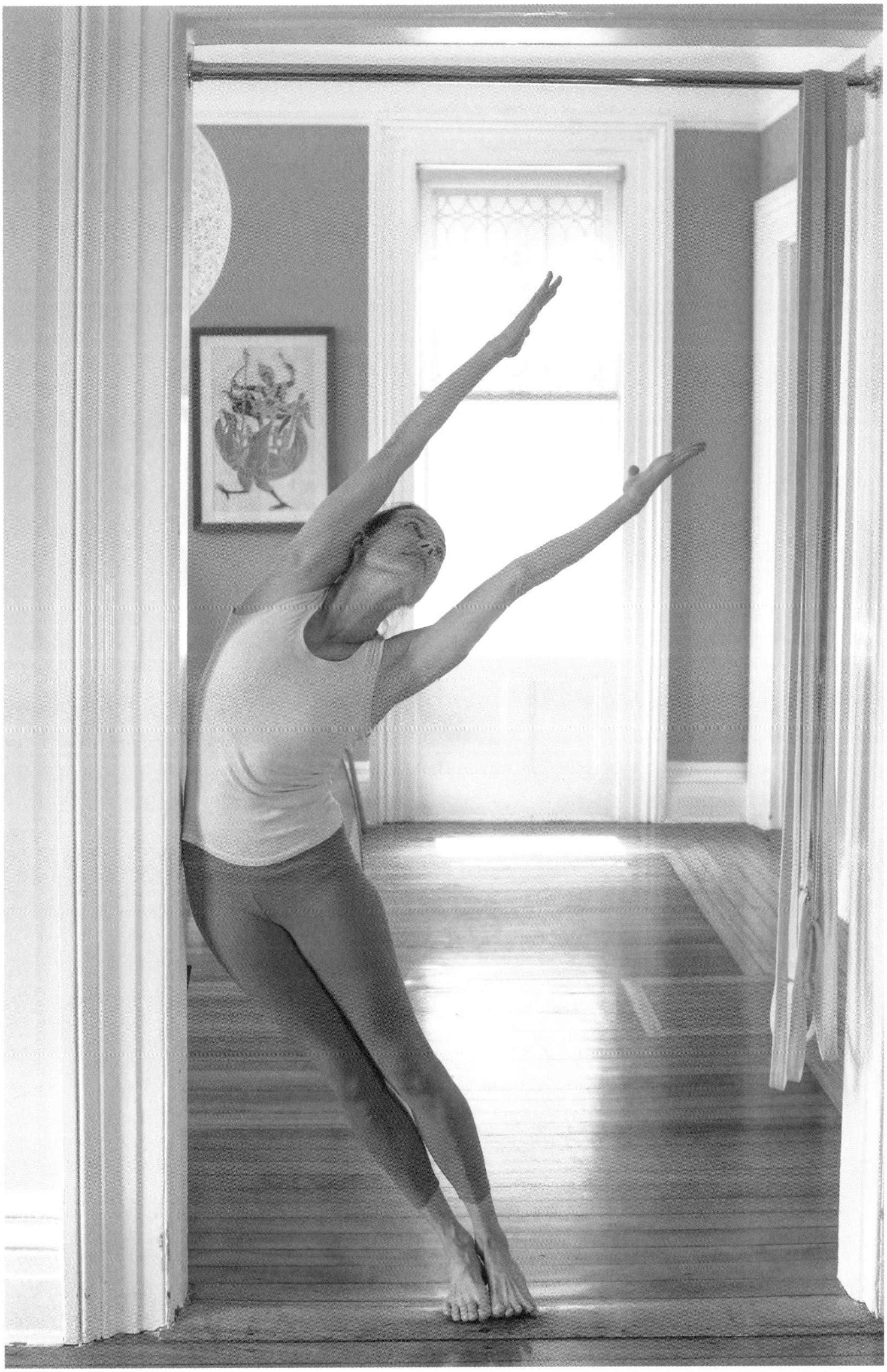

10. Tadasana (Montagne) avec les bras

- Tenez-vous debout. Grandissez-vous, jambes bien tendues.
- Les pieds sont joints ou écartés à largeur des hanches.
- Pressez les pieds sur le tapis et amenez le poids du corps sur les talons.
- Allongez les jambes, étirez la colonne vers le plafond et ouvrez la poitrine.
- Tirez les omoplates vers le bas du dos, vers l'arrière de la taille.
- Orientez le pubis vers le nombril et les fessiers vers les talons.
- Agrippez les coudes opposés et dirigez-les vers le plafond.
- Allongez les côtés du corps, des chevilles aux coudes.
- Respirez, étirez-vous, ouvrez les aisselles.
- Sentez votre corps se grandir en une longue ligne.
- Respirez profondément.

Note : Vous y êtes arrivé !

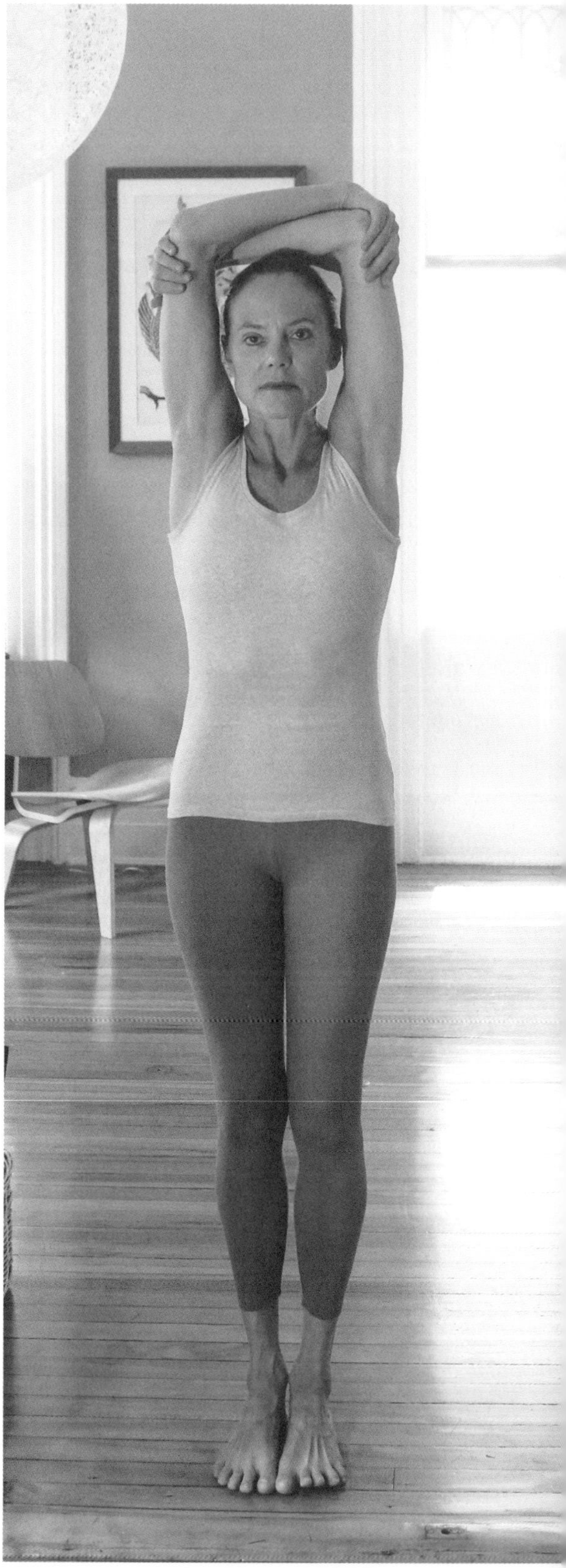

FOCUS BIEN-ÊTRE FONCTIONNEL :
LE PLANCHER PELVIEN

Le plancher pelvien n'est pas seulement le plancher du pelvis ; c'est le plancher du tronc entier. Il accomplit au niveau du bassin des tâches essentielles, telles que contrôler le mouvement de l'urine et des selles, protéger et soutenir les organes génitaux et les viscères de l'abdomen. Ce sont des fonctions cruciales, mais le plancher pelvien joue un autre rôle, tout aussi important : il procure un appui flexible et dynamique qui aide le tronc à se lier ou à se séparer des jambes. Les contractions musculo-squelettiques du plancher pelvien aident à connecter le tronc à la ou les jambes d'appui. C'est grâce à lui que l'on peut tenir sur nos deux jambes, ou même sur une, avec équilibre et aisance.

Le plancher pelvien est un groupe de trois muscles pairs et denses qui relient le pubis à l'avant du tronc, les deux ischions aux côtés, et le coccyx à l'arrière, les attachant les uns aux autres et comblant la cavité du bassin. On parle aussi de « diaphragme pelvien » : en effet, il délimite le bas du tronc avec des tissus mous et non des os. Le plancher pelvien peut être difficile à discerner, contrairement à d'autres muscles squelettiques qui agissent sur des articulations spécifiques et engendrent des mouvements spécifiques. Avec un peu d'entraînement, cependant, on pourra distinguer et ressentir les muscles du plancher pelvien en les contractant et en les relâchant successivement.

Un plancher pelvien en bonne santé peut se contracter et se détendre de manière volontaire. L'incontinence peut être due à une faiblesse du plancher pelvien, mais aussi, et c'est moins connu, à une contraction excessive. Un manque et un excès de tonus limitent tous deux la réactivité des muscles.

À l'avant, le plancher pelvien s'attache derrière le pubis. Les abdominaux s'attachent sur le dessus du pubis, et les adducteurs sur le dessous. Un équilibre se crée ainsi entre ces trois groupes musculaires : la tonicité et la contraction de chacun d'entre eux affectent les autres ainsi que l'alignement vertical du bassin. À l'arrière, les fibres musculaires émergeant du coccyx se connectent au muscle grand fessier ; et les ischions, à la base du bassin, sont puissamment attachés aux ischio-jambiers. Plus les articulations du bassin, ou les muscles du bas du dos et des hanches, sont raides ou déséquilibrés, plus le plancher pelvien doit œuvrer pour coordonner leurs actions et maintenir l'équilibre du tronc et des jambes.

Une blessure ou une opération du plancher pelvien peut mener à des problèmes sur le long terme. L'étirement intense, voire la déchirure des muscles du plancher pelvien (et de ceux qui les entourent) lors de l'accouchement est la plus connue d'entre elles. L'opération de la prostate en est une autre. À la suite d'une déchirure ou d'une rupture du muscle, le corps crée inévitablement un tissu cicatriciel, et parfois ce tissu cicatriciel, bien que crucial pour la récupération, se transforme en contrainte qui déséquilibre ou restreint les muscles.

Lorsque le déséquilibre persiste, le plancher pelvien devient raide, contracté, instable et/ou faible. Des difficultés à maintenir l'équilibre, une douleur dans le bassin et aux alentours, une incontinence fécale et urinaire, une dysfonction sexuelle ou un manque de soutien des organes abdominaux sont autant de problèmes liés au plancher pelvien. Mais lorsque les muscles du plancher pelvien sont capables de fonctionner harmonieusement, ils coordonnent et calibrent les mouvements de muscles plus puissants dans les hanches et les jambes pour créer un mouvement juste, équilibré, et soutenir les viscères abdominaux.

Pour entretenir la santé du plancher pelvien, il faut entretenir la mobilité et la tonicité des grandes articulations et des muscles du bas du dos et des hanches. De manière générale, l'enjeu principal avec les grands muscles – comme le psoas et les ischio-jambiers – est de trouver le juste équilibre entre force et souplesse. Avec les muscles plus petits, comme ceux du plancher pelvien, l'enjeu est la réactivité : la capacité à se mobiliser et à se relâcher rapidement pour relever les petits et grands challenges du corps. Fort heureusement, le yoga nous offre de nombreuses occasions de construire cette dynamique subtile entre les muscles qui mettent les os en mouvement et ceux qui maintiennent l'équilibre profond. En plus d'équilibrer le tonus du plancher pelvien, les exercices d'équilibre dynamique exercent les muscles du plancher pelvien à se contracter et se relâcher de manière habile et subtile.

TROIS EXERCICES POUR EXERCER LE PLANCHER PELVIEN

1. Tadasana et Urdhva Hastasana avec des briques de yoga

- Tenez-vous debout avec les pieds aussi joints que possible tout en sentant les talons et la base des gros orteils fermement ancrés dans le sol.
- Placez une brique de yoga entre les cuisses, le plus haut possible tant que cela reste confortable.
- Concentrez-vous sur la sensation perçue dans la face interne des jambes, des voûtes plantaires au haut des cuisses. Ressentez le plancher pelvien au-dessus de la brique, entre les deux ischions, le coccyx et le pubis.
- Tendez une brique de yoga en face de vous, les paumes à plat enserrant la brique.
- Levez les bras vers le plafond, la brique de yoga entre les paumes. Maintenez la brique dans l'alignement de la colonne vertébrale. Aimantez le bas du dos et les abdominaux l'un vers l'autre. Abaissez les bras et détendez les muscles en gardant les briques entre les mains et les jambes.
- Répétez ceci 4 fois, entrecoupé de pauses de 30 secondes pendant lesquelles vous vous concentrez sur le ressenti du plancher pelvien et sur le sol sous vos pieds.

2. Contractez et relâchez

- Placez-vous en Chien tête en bas avec les jambes fortement pliées.
- Écartez les ischions l'un de l'autre en arquant le coccyx vers le plafond.
- Ensuite, rapprochez les ischions en rentrant légèrement le coccyx vers le sol.
- Enfin, placez-vous en Chien tête en bas complet et imaginez que les ischions, le pubis, et le coccyx se dirigent tous de manière neutre et égale vers l'angle formé par le mur et le plafond derrière vous.
- Répétez cette séquence plusieurs fois en vous assurant de bien sentir la différence entre chaque étape.

3. Utkatasana modifié

- Commencez en Tadasana et levez les bras en Urdhva Hastasana.
- Amenez les ischions vers le bas et l'arrière, et pliez les jambes en allongeant scrupuleusement les bras et la colonne vers le haut et l'avant. Ne laissez pas les bras ni le dos se fléchir. Le torse et les bras, des doigts au coccyx, forment une longue diagonale.
- Engagez vigoureusement le torse, les jambes, les bras, mais voyez si vous pouvez détendre l'espace entre les ischions. Vous commencez peut-être à ressentir un effort subtil dans la moitié arrière du plancher pelvien, autour de l'anus.
- Dirigez ensuite le coccyx vers le sol et rapprochez les ischions l'un de l'autre, sans rien changer d'autre à votre posture. Vous devriez sentir l'arrière du plancher pelvien se contracter un peu plus.
- Dirigez enfin le coccyx et les ischions franchement vers le bas et l'arrière, de manière à former une longue diagonale qui prolonge les doigts vers le haut et les ischions vers le bas. Sentez la différence dans la contraction du plancher pelvien.
- En inspirant, tirez avec les bras pour revenir en position debout.

Dr George Russell,
thérapeute – chiropracteur – spécialiste du mouvement

LE HAUT DU DOS

CHAPITRE 7 : CYPHOSE

CHAPITRE 8 : LIBÉRER LE COU

CHAPITRE SEPT

CYPHOSE

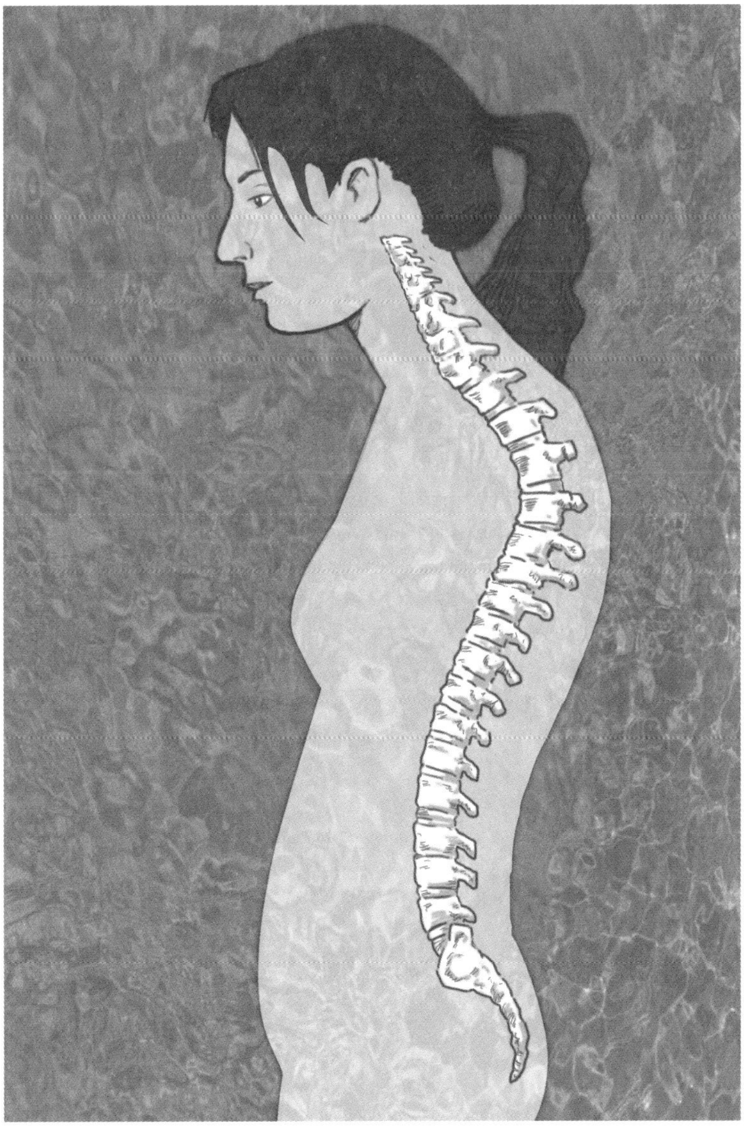

La cyphose (ou hypercyphose) est décrite comme « une convexité excessive du haut de la colonne engendrant une posture voûtée ». En observant une colonne de profil, on remarque que le haut du dos présente naturellement une courbure convexe, d'une profondeur de 20 à 40 degrés ; on considère qu'il y a cyphose lorsque cette courbure dépasse 45 degrés. L'impact de la cyphose est rude : les épaules s'arrondissent, la poitrine et le thorax s'effondrent, le cou ploie vers l'avant. La posture génère une tension chronique dans le haut du dos et la nuque, des maux de tête, ainsi qu'une diminution de la mobilité du cou. Une cyphose sévère restreint l'amplitude de mouvement de la cage thoracique, empêchant une respiration profonde et complète.

Il existe deux catégories principales de cyphose : posturale ou structurale. La cyphose posturale, la forme la plus courante, est provoquée par de mauvaises habitudes posturales au fil du temps. De nombreux facteurs affectent la posture. Par exemple, de longues périodes de concentration en position assise ou debout (les travailleurs de bureau, les coiffeurs) peuvent modifier l'alignement du corps sur le long terme. La structure du corps, comme un surpoids ou une poitrine généreuse, peut aussi influencer la manière de se tenir – tout comme les soucis de santé ou l'état émotionnel. Le yoga, l'exercice, les pratiques physiques conscientes et une rééducation spécifique permettent de traiter efficacement la cyphose posturale.

On parle de cyphose structurale lorsque les os et les tissus mous ont évolué vers une forme fixe. La cyphose structurale est plus difficile à prendre en charge. Les interventions peuvent inclure la chirurgie, le traitement médical, et/ou le port d'un corset en complément de thérapies fondées sur le mouvement. Parmi les cas de cyphoses structurales, on peut citer la cyphose de Scheuermann, qui survient principalement entre 12 et 15 ans et touche deux fois plus fréquemment les hommes, ainsi que certains problèmes de la colonne comme l'ostéoporose, la dégénérescence discale, le spina-bifida ou la scoliose. Si l'on néglige de traiter la cyphose posturale, plus courante, elle peut au fil des ans évoluer en cyphose structurale. La posture pourra toujours être améliorée, mais pas autant que si le problème avait été pris en charge plus tôt.

Si la cyphose est si répandue, c'est en raison de l'architecture même de notre colonne et de notre cage thoracique. La colonne thoracique comporte 12 vertèbres (T1-T12), qui augmentent graduellement en taille. À chacune de leurs articulations s'attache une paire de côtes. La cage thoracique limite naturellement l'amplitude de mouvement, particulièrement la flexion et l'extension, parce que le rôle premier de la cage thoracique est de se dilater et de se contracter pour permettre la respiration et de protéger le cœur et les poumons. Les côtes 1 à 7 sont de « vraies » côtes, car elles s'attachent au sternum à l'avant et aux vertèbres à l'arrière. Les côtes 8, 9, 10 sont « fausses » car elles fusionnent (par l'intermédiaire du cartilage) avec la septième côte, qui devient le point d'attache principal à l'avant. Les deux paires finales de côtes, 11 et 12, sont « flottantes », uniquement attachées aux vertèbres, et ne couvrent même pas la moitié de la circonférence du corps !

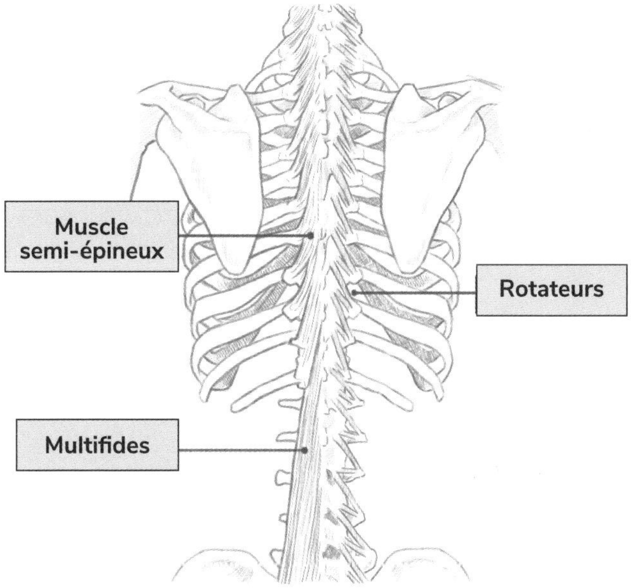

Alors... quels sont les muscles qui redressent la cage thoracique ? Les muscles intrinsèques extenseurs du dos ! Le corps possède des muscles intrinsèques et des muscles extrinsèques. Les muscles intrinsèques sont les muscles profonds dont les fibres émergent et agissent sur les zones spécifiques dans lesquelles ils se situent. Par exemple, les muscles intrinsèques de la main sont localisés uniquement dans la main et l'aident à effectuer des tâches nécessitant une coordination motrice précise, comme taper sur un clavier. Les muscles extrinsèques sont des muscles plus superficiels et peuvent émerger dans une zone différente de celle où le mouvement se produit. Le trapèze, qui assiste le mouvement du bras via la position de l'omoplate, et le grand dorsal, qui amène le bras en extension, sont de bons exemples de muscles extrinsèques. En cas de cyphose, la stratégie musculaire la plus efficace est de renforcer les muscles intrinsèques profonds du dos parce qu'ils s'attachent directement aux vertèbres et les maintiennent interconnectées, alignées, soutenues.

Le dos possède deux couches de muscles intrinsèques, effectuant chacune des tâches importantes.

Le groupe musculaire transversaire épineux forme la couche la plus profonde. Elle se compose des muscles rotateurs, multifides et semi-épineux. Ce sont des muscles courts, disposés en couches et orientés en diagonale, émergeant des côtés (apophyses transverses) des vertèbres. Ils entrelacent les vertèbres par de courts segments musculaires (allant de 2 à 4 vertèbres) et jouent ainsi un rôle primordial dans l'alignement de la colonne, car ils maintiennent le positionnement des vertèbres les unes par rapport aux autres. Ces muscles sont très réceptifs à des petits mouvements localisés de la colonne qui prolongent, stabilisent et font pivoter chaque vertèbre. Peu importe la force des muscles extrinsèques du dos ; si ces muscles intrinsèques sont faibles, la colonne ne sera pas protégée efficacement des enjeux du mouvement et de la posture.

Le groupe musculaire des érecteurs du rachis recouvre le groupe transversaire épineux. On peut le palper de chaque côté de la colonne. Ce groupe s'étend du bassin à la tête et est également composé de trois muscles, appelés ilio-costal, longissimus et épineux. Ce sont des muscles posturaux essentiels pour contrôler et donner de la puissance aux mouvements larges de la colonne vertébrale. Lorsque les deux côtés se contractent, la colonne s'allonge ; lorsqu'un côté se contracte, la colonne s'incline latéralement ; lorsque la colonne est fléchie, les érecteurs du rachis l'aident à se redresser.

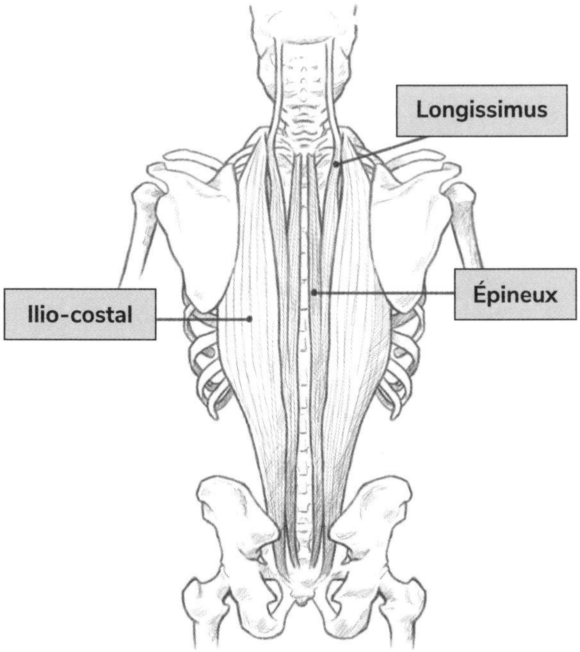

Les muscles les plus superficiels, ou extrinsèques, du dos incluent le dentelé postérieur, le trapèze, les rhomboïdes, le grand dorsal, l'élévateur de la scapula. À l'exception du dentelé postérieur (qui assiste l'inspiration et l'expiration), ce groupe de muscles dorsaux agit principalement sur les bras et les omoplates. Ils contribuent de manière importante au maintien d'une bonne posture et au positionnement des omoplates, mais ils ne sont pas considérés comme des stabilisateurs primaires de la colonne.

YOGATHÉRAPIE

Quel que soit le moment où la cyphose se déclare, il n'est jamais trop tard pour apprendre à bien se tenir. Dans le cas d'une cyphose posturale, la cage thoracique s'effondre en flexion, particulièrement entre les omoplates (aux alentours de T6), réduisant l'extension et la rotation du haut du dos. La cage thoracique possède un bon potentiel de rotation, donc nous devons regagner l'extension pour réapprendre la rotation. Ces deux actions limiteront l'aggravation de la cyphose. Si le cou s'avachit vers l'avant, les muscles sous-occipitaux profonds à la base du crâne et les fascias du haut de la poitrine sont également trop contractés. Ce chapitre se focalise donc en priorité sur les asanas qui éveillent les muscles intrinsèques (extenseurs) du dos et étirent les muscles des épaules et de la paroi thoracique afin de mieux aligner la colonne, le cou et la tête.

ASANAS

DEBOUT

1. Tadasana (Montagne) sur un angle

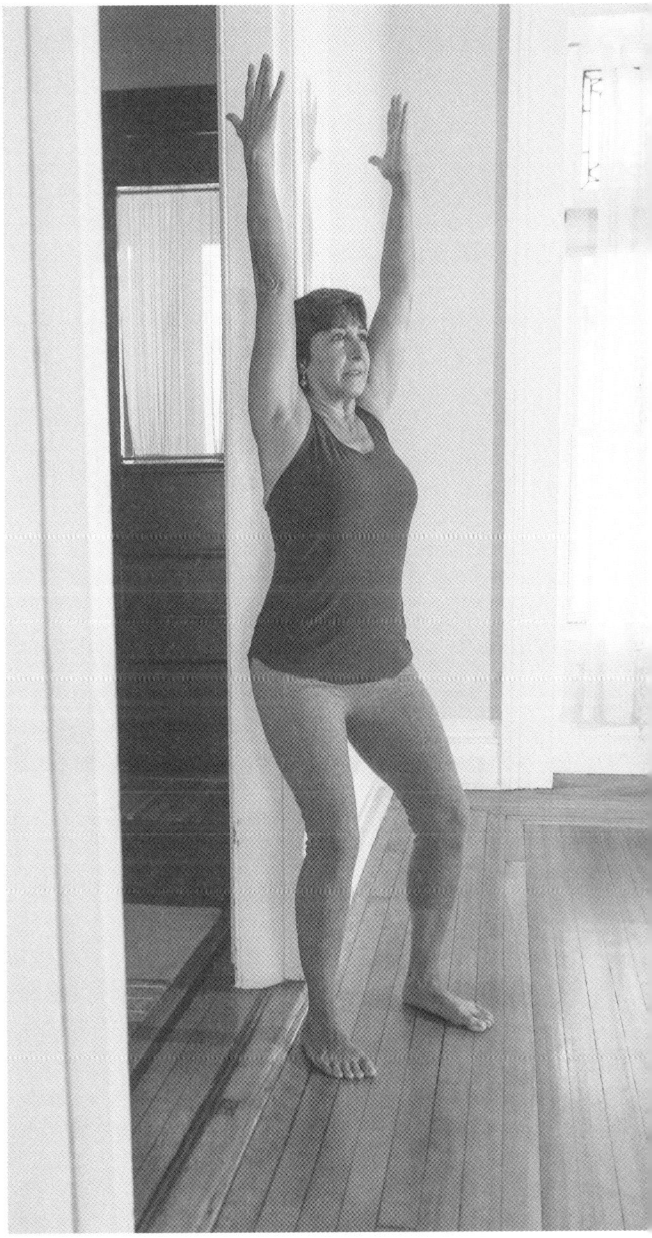

- Tenez-vous debout, la colonne contre l'angle saillant formé par deux murs ou un chambranle.
- Éloignez les pieds à 30-45 centimètres du mur et pliez les genoux.
- Placez une partie aussi grande que possible du haut du dos contre l'angle.
- Tâchez d'ouvrir la poitrine et les épaules afin de rapprocher ou de poser la tête sur l'angle du mur.
- Allongez le bassin vers le sol et le tronc vers le plafond.
- Tentez d'amener le sacrum en contact avec le mur. S'il ne peut pas toucher le mur (en raison de la cyphose), placez une serviette roulée derrière le sacrum.
- Engagez les muscles du bas du ventre vers le cœur.
- Élevez et élargissez la poitrine ; abaissez les épaules vers l'arrière.
- Inspirez et, sur une expiration, tentez d'envelopper le coin du mur avec les épaules.
- En pressant les pieds au sol et le sacrum sur le mur ou le support, tirez le sommet du crâne vers le plafond.
- Levez les bras au-dessus de la tête, paumes vers l'intérieur.
- Respirez et maintenez la posture pendant 1 à 2 minutes.

Notes : Cette variation donne à la colonne le signal sensoriel neuromusculaire de s'agrandir. Si lever les bras est difficile, placez les paumes sur le mur et rétractez les omoplates, ou levez un bras à la fois. Si la posture semble facile, rapprochez légèrement les pieds du mur et tendez lentement les jambes.

2. Travail des omoplates

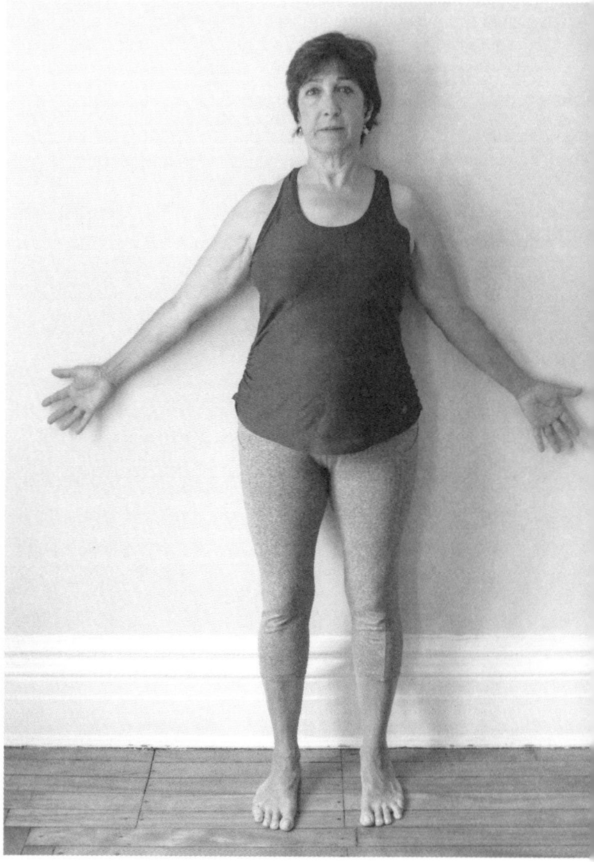

- Tenez-vous debout sur les deux pieds, le dos à une dizaine de centimètres du mur.
- Les jambes peuvent être tendues ou légèrement fléchies.
- Tendez les bras latéralement, paumes vers l'avant.
- Placez le dos des mains sur le mur, à hauteur du milieu du buste.
- Fléchissez légèrement les coudes.
- Tirez les omoplates vers le bas du dos et éloignez-les de la colonne.
- Poussez le dos des mains sur le mur et continuez à absorber les omoplates dans le dos (en direction de la poitrine).
- Élevez la poitrine.
- Maintenez la posture pendant 1 minute.
- Prenez un temps de repos, puis répétez 2 fois.

Notes : La posture mobilise les muscles de la colonne, du haut du dos et des omoplates pour renforcer le dos et étirer la poitrine. L'action descendante des trapèzes permet à la nuque de s'allonger.

3. Chaturanga (Bâton à quatre membres) sur le mur

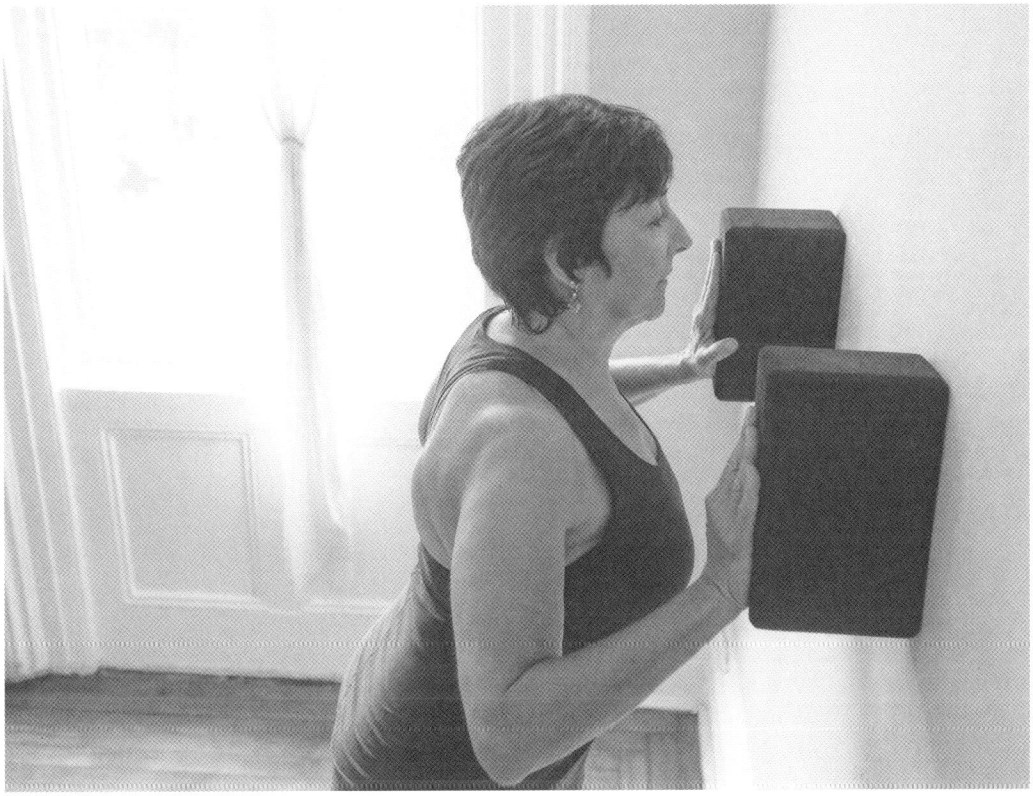

- Placez-vous debout face au mur, à environ 60 centimètres de distance.
- Posez les mains sur des briques de yoga disposées à hauteur de la poitrine.
- Détendez les coudes et éloignez les omoplates des oreilles.
- Déployez les clavicules. Sans les bouger, poussez les mains sur les briques comme si vous vouliez les faire glisser vers le bas.
- Pointez les coudes vers le sol.
- Pressez fortement les talons sur le sol et tournez les fessiers vers les talons.
- En fléchissant lentement les coudes, rapprochez la poitrine des briques.
- Rentrez les omoplates dans le haut du dos de telle manière que l'ensemble du tronc forme une longue diagonale.
- Rapprochez autant que possible la poitrine du mur à condition de maintenir l'intégrité de l'alignement.
- Éloignez lentement le corps des briques.
- Répétez 5 à 10 fois.

Notes : Cet travail du haut du dos et des épaules sollicite fortement les trapèzes, les rhomboïdes, le grand dorsal, le dentelé antérieur. Tous sont des muscles extrinsèques du dos.

4. Tadasana en diagonale (Montagne) & Adho Mukha Shvanasana (Chien tête en bas)

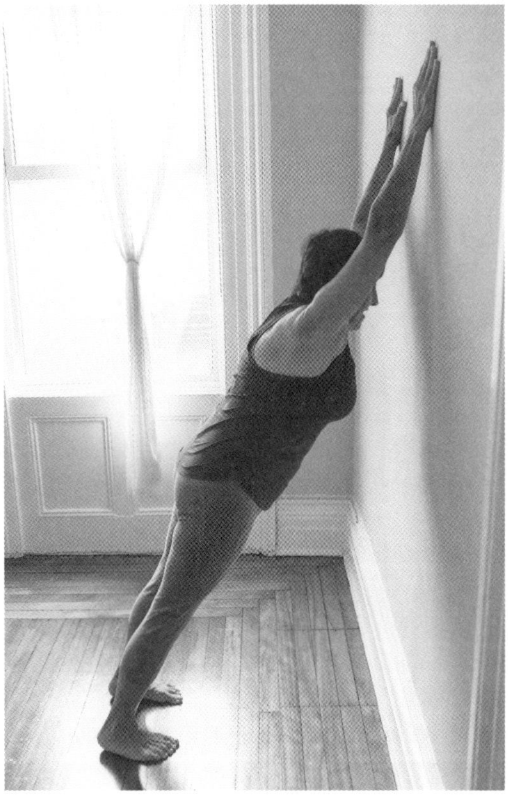

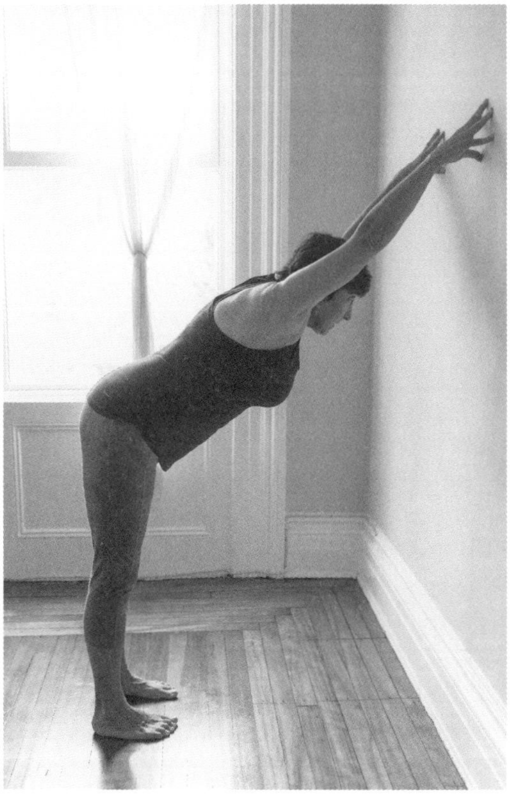

Tadasana incliné :

- Tenez-vous debout face au mur, à environ 1 mètre de distance.
- Posez les mains sur le mur au-dessus de la tête et tendez les bras.
- Les talons doivent être au sol et les paumes sur le mur.
- Sans bouger les mains, exercez une pression vers le haut tout en appuyant les talons vers le sol.
- Allongez l'entièreté de la colonne, grandissez-vous des talons jusqu'à la tête, le corps formant une longue diagonale (la tête se situe dans l'alignement du coccyx).
- Tirez les fessiers vers les talons et le pubis vers le nombril.
- Pensez à remonter les ischions à l'intérieur du bassin.
- Prenez 3 à 5 respirations profondes en poursuivant toutes ces actions.
- Relâchez et répétez encore 2 fois.

Notes : Ce tadasana en diagonale renforce les muscles intrinsèques de la colonne. Pour le plaisir, essayez cette variante : face au mur, posez les mains à hauteur des épaules, les bras tendus. Marchez ensuite lentement vers le mur, les paumes glissant sur le mur vers le plafond, jusqu'à amener le corps en contact avec le mur. Les genoux peuvent être pliés ou tendus.

Chien :

- Posez le bout des doigts sur le mur (au-dessus des épaules).
- Les bras tendus, reculez les pieds jusqu'à ce que la poitrine regarde le sol, les hanches dans l'alignement des pieds.
- Les pieds sont écartés à largeur des hanches, les orteils dirigés vers le mur.
- En pressant le bout des doigts sur le mur, déployez les clavicules et éloignez les épaules des oreilles.
- Tirez le bassin vers l'arrière et allongez la colonne des ischions jusqu'au bout des doigts.
- Pressez les pieds sur le sol et tendez les jambes.
- Si le dos s'arrondit, pliez les jambes et écartez les pieds jusqu'à ce que la colonne retrouve son alignement (les orteils toujours pointés vers le mur).
- Respirez profondément en tendant et en pliant successivement les genoux pour continuer à allonger la colonne.
- Engagez les muscles du bas du ventre vers les lombaires.
- À mesure que la colonne s'allonge (et que les épaules s'étirent), il faudra peut-être reculer les pieds.
- Tendez les jambes complètement.
- Respirez en gardant cette position pendant 1 à 2 minutes.
- Avancez les pieds pour sortir de la posture.

Notes : L'asana renforce les muscles intrinsèques de la colonne. Pressez de manière égale sur les mains et les pieds. Plus vous engagez les bras et les jambes, plus la colonne s'étend (et se renforce !).

CHAISE

5. Bharadvajasana (Sage) avec flexion latérale

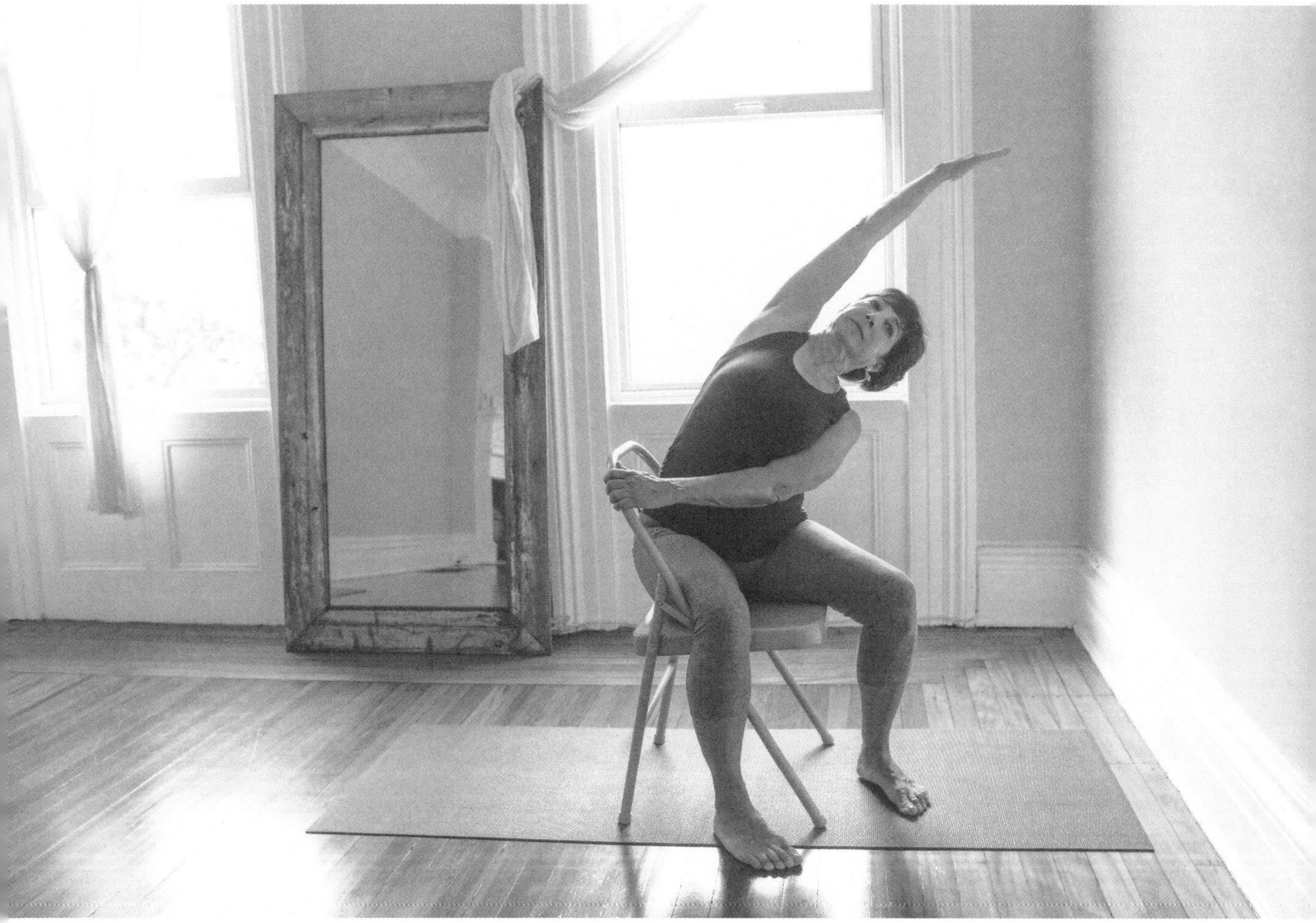

- Asseyez-vous de biais sur une chaise, le sacrum contre le coin arrière de l'assise.
- Les deux pieds sont au sol, les genoux écartés à largeur de hanches.
- Pivotez le buste vers le dossier de la chaise et saisissez-le des deux mains.
- Sentez les ischions sur l'assise et allongez la colonne.
- Remontez le pubis vers le nombril et plaquez les abdominaux vers le bas du dos.
- Inspirez pour allonger la colonne.
- Expirez et tirez le dossier avec les mains tout en pivotant le tronc vers l'arrière de la chaise.
- Sans bouger le bassin ni les genoux, faites pivoter le buste à partir de la base de la taille.
- Sur chaque inspiration, allongez la colonne, et sur chaque expiration, pivotez un peu plus le buste.
- Répétez cette action 3 ou 4 fois.

Flexion latérale :

- Lorsque la poitrine se trouve face au dossier, relâchez la main la plus éloignée et allongez le bras au-dessus de la tête, aligné sur l'oreille.
- Continuez à tenir le dossier avec l'autre main !
- Inclinez le buste à la diagonale en l'éloignant de la chaise, en direction de l'épaule avant.
- Sentez le sacrum plaqué contre l'arrière de la chaise.
- Détendez-vous, inclinez-vous et étirez le flanc.
- Poursuivez la rotation du tronc en tâchant de diriger les côtes inférieures vers le sol et les côtes supérieures vers le plafond.
- Respirez profondément et détendez-vous.
- Maintenez la posture pendant 1 minute.
- Pressez les pieds sur le sol et ramenez le buste en position neutre.
- Répétez de l'autre côté.

Notes : Ces actions renforcent les muscles intrinsèques profonds de la colonne, et l'inclinaison latérale allonge et renforce alternativement le carré des lombes et l'ilio-psoas. La torsion favorise la rotation de la cage thoracique tout en allongeant la colonne. C'est un exercice puissant pour élever et ouvrir la cage thoracique, et étirer les flancs.

6. Bhujangasana (Cobra)

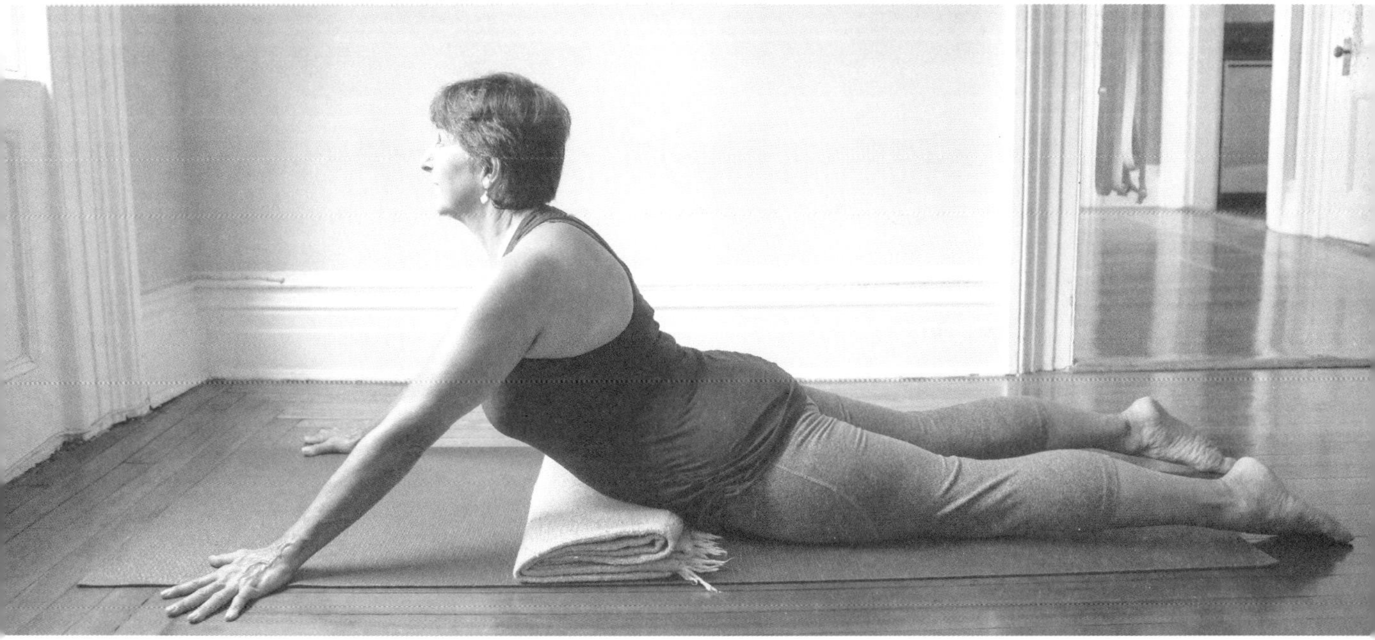

- Allongé sur le ventre, placez les crêtes iliaques et le bas du ventre sur une couverture pliée.
- Le pubis repose sur le tapis.
- Placez les mains vers l'avant à une cinquantaine de centimètres du corps et tournez-les légèrement vers l'extérieur.
- Les bras sont écartés à largeur du tapis, légèrement fléchis.
- Les genoux regardant vers le sol, étirez les orteils.
- Engagez les muscles du bas-ventre vers les lombaires et les fessiers.
- Remontez les ischions vers les reins.
- Expirez et tendez les bras tout en éloignant les épaules des oreilles.
- Déployez, redressez et ouvrez la poitrine.
- Le pubis repose toujours sur le tapis, le ventre sur la couverture.
- Dirigez le haut de la colonne vers les fessiers.
- Ramenez délicatement le buste sur le tapis.
- Répétez 3 ou 4 fois

Notes : La posture mobilise fortement les muscles intrinsèques de la colonne. Si le bas du dos est contracté, rentrez davantage les abdominaux, remontez encore les ischions vers les reins et tournez les fessiers vers les talons !

COUCHÉ SUR LE FLANC

7. Variation de l'Ange

- Allongez-vous sur le flanc, le corps en ligne droite des doigts aux talons. Les hanches perpendiculaires au sol, les jambes parallèles.
- Le bras en rotation externe, tendez le bras du dessous vers l'arrière, paume au sol. Le bras se situe à hauteur de l'épaule ou plus bas. Si le geste est impossible pour le bras ou l'épaule, amenez le bras au-dessus de la tête ou le long du corps.
- Placez l'autre bras à l'avant du buste, paume en appui sur le tapis pour garder l'équilibre.
- Écartez les jambes à largeur de hanches.
- Engagez les muscles du bas-ventre en direction du dos et des fessiers.
- Amenez le pied du dessus vers l'arrière, jambe tendue. Le pied reste en l'air.
- Veillez à ne pas cambrer le bas du dos et gardez les hanches perpendiculaires au sol.
- Imaginez les muscles du dos enveloppant l'entièreté de la colonne.
- La jambe du dessous peut s'avancer pour équilibrer l'action de la jambe arrière.
- Dirigez le coccyx vers le pubis et allongez la colonne sur toute sa longueur.

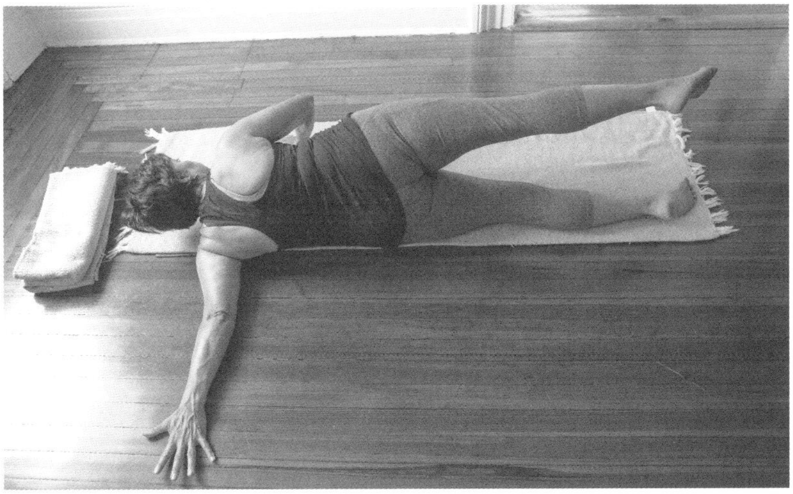

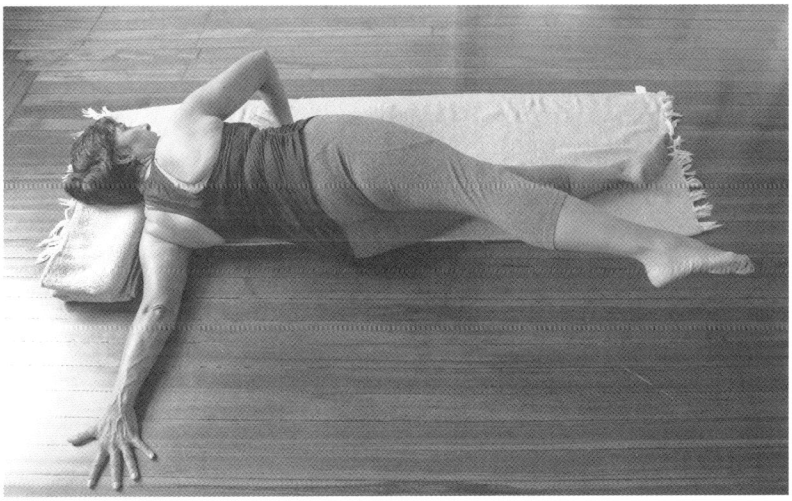

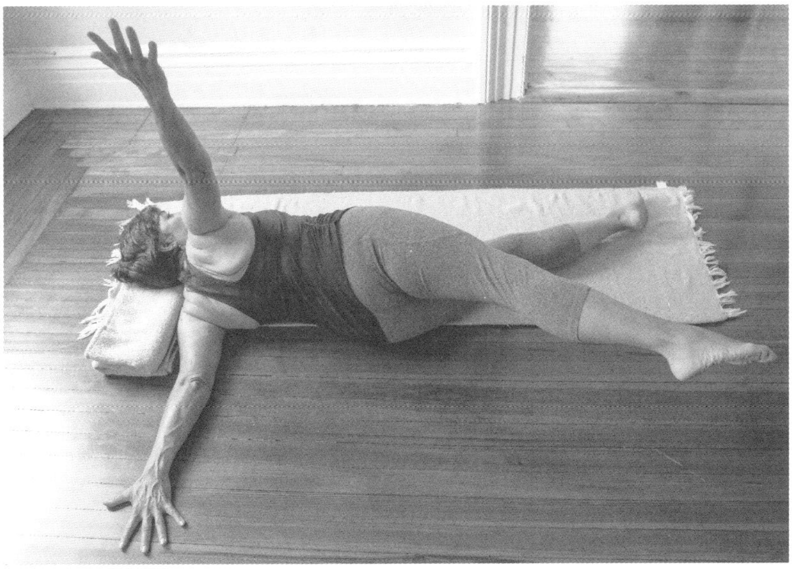

- Tendez le bras du dessus vers l'arrière et étirez les doigts.
- Respirez en étirant la colonne, les bras et les jambes.
- Revenez doucement à la position de départ et répétez de l'autre côté.

Notes : L'exercice étire le haut de la paroi thoracique et le muscle psoas, active la sangle abdominale et amène la colonne vers le centre du corps.

8. Shavasana (Repos) avec couvertures

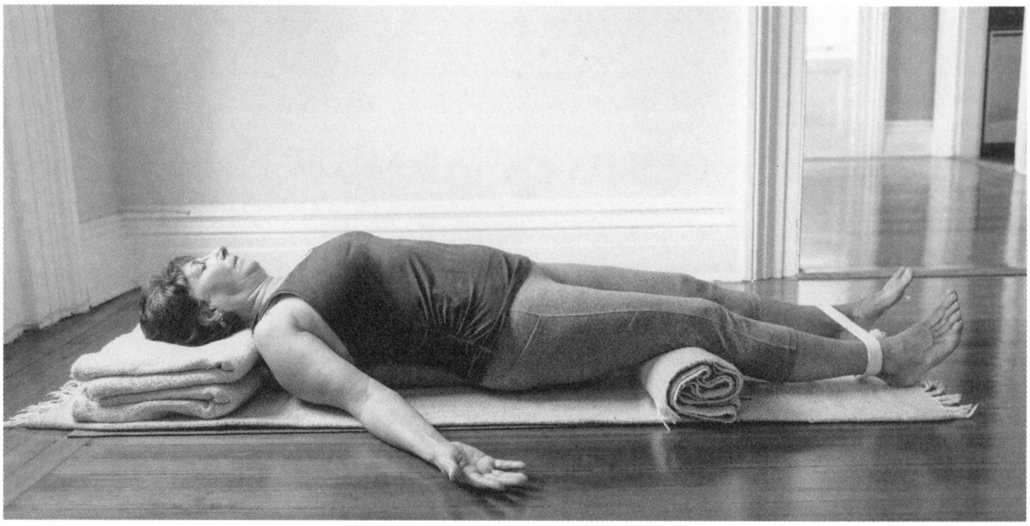

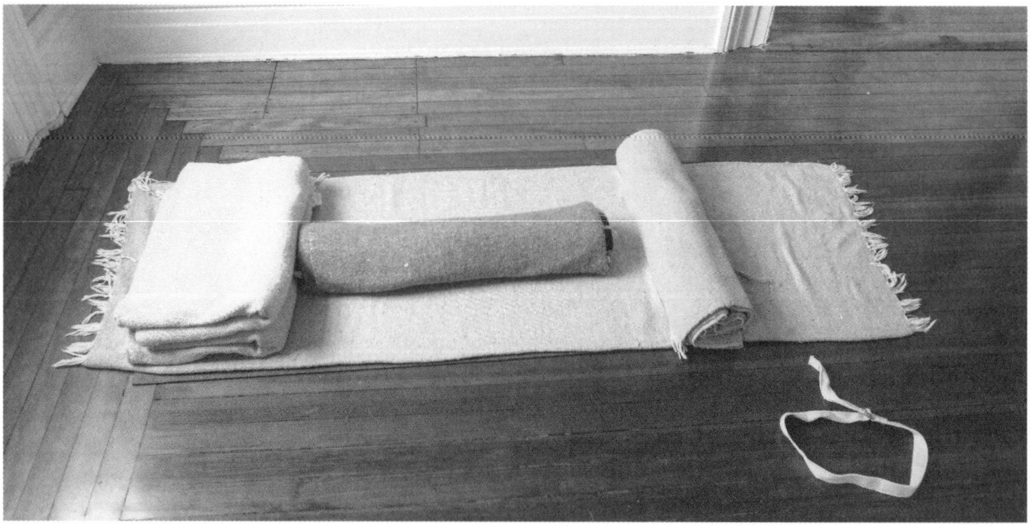

- Asseyez-vous sur une couverture roulée placée en longueur au milieu du tapis.
- Sanglez les chevilles pour garder les jambes bien parallèles (optionnel).
- En vous allongeant, étirez le bas du dos et les fessiers loin de la taille.
- Posez la tête et la nuque sur une couverture pliée et tendez les jambes, une couverture roulée sous les genoux.
- Rentrez les omoplates dans le dos et éloignez-les des oreilles.
- Tendez les bras vers l'extérieur à partir des épaules, paumes vers le haut.
- Détendez-vous et laissez votre corps s'enfoncer dans le sol.
- Restez dans cette position pendant 5 à 10 minutes.

Notes : Le soutien placé sous la colonne permet d'employer la force de gravité pour ouvrir la poitrine et fournit un signal sensoriel aux muscles et aux os de la colonne. Détendez-vous et respirez.

FOCUS BIEN-ÊTRE FONCTIONNEL : LA MÉDITATION ET LE CERVEAU

Avant l'âge de 60 ans, le cerveau commence à changer. Apprendre et intégrer de nouvelles informations devient plus difficile : les connexions synaptiques sont plus lentes, la gaine de myéline entourant les cellules nerveuses (neurones) du cerveau s'amincit. Les études suggèrent également que, lorsqu'on produit moins de neurotransmetteurs (qui permettent aux cellules nerveuses de communiquer entre elles), on produit moins d'« hormones du bonheur », telles que la dopamine et la sérotonine, ce qui accroît le risque de dépression. Heureusement, des études factuelles ont prouvé l'efficacité de certaines stratégies et comportements pour ralentir le déclin cognitif et protéger le cerveau du vieillissement. La plupart relèvent du bon sens, comme une pratique physique régulière, une bonne gestion du stress, une alimentation équilibrée, une vie sociale active et au moins sept heures quotidiennes de sommeil.

D'autres études ont démontré qu'accroître la masse cérébrale par de nouveaux apprentissages pouvait compenser de manière efficace la réduction de l'activité neuronale. Bonne nouvelle pour la méditation et la pleine conscience : leur efficacité repose en effet sur le concept de plasticité neuronale. La neuroplasticité est le mécanisme par lequel les neurones changent de forme et de fonction en réaction à des modifications dans l'environnement. Lorsqu'on se blesse, par exemple lors d'un AVC ou d'un traumatisme crânien, le cerveau tente de créer de nouvelles connexions entre les neurones intacts de manière à rétablir les circuits du cerveau et étendre sa capacité de fonctionnement. Ce « recâblage » provoque des changements neuro-anatomiques, puisqu'ils augmentent la connectivité des neurones et tentent de compenser la perte de fonctionnalité des zones endommagées.

La méditation provoque également des adaptations et des transformations en créant de nouvelles connexions entre les cellules cérébrales. Les effets de la méditation ont suscité beaucoup d'intérêt ces dernières années, grâce aux recherches menées sur la plasticité neuronale et la capacité à documenter ces modifications par l'intermédiaire de l'imagerie cérébrale, comme l'électroencéphalogramme et l'IRM. De nombreuses études ont mis en évidence les transformations survenant dans le cerveau des méditants expérimentés ; des études cliniques réalisées avec des groupes contrôle ont aussi révélé des changements dans le cerveau au bout de seulement huit semaines. Parmi ces modifications neuro-anatomiques, on observe un accroissement de la densité de la matière grise dans certaines zones du cortex préfrontal, associé à la prise de décision et à la concentration, et dans le cortex insulaire, décrit comme « la source des émotions sociales, parmi lesquelles l'empathie ». L'amygdale, le siège des réactions émotionnelles (réputée pour être sous-développée à l'adolescence !), semble quant à elle rétrécir.

Au vu de tous ces bienfaits impressionnants, quand est-ce qu'on s'y met ? Selon la philosophie du yoga, la méditation requiert deux éléments principaux : la concentration et la conscience. Essayez ceci : plusieurs fois par jour, arrêtez ce que vous êtes en train de faire et prenez une respiration lente et profonde. Sentez-la entrer dans les poumons sur l'inspiration et sortir sur l'expiration. Augmentez le nombre de respirations (tout en gardant le même niveau de concentration et de conscience) à 3, puis 5, puis 10 à la suite ; tâchez d'arriver à 5 minutes par jour. Pratiquez devant votre café matinal ou sur le chemin du boulot. Cinq minutes par jour suffisent pour créer une pratique.

CHAPITRE HUIT

LIBÉRER LE COU

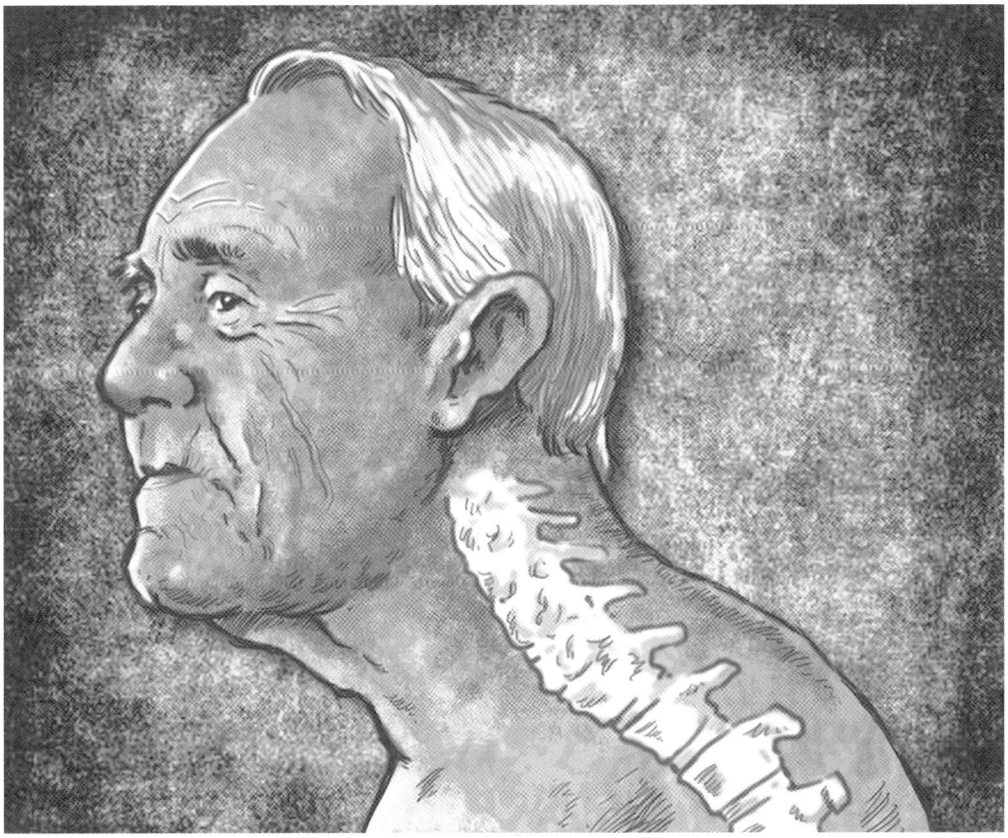

Une douleur chronique de la nuque est un symptôme de nos vies trop remplies et hyperconnectées. Elle est souvent causée par une raideur musculaire et un déséquilibre postural, avec une apparition progressive et diffuse de symptômes. Imaginez le cou comme un corridor reliant la tête et le haut du dos. Il est vulnérable parce qu'il abrite un grand nombre de nerfs, vaisseaux, os et muscles dans une zone relativement étroite. Si le haut du dos s'arrondit et que la tête ploie vers l'avant, la nuque est mise sous pression : la tête pèse entre 4,5 et 5 kilos. Le regard cherche toujours à se maintenir à niveau, quelle que soit la position de la tête ; la nuque réalise donc un travail héroïque d'équilibrage pour utiliser de manière optimale la vision et les autres sens que sont l'ouïe, l'odorat, le goût et l'équilibre. Résultat : la nuque est souvent dans une position génératrice de stress, fléchie vers l'avant, ployée. Ce chapitre s'adresse aux personnes souffrant de douleurs cervicales déclenchées par des tensions musculaires et un stress postural.

Idéalement, la tête doit être alignée avec les épaules. Une nuque en bonne santé doit pouvoir se mouvoir sans douleur et former une courbe légèrement concave, tandis que le haut du dos est légèrement convexe. Notre quotidien comporte de nombreuses opportunités de voûter notre posture, par exemple devant notre écran ; la posture voûtée peut aussi être la conséquence d'un stress professionnel et/ou de mauvaises habitudes posturales prolongées. Si la posture est voûtée, les muscles de la nuque sont à la fois faibles et raides, parce qu'un muscle contracté ne peut se contracter davantage et ne peut donc pas fonctionner ! Un alignement correct de la tête est essentiel : une amplitude de mouvement restreinte au niveau de la nuque accroît en effet le risque de chute, la vision périphérique étant réduite, tout comme la faculté à s'adapter à des variations soudaines d'équilibre. Malheureusement, les personnes âgées ou handicapées sont particulièrement vulnérables.

Dans la nuque, les muscles situés à la base du crâne et en haut des épaules sont souvent trop contractés car ils compensent la faiblesse des muscles profonds extenseurs du cou (splénius, semi-épineux). C'est la même chose avec les muscles situés à l'avant – les muscles antérieurs et latéraux du cou compensent la faiblesse des muscles profonds fléchisseurs du cou (muscle long du cou et muscle long de la tête). Ces importants groupes musculaires intrinsèques renforcent tous deux leurs faiblesses par le maintien d'une posture voûtée.

Les adeptes de la posture voûtée peuvent souffrir de maux de tête en raison d'une tension engendrée par une raideur de la nuque ou des épaules. Les céphalées de tension, particulièrement celles impliquant le nerf occipital situé à la base du crâne, provoquent parfois des symptômes associés aux migraines, tels que nausées, vomissements et vision trouble. Les migraines sont notoirement difficiles à prendre en charge, et les options thérapeutiques incluent souvent des médicaments, une rééducation, du repos, des changements dans l'alimentation et l'évitement de déclencheurs spécifiques comme la lumière du soleil, la caféine ou l'alcool. Les muscles du cou sont particulièrement sensibles au stress émotionnel : des massages, de la chaleur et des étirements doux peuvent donc apaiser considérablement une douleur chronique de la nuque et des muscles raccourcis.

YOGATHÉRAPIE

La yogathérapie présentée ci-dessous a pour objectif d'accroître la conscience corporelle au niveau du cou et de la tête en équilibrant les actions des muscles profonds et superficiels. Ce que l'on veut, c'est étirer les muscles raides et renforcer les muscles faibles pour reconquérir un port de tête correct. Une mauvaise posture peut en outre créer des dysfonctions dans le haut du dos, le haut des épaules et l'avant de la poitrine. Si notre but est de replacer la tête sur les épaules, les épaules sur le haut du dos, et les épaules et le haut du dos sous la tête et la nuque, certains muscles doivent être rééduqués. Lorsque les omoplates sont fixes, les trapèzes étirent la nuque et rétractent les omoplates, les gardant bien positionnées dans le dos.

Note : En travaillant de manière thérapeutique sur une posture voûtée, le regard doit naturellement être dirigé 5 à 10 degrés sous la ligne d'horizon, de manière à allonger la nuque. Dans le cas contraire, si la nuque est surétirée (j'ai moi-même ce problème), le regard doit se diriger légèrement au-dessus de l'horizon pour recréer une courbe dans la nuque. Pour les veinards ayant une courbure saine de la nuque, le regard tombe naturellement sur la ligne d'horizon.

ASANAS

1. Extension de la nuque

En posture allongée :

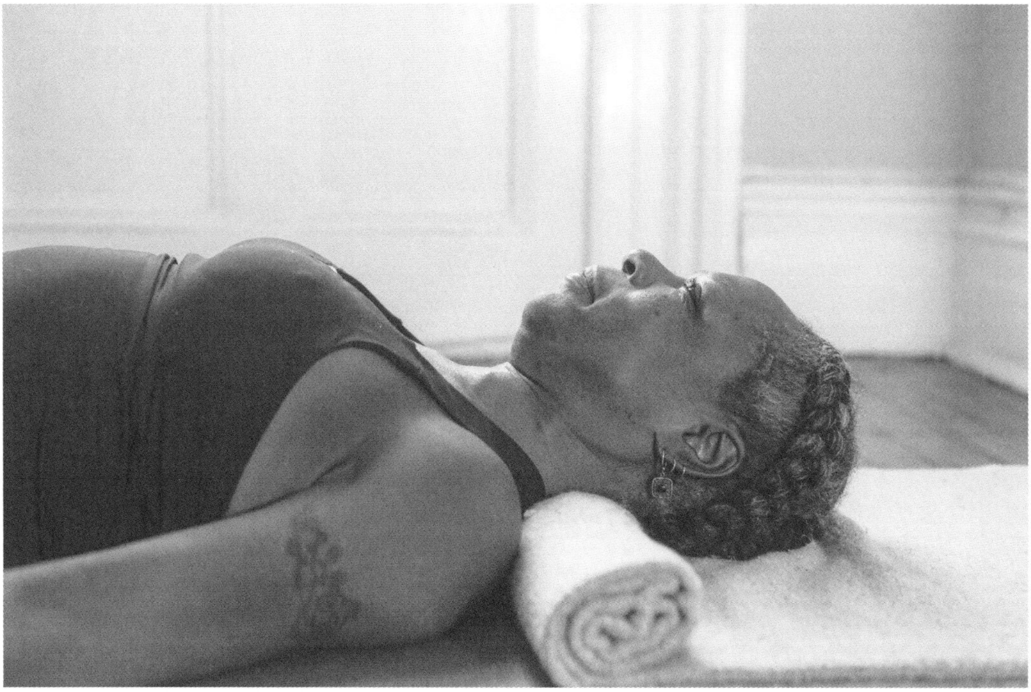

- Avec une couverture, faites un petit rouleau légèrement plus large que l'espace situé sous la nuque lorsque vous êtes en posture allongée.
- Allongez-vous, le rouleau sous la nuque.
- Si le menton pointe vers le plafond, placez une couverture sous la tête.
- Les jambes peuvent être pliées ou tendues, le bas du dos est détendu, allongé sur le tapis.
- Détendez les bras le long du corps (ou de part et d'autre de la tête, en chandelier).
- Étendez la nuque sur le rouleau en pressant doucement le menton vers l'intérieur (allongez la nuque et imaginez que vous voulez un double menton).
- Comptez jusqu'à 5.
- Répétez 5 fois.

Debout :

- Tenez-vous debout, l'arrière du corps contre le mur.
- Si la tête ne touche pas le mur, placez un gant de toilette ou un essuie-mains à l'arrière du crâne.
- Les jambes tendues ou fléchies, allongez le bas du dos, ouvrez la poitrine et redressez la tête.
- Pressez doucement la tête contre le mur, abaissez légèrement le menton, et étirez la nuque.
- Comptez jusqu'à 5.
- Répétez 5 fois.

Notes : Dans le premier exercice, le rouleau comble le vide sous la nuque et soutient les vertèbres. En posture debout, si la courbure de la nuque est trop importante ou si la nuque est douloureuse, placez un torchon roulé derrière la nuque. Les deux exercices activent les muscles profonds du cou et de la nuque.

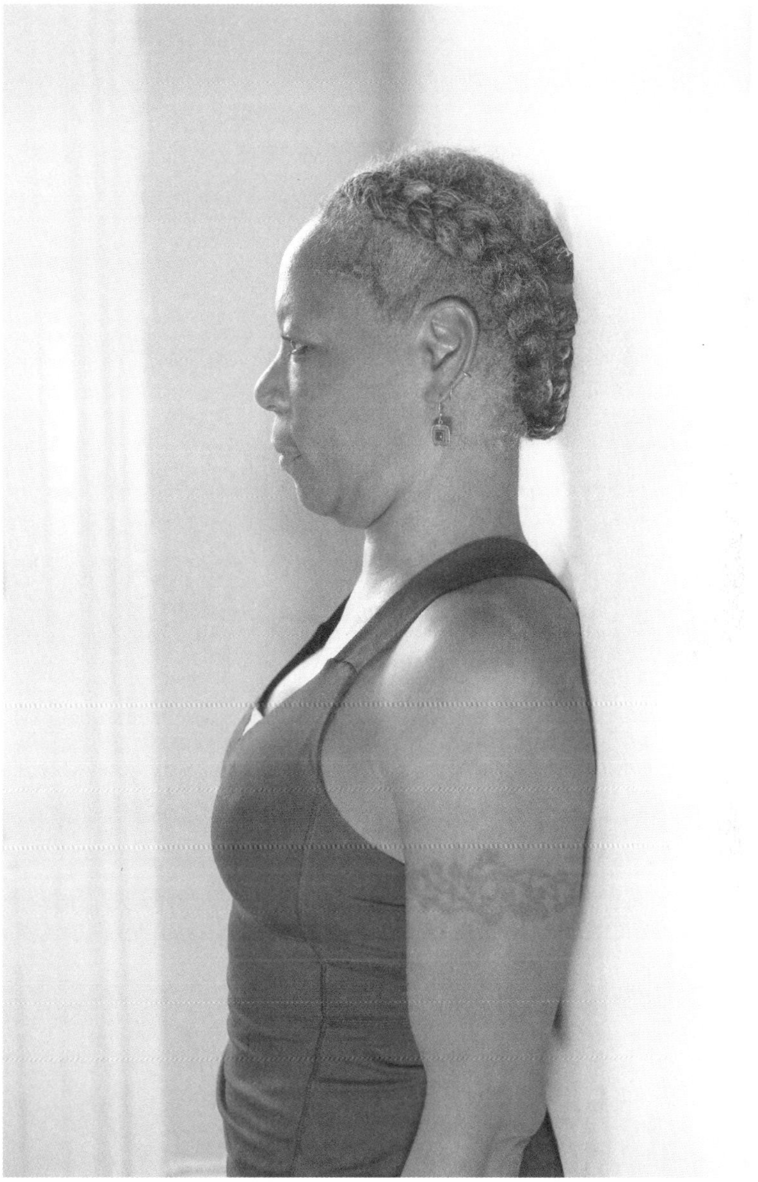

2. Ouverture des épaules avec une sangle

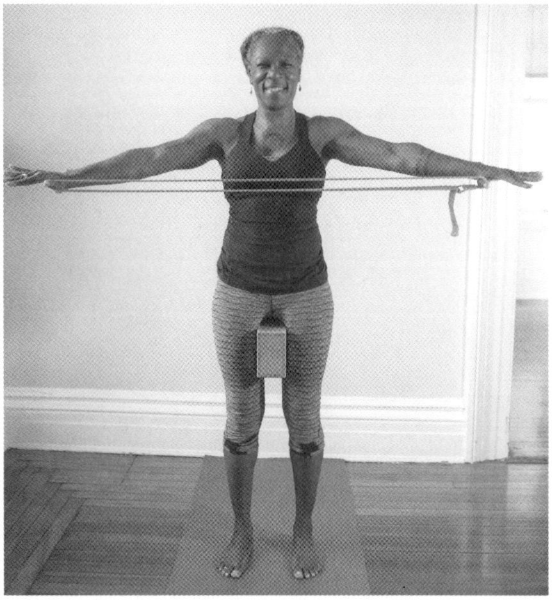

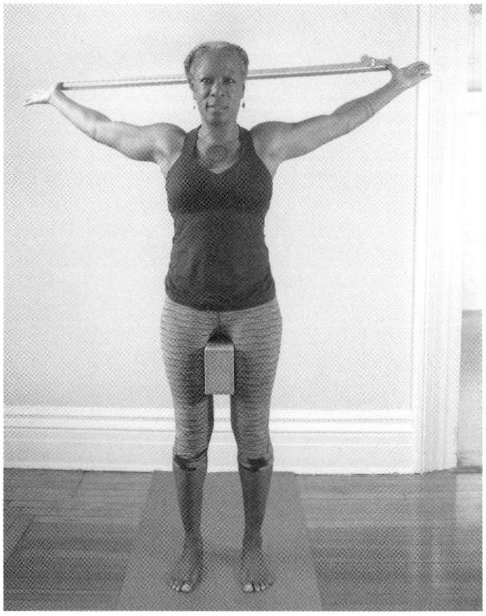

- Tenez-vous debout, les orteils dirigés vers l'avant, les pieds joints ou écartés à largeur de hanches.
- Tendez bien les jambes et pressez les pieds sur le sol.
- Placez une brique de yoga entre le haut des cuisses et pressez doucement l'intérieur des cuisses sur la brique pour plus de maintien.
- Allongez la colonne du coccyx jusqu'au sommet du crâne et redressez la cage thoracique à partir de la taille.
- Faites une grande boucle avec la sangle et placez les pouces dans la boucle.
- Tendez la boucle en écartant les pouces pour ouvrir la poitrine.
- Descendez les omoplates dans le dos et éloignez les oreilles des épaules.
- En gardant la sangle en tension et les bras tendus, levez les bras au-dessus de la tête, au-delà des épaules, puis vers l'arrière.
- Si les bras se fléchissent, écartez davantage les mains (au besoin, ne bouclez pas la sangle).
- Lorsque la sangle passe par-delà la tête, tournez les biceps vers le plafond.
- Gardez la poitrine ouverte.
- Effectuez le mouvement dans le sens inverse. Ramenez les bras vers le haut puis à l'avant de la poitrine.
- Bougez les deux bras simultanément.
- Répétez 5 à 10 fois.

Notes : Si l'exercice est trop douloureux, écartez davantage les mains. Si la sangle manque de tension, rapprochez les mains. Si les coudes se fléchissent, alors le mouvement ne se répercute pas suffisamment sur les épaules ; tâchez donc de les garder bien tendus sur toute la durée de l'exercice. Gardez la poitrine détendue, et ouverte. Si l'amplitude de mouvement des épaules ne vous permet pas d'amener les bras derrière le corps, contentez-vous de lever les bras aussi haut que possible, puis de les abaisser.

3. Tadasana (Montagne) avec variations

Flexion au-dessus de la tête :

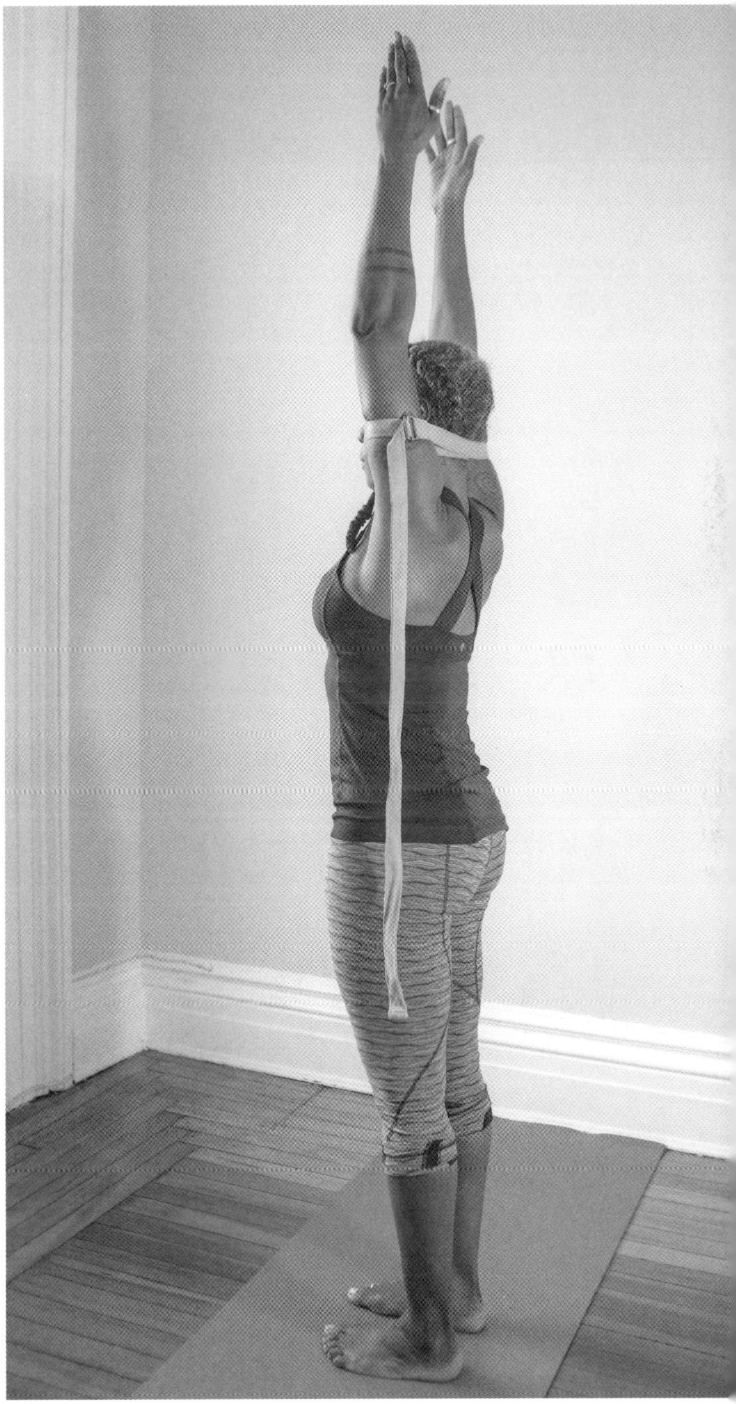

- Avec la sangle, faites une boucle légèrement plus large que votre carrure.
- Par-dessus la tête, placez un bras, puis l'autre, dans la boucle.
- En pliant les bras, tirez un côté de la boucle vers le bas pour amener la sangle à la base du crâne, près des oreilles. Abaissez ensuite avec l'autre main l'autre côté de la boucle ; serrez la sangle d'une main.
- Tendez les deux bras vers le plafond et grandissez-vous à partir des doigts.
- Les pieds sont joints ou écartés à largeur des hanches.
- Tendez bien les jambes et pressez les pieds sur le sol.
- Allongez la colonne du coccyx jusqu'au sommet du crâne et redressez la cage thoracique à partir de la taille.
- Déployez la poitrine.
- Pressez la tête vers l'arrière, sur la sangle, le menton légèrement rentré.
- Sentez la nuque s'allonger, la zone des épaules s'ouvrir et s'étirer.
- Maintenez la posture le temps de quelques respirations et répétez 2 à 4 fois.

Extension vers l'arrière :

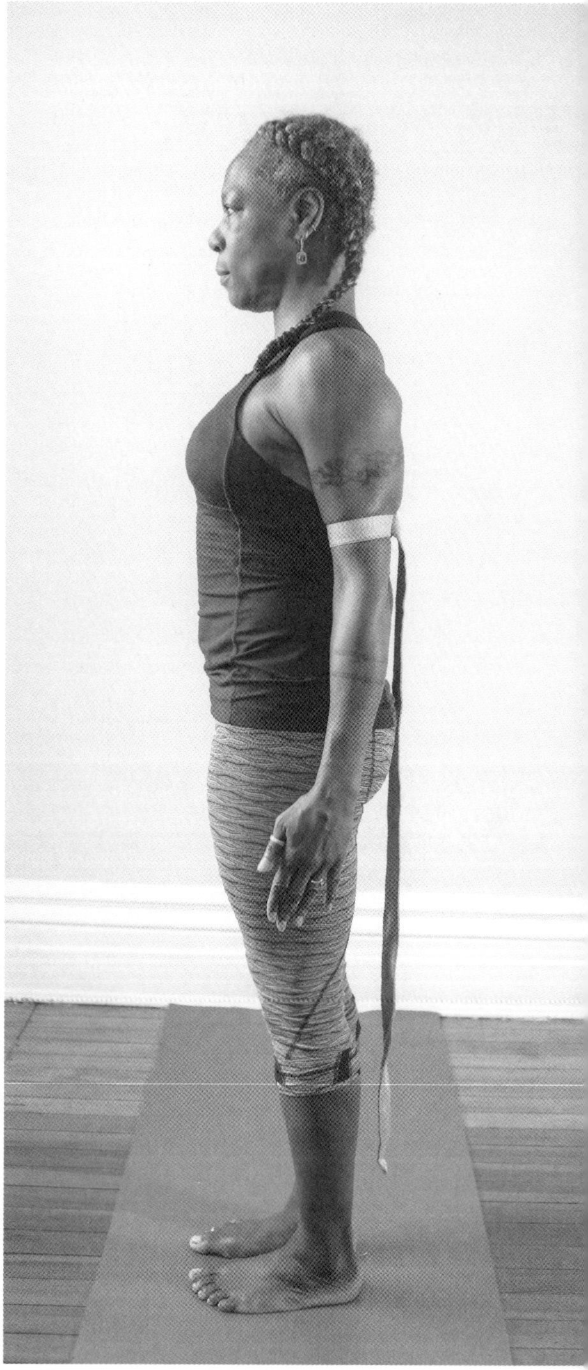

- Avec la sangle, faites une boucle légèrement plus large que votre carrure.
- Amenez la sangle derrière le dos en plaçant un bras puis l'autre dans la boucle.
- En pliant les bras, amenez la sangle au-dessus ou au-dessous des coudes et resserrez-la de manière à opposer aux bras une certaine résistance.
- Les pieds sont joints ou écartés à largeur de hanches.
- Tendez bien les jambes et pressez les pieds sur le sol.
- Allongez la colonne du coccyx jusqu'au sommet du crâne et élevez la cage thoracique à partir de la taille.
- Tournez les côtés des épaules (les deltoïdes moyens) vers l'arrière.
- Reculez légèrement les bras, les mains dirigées vers les talons.
- Tirez les omoplates vers le bas, en direction du bassin, en allongeant la tête et la nuque vers le plafond.
- Alignez les oreilles au-dessus des épaules.
- En respirant de manière fluide, continuez à diriger les côtés des épaules vers l'arrière et à descendre les omoplates dans le dos.
- Allongez la tête et le cou.
- Maintenez la posture pendant 1 à 2 minutes

Notes : Si les mains changent de couleur ou fourmillent, c'est que les nerfs sont comprimés : retirez la sangle ! Dans la première variation, les muscles intrinsèques du cou s'allongent et se renforcent. Dans la seconde variation, les trapèzes sont engagés de manière symétrique, ce qui étend la nuque. S'il est trop difficile de disposer la sangle derrière le dos, une bonne alternative est d'agripper les poignets, les avant-bras ou les coudes opposés derrière le dos, en pratiquant les mêmes actions musculaires.

4. Deux exercices pour renforcer le cou

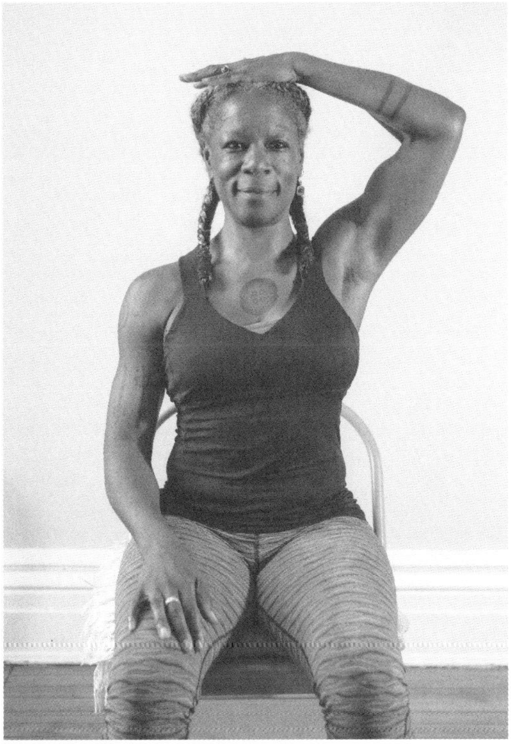

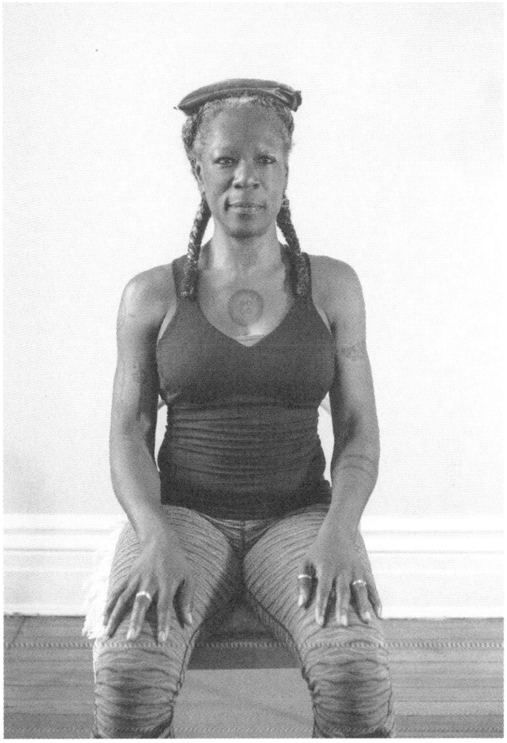

- Asseyez-vous sur une chaise, les pieds à plat sur le sol.
- Le dos est droit, la poitrine est ouverte.
- Placez une main sur le sommet du crâne.
- Pressez la tête sur la paume et la paume sur la tête.
- Ressentez la tête et le cou s'étirer vers le haut et tâchez d'aligner les oreilles au-dessus des épaules.
- Le regard est dirigé vers l'horizon.
- Maintenez la posture pendant 30 secondes et répétez 2 ou 3 fois.
- Placez ensuite un petit sac lesté, un coussin pour les yeux ou tout autre objet mou sur la tête.
- Continuez à élever et équilibrer la tête en gardant le petit coussin en équilibre.
- Maintenez la posture le temps désiré.

Notes : Cet exercice renforce les muscles intrinsèques du cou. Garder un objet en équilibre au sommet du crâne est une bonne manière de réapprendre aux muscles à dresser la tête par l'intermédiaire de légères réponses neuromusculaires du cou à des variations subtiles d'équilibre et de positionnement.

5. Deux exercices pour étirer le cou

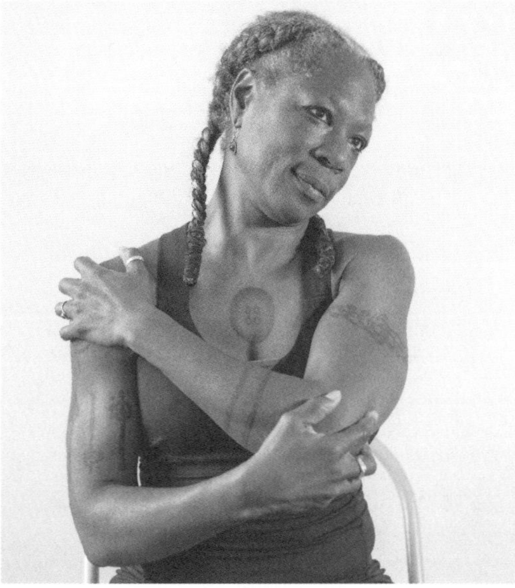

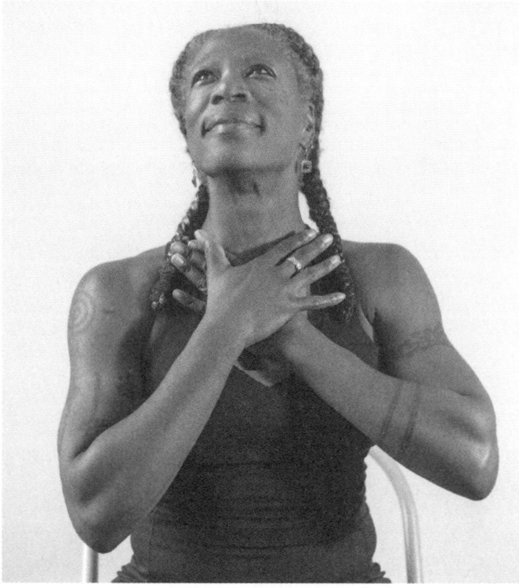

- Asseyez-vous sur une chaise, les pieds à plat sur le sol.
- Le dos est droit, la poitrine ouverte.
- Placez la main gauche sur l'épaule droite.
- Tirez doucement le coude gauche avec la main droite.
- Inclinez la tête vers la gauche, loin de la main gauche, en rapprochant l'oreille de l'épaule.
- Après plusieurs respirations, relevez puis abaissez lentement et délicatement le menton, et sentez les différents muscles qui s'étirent.
- Après plusieurs respirations supplémentaires, relâchez les bras, amenez le menton vers la poitrine puis redressez la tête. Répétez de l'autre côté.

Notes : L'exercice étire les muscles superficiels du cou et du haut de l'épaule, dont les scalènes, l'élévateur de la scapula, les trapèzes supérieurs et le sterno-cléido-mastoïdien. Il est simple et peut se pratiquer à tout moment de la journée, assis ou debout. Excellent pour évacuer le stress !

- Asseyez-vous sur une chaise, les pieds à plat sur le sol.
- Le dos est droit, la poitrine ouverte.
- Placez les deux mains sur le dessus du sternum.
- Effectuez une pression vers le bas en élevant le sternum vers le haut avec les mains.
- Inclinez légèrement la tête vers l'arrière et regardez vers le haut.
- Levez le menton et étirez l'avant du cou.
- Pratiquez environ 30 secondes de chaque côté.

Notes : L'exercice étire les muscles fléchisseurs à l'avant du cou, le sterno-cléido-mastoïdien et le platysma (peaucier du cou). Le muscle peaucier du cou, tel un col roulé, couvre tout le cou, le menton et les clavicules. Une version simplifiée est de simplement regarder droit vers le plafond avec les deux mains sur le sternum. Intensifiez les effets de ces étirements en avançant la mâchoire inférieure à l'avant de la mâchoire supérieure, en position prognate, lorsque le visage est dirigé vers le plafond.

SUR LE DOS ET SUR LE VENTRE

6. Variation de Bhujangasana (Cobra)

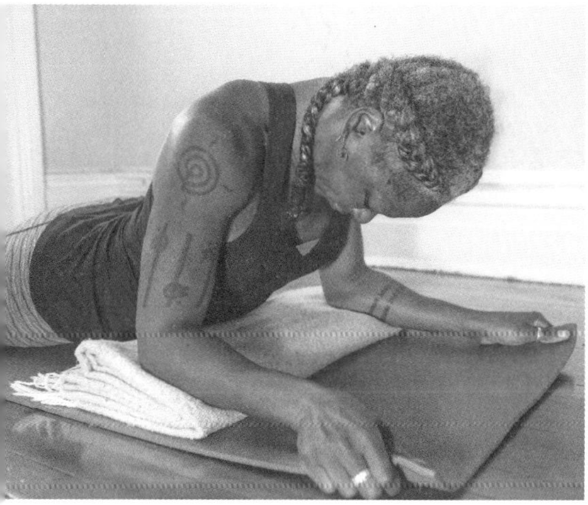

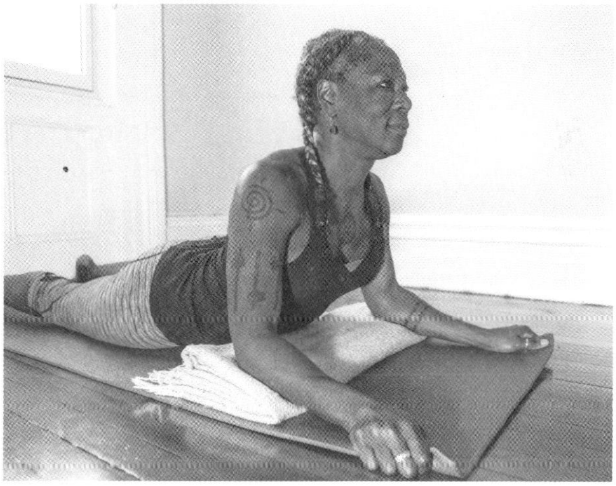

- Disposez une couverture pliée sur la largeur du tapis.
- Allongez-vous sur le ventre, les coudes sur la couverture. Saisissez de chaque main les bords du tapis.
- Allongez le bas du dos et le bassin.
- Tendez les jambes, le dessus des pieds sur le tapis.
- Avec les mains, tirez le tapis loin du corps et élargissez la poitrine en éloignant les épaules des oreilles.
- À partir de la zone située entre les omoplates, allongez le cou et dirigez le sommet du crâne vers le plafond.
- À présent, détendez l'espace entre les omoplates et laissez la tête s'incliner délicatement vers le tapis.
- À nouveau, tirez le tapis loin du corps et élargissez la poitrine en dressant la tête à partir de la zone située entre les omoplates.
- Répétez cette action 2 à 5 fois.

Notes : L'asana étire et renforce les muscles intrinsèques extenseurs des cervicales et du haut de la colonne thoracique.

7. Viparita Dandasana (Bâton inversé) sur un lit

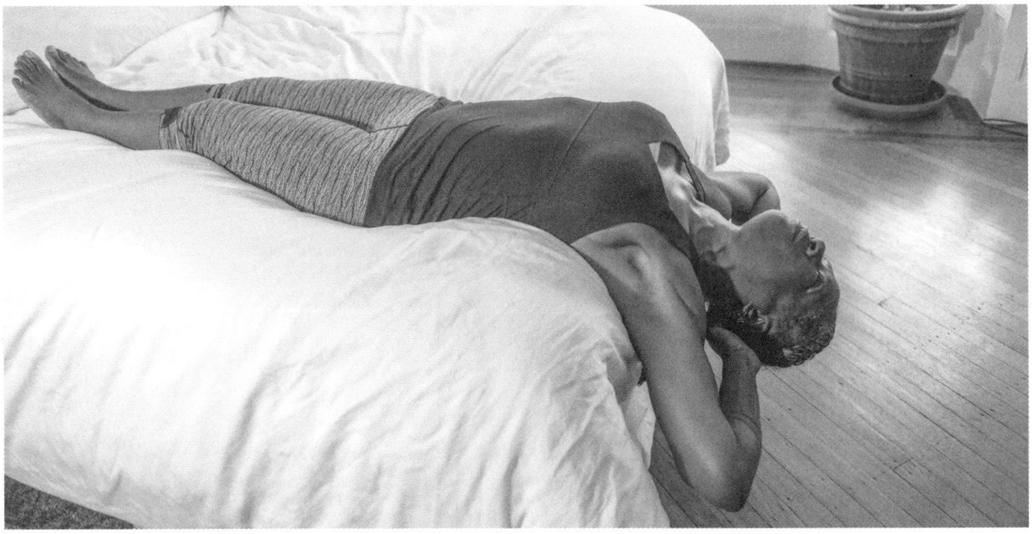

- Allongez-vous sur le dos, les épaules au bord du lit.
- Allongez le corps et pliez les jambes.
- Placez les deux mains derrière la tête, les bouts des doigts à la base du crâne.
- Tractez délicatement la tête loin du corps et glissez les épaules hors du bord du lit.
- Le milieu/le bas des omoplates doit rester en contact avec le matelas, de telle manière que le haut de la poitrine soit pleinement soutenu et déployé.
- Continuez à soutenir la tête avec les mains et détendez la poitrine, le cou, et la tête sur le bord du lit.
- Respirez lentement, profondément en élargissant la poitrine, en ouvrant les coudes et en allongeant la tête et le cou.
- Tendez les jambes et étirez totalement l'arrière (et l'avant !) du corps, de la tête jusqu'aux talons.
- Gardez les mains derrière la tête ou tendez les bras au-delà de la tête, les paumes se faisant face.
- Restez dans cette posture ou glissez encore de quelques centimètres hors du lit si vous le pouvez.
- Maintenez la posture pendant 1 à 2 minutes, ou davantage !
- Pour quitter la posture, remontez le corps sur le lit, puis roulez sur le flanc et revenez en position assise.

Notes : La posture ouvre largement la poitrine et est facile à pratiquer en voyage. Plus le matelas est ferme, mieux c'est. Sentez-vous libre d'étendre les bras derrière vous, paumes vers l'intérieur ou vers le plafond. Attention toutefois à ne pas glisser du lit !

8. Supta Padangusthasana soutenu (Posture allongée de la main au gros orteil)

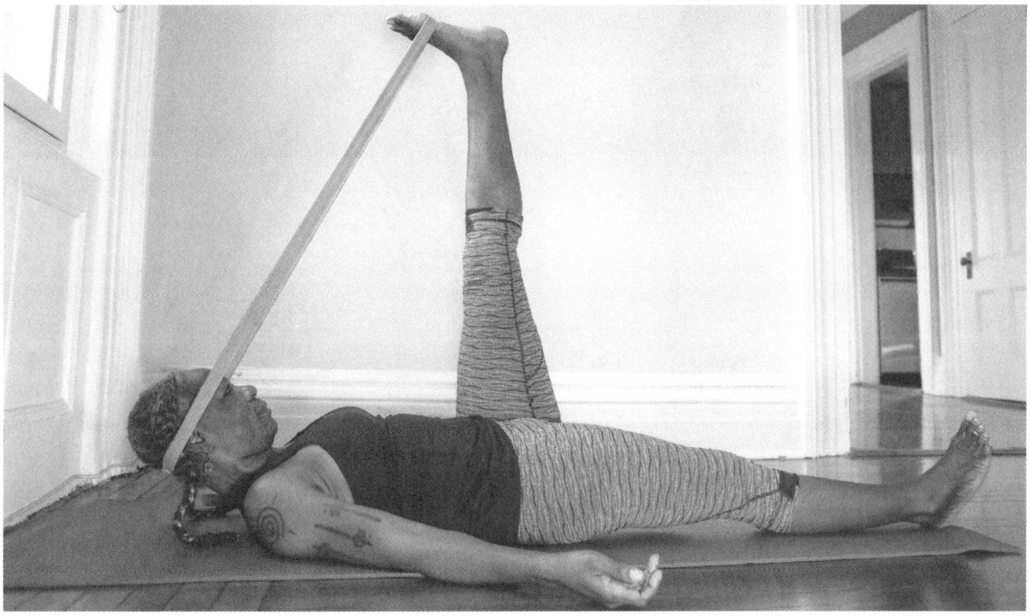

- Faites la plus grande boucle possible avec une sangle de yoga.
- Allongez-vous sur le dos, les jambes pliées.
- Amenez un genou vers la poitrine et placez une extrémité de la boucle sous les orteils.
- Tendez cette jambe.
- Placez l'autre extrémité de la boucle derrière la tête, à la base du crâne, au niveau des oreilles.
- Engagez les muscles du bas-ventre vers la colonne.
- Détendez-vous dans la posture jusqu'à sentir la tête et le pied s'équilibrer l'un l'autre comme une bascule.
- À présent, poussez lentement la tête en direction du sol; la jambe est entraînée vers le corps.
- Le pied et la tête continuent à s'équilibrer l'un l'autre, la tête flottant à une dizaine de centimètres du sol tandis que la jambe s'étire vers le haut.
- À condition que le bas du dos reste détendu, en contact avec le sol, vous pouvez tendre l'autre jambe.
- Les deux jambes sont perpendiculaires.
- Continuez à vous détendre et à respirer; la nuque s'allonge, les épaules se rapprochent du sol.
- Maintenez la posture pendant 2 minutes.
- Pour la quitter, tentez de rapprocher la tête du sol ou de la poser au sol, ce qui étirera encore davantage l'arrière de la jambe en l'air.
- Inversez la position des jambes.

Notes : Si la tête est inconfortable, allongez la sangle. Si vous ne pouvez pas tendre totalement la jambe en l'air, cela viendra avec le temps. Si la sangle glisse sur la tête ou les cheveux, maintenez-la avec une main ou placez un morceau de tapis ou de tissu entre la sangle et les cheveux. Essayez la posture avec les deux jambes dans la sangle !

9. Shavasana (Repos)

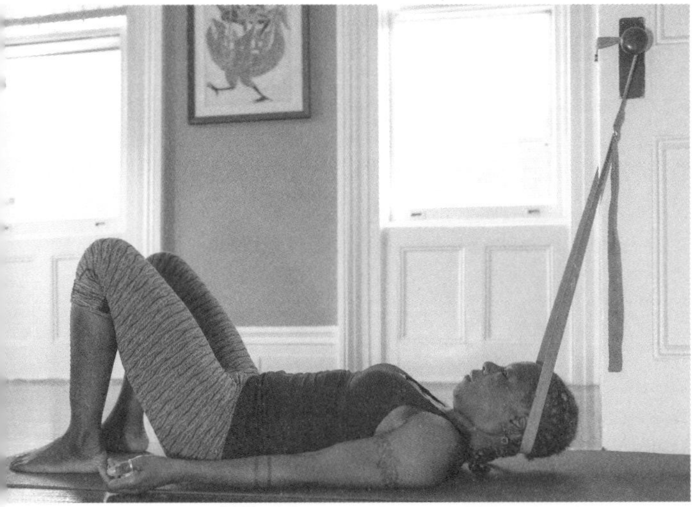

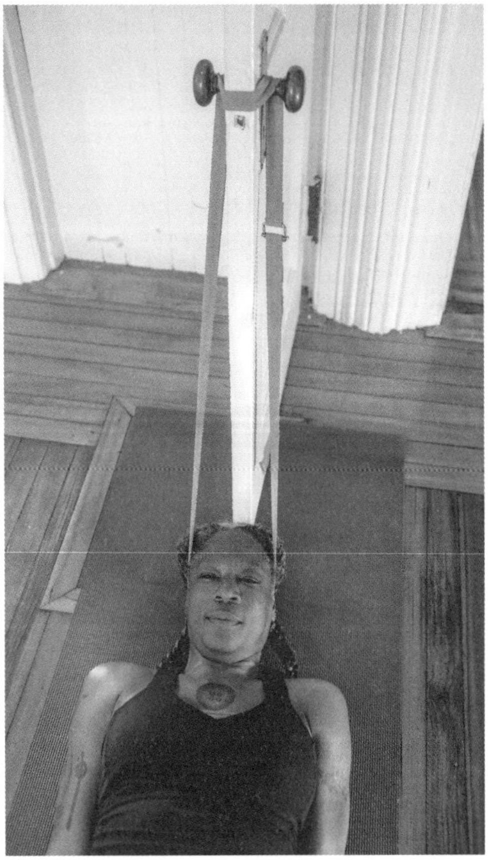

- Choisissez une porte avec une poignée et ouvrez-la.
- Faites la plus grande boucle possible dans une sangle de yoga.
- Face à la porte, entourez les deux poignées de la porte avec une extrémité de la boucle.
- Laissez l'autre extrémité pendre à quelques centimètres du sol.
- Allongez-vous sur le dos, jambes pliées, et placez la base du crâne dans la boucle, au niveau des oreilles.
- La sangle s'éloigne légèrement de la porte lorsque vous y placez la tête.
- Le visage regarde le plafond et le cou est totalement soutenu et détendu.
- Détendez l'abdomen et le bas du dos en laissant la colonne s'allonger et s'assouplir.
- Évadez-vous, imaginez-vous dans un environnement délicieux et paisible.
- Restez-y autant que souhaité.

Notes : Cette posture de repos met à profit la gravité pour allonger les muscles extenseurs du cou et étirer les muscles contractés des épaules et du haut de la poitrine. La tête ne doit pas toucher le sol et doit être alignée avec le cou et la poitrine (vous devez regarder droit vers le plafond).

FOCUS BIEN-ÊTRE FONCTIONNEL : TROIS MÉDITATIONS

Voici trois techniques simples de méditation. Faciles à mettre en œuvre, elles ne nécessitent aucune préparation ni environnement spécifique. La méditation de l'amour bienveillant (*metta*), bien connue des traditions bouddhistes, est une méthode pour cultiver une compassion inconditionnelle.

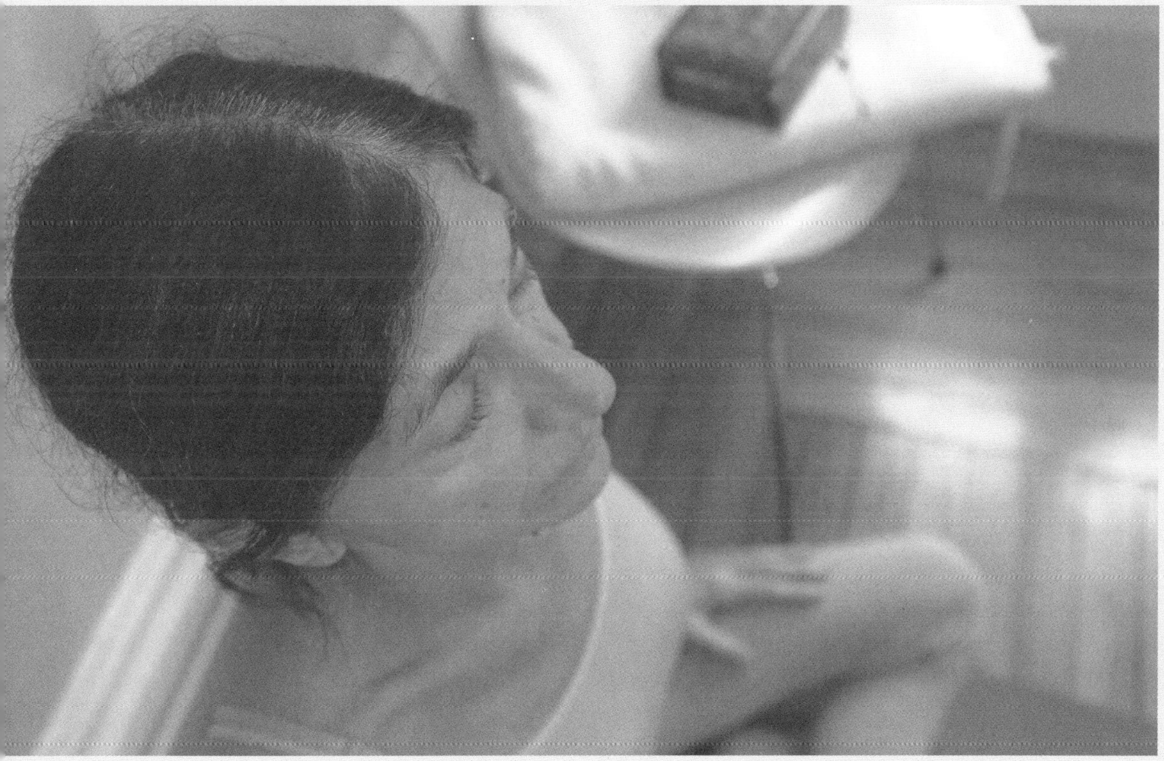

RESPIRATION

Asseyez-vous sur une chaise ou allongez-vous confortablement au sol. Fixez votre attention sur votre respiration, complète et profonde, sur le souffle qui entre et quitte vos poumons. Observez comment la respiration est ressentie dans votre corps. Observez où le souffle circule dans vos poumons. Pouvez-vous inspirer dans le bas, les côtés, le haut, l'arrière des poumons ? Pouvez-vous ralentir votre souffle ? Pouvez-vous équilibrer l'inspiration et l'expiration ? Pouvez-vous allonger l'expiration ? Lorsqu'une pensée surgit, à propos de votre vie ou de votre journée, ramenez simplement votre attention sur le souffle. Clôturez cette séance de respiration lorsque votre attention vagabonde au point de ne plus pouvoir être ramenée vers le souffle.

MÉDITATION AU DRAPEAU

Asseyez-vous confortablement au sol (sur des couvertures, un bolster ou un coussin de méditation) ou sur une chaise. Inspirez et expirez longuement, calmement, profondément. Sentez le souffle entrer et quitter votre corps. Observez vos pensées et, sans les juger, imaginez-les comme des mots qui s'éloignent. Imaginez-les flotter sur une bannière d'avion, un nuage, une bulle de pensées, ou comme des sushis sur un tapis roulant. Laissez-les quitter votre champ de vision. Si vous repérez une pensée négative, telle que « mon collègue m'ennuie tellement », ou un sentiment sombre, comme « personne ne m'aime », tentez de les considérer avec la même curiosité, neutralité. Prenez conscience de votre dialogue intérieur et répétez-le à vous-même. Lorsque les pensées s'éloignent, imaginez vos émotions partir avec elles. Si vous repérez une pensée positive, laissez-la aussi s'éloigner. C'est une bonne méditation pour réajuster votre centre émotionnel et entrer en contact avec ce que vous pensez et ressentez.

MÉDITATION DE L'AMOUR BIENVEILLANT (*METTA*)

Asseyez-vous confortablement, bien soutenu, au sol ou sur une chaise. Dirigez votre attention sur le plexus solaire et la région de la poitrine. Respirer à partir du cœur et de la poitrine génère un sentiment de bienveillance envers soi-même. Repérez les zones d'autocritique et de mépris et situez-vous dans celles où vous vous souhaitez de la force et de la sécurité. Visualisez vos meilleures qualités, aux choses que vous aimez en vous. Répétez en silence :

« Puissé-je être heureux. Puissé-je être en bonne santé. Puissé-je être en sécurité. Puissé-je être à l'aise. »

Visualisez ensuite une personne qui vous inspire un sentiment d'amour bienveillant pur et inconditionnel. Quelqu'un qui vous donne de l'amour et de la bienveillance sans rien attendre en retour : un mentor, un bienfaiteur, un grand-parent, un professeur, un animal de compagnie… Répétez les mantras pour cette personne.

« Puisses-tu être heureux. Puisses-tu être en bonne santé. Puisses-tu être en sécurité. Puisses-tu être à l'aise. »

Après cela, poursuivez avec un ami cher et répétez les mêmes phrases, en inspirant et expirant à partir du cœur.

« Puisses-tu être heureux. Puisses-tu être en bonne santé. Puisses-tu être en sécurité. Puisses-tu être à l'aise. »

Poursuivez avec une personne neutre, quelqu'un qui ne vous inspire aucun sentiment particulier, que vous n'aimez ni ne détestez. C'est sans doute une personne que vous ne connaissez pas très bien. Visualisez-la et répétez les phrases pour cette personne, vous autorisant à ressentir de la tendresse et à vous soucier de son bien-être.

« Puisses-tu être heureux. Puisses-tu être en bonne santé. Puisses-tu être en sécurité. Puisses-tu être à l'aise. »

LES ÉPAULES

CHAPITRE 9 : SYNDROME DE L'ÉPAULE GELÉE

CHAPITRE 10 : PROTHÈSE TOTALE D'ÉPAULE

CHAPITRE 11 : RENFORCER LES ÉPAULES
ET LA COIFFE DES ROTATEURS

CHAPITRE NEUF

LE SYNDROME DE L'ÉPAULE GELÉE

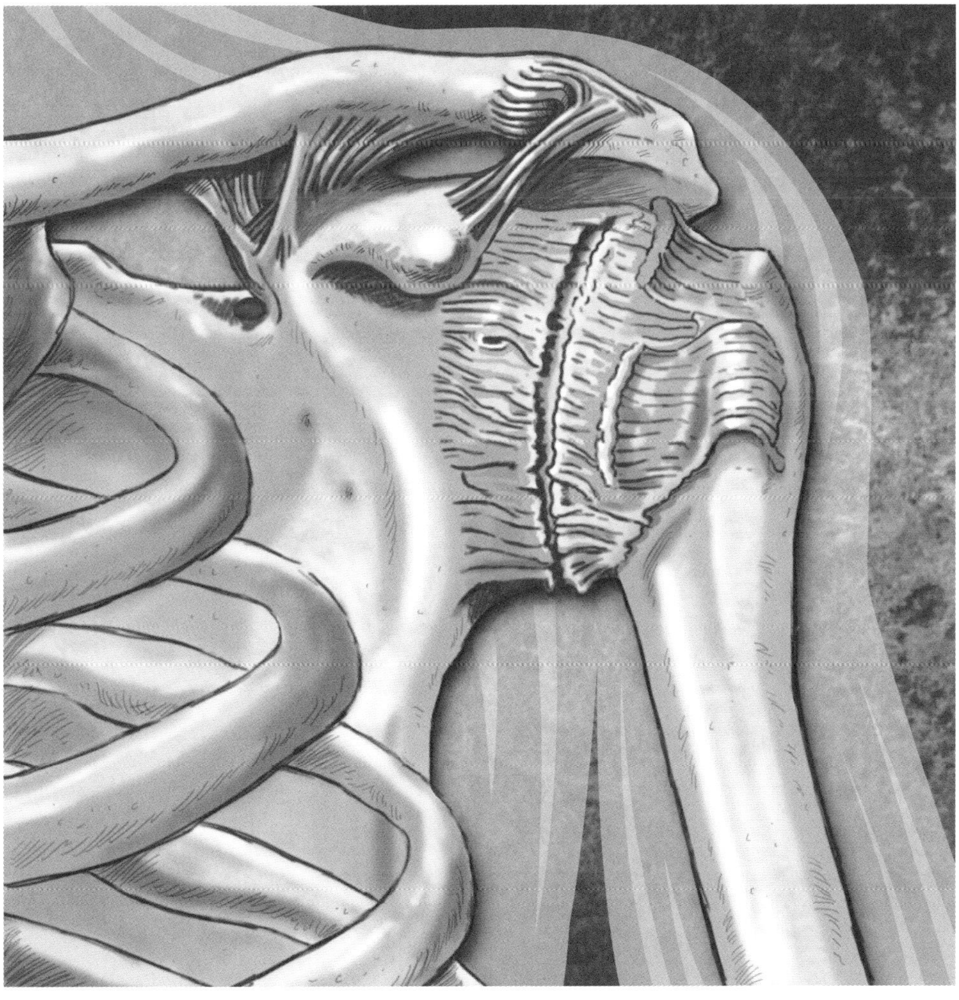

Le syndrome de l'épaule gelée, également connu sous le nom de capsulite rétractile, est provoqué par un excès de tissu conjonctif fibreux à l'intérieur et autour des tissus de la capsule articulaire de l'épaule. Les causes ne sont pas encore bien comprises, mais on pense que c'est une réaction inflammatoire qui amène la capsule à s'épaissir et à se contracter, perdant alors sa flexibilité et son élasticité habituelles. En outre, la production de liquide synovial baisse, ce qui restreint le mouvement encore davantage. Selon les recherches cliniques, l'épaule gelée se caractérise par l'apparition progressive de symptômes, comprenant une raideur de l'épaule, une douleur sévère (particulièrement la nuit), et une perte d'amplitude passive de mouvement, surtout la rotation externe. Tous les mouvements de l'épaule sont restreints, mais l'antépulsion avec rotation externe est la plus limitée. Impossible de vous peigner l'arrière de la tête !

Le syndrome de l'épaule gelée s'observe principalement chez des sujets âgés de 40 à 60 ans, dont environ 70 % sont des femmes. Il touche 2 à 5 % de la population globale, mais environ 10 à 36 % des personnes diabétiques. D'autres facteurs de risque incluent un AVC avec hémiparésie, des maladies cardiaques, la maladie de Parkinson, des maladies auto-immunes, des troubles de la thyroïde ainsi que des fractures/opérations qui immobilisent l'épaule sur une longue période de temps. Dans environ 80 % des cas, l'épaule gelée a besoin de une à trois années pour retrouver sa mobilité. La récidive est rare et, si elle survient, elle touche généralement l'autre épaule. Un rétablissement spontané peut aussi advenir – l'épaule se rétablit sans aucun traitement. L'épaule gelée peut apparaître rapidement et évolue en trois phases qui se chevauchent :

- **phase algique (2-9 mois)** - caractérisée par une raideur progressive et une douleur croissante avec perte de mobilité ;
- **phase de blocage (4-12 mois)** - caractérisée par une douleur moindre et une amplitude de mouvement restreinte ;
- **phase de récupération fonctionnelle (12-42 mois)** - caractérisée par une amélioration de l'amplitude de mouvement.

ENCOURAGEZ LES GESTES DU QUOTIDIEN !

Il est très important d'encourager l'utilisation régulière du bras affecté dans les tâches habituelles et quotidiennes (comme attraper une assiette ou se laver les cheveux) afin d'éviter ce qu'on appelle « la non-utilisation apprise ». Celle-ci survient lorsque l'usage d'un membre est inconsciemment restreint pour éviter une douleur réelle ou anticipée.

C'est un cercle vicieux, car sans rétroaction, sans feedback moteur, le cerveau devient de moins en moins configuré pour le fonctionnement de ce membre. En outre, les recherches ont démontré qu'un évitement de la douleur avec une non-utilisation apprise contribuait à l'inverse à empirer les symptômes. L'utilisation du bras touché dans les gestes du quotidien, combinée à des exercices ou de la yogathérapie, permet d'éviter la non-utilisation apprise. Un objectif important du traitement est de réentraîner le système nerveux à percevoir et à effectuer des mouvements d'épaule, de façon que le membre soit utilisé au maximum de sa capacité fonctionnelle. Cet objectif est probablement le plus important de tous, et pourtant le plus facile à oublier : il s'agit certes de faire disparaître la douleur, mais il faut aussi être capable d'utiliser son bras.

YOGATHÉRAPIE

Environ 60 % des individus recouvrent une fonction totale; les 40 % restants conservent certains symptômes de douleur résiduelle. La yogathérapie se focalise sur la récupération de l'amplitude de mouvement de l'épaule et de l'omoplate, particulièrement l'antépulsion et la rotation externe de l'humérus, ainsi que la translation verticale de l'omoplate. Les traitements pour une épaule gelée incluent une rééducation, des massages, de l'acupuncture, des injections de stéroïdes et, dans certains cas, une intervention chirurgicale. Il y a des désaccords quant au meilleur moment de pratiquer la rééducation, mais une mobilisation agressive doit être évitée durant les phases de douleur. On conseille généralement d'intervenir durant la phase de récupération fonctionnelle, ainsi qu'au tout début, lorsque les symptômes commencent à apparaître.

ASANAS

1. Cercles d'épaules

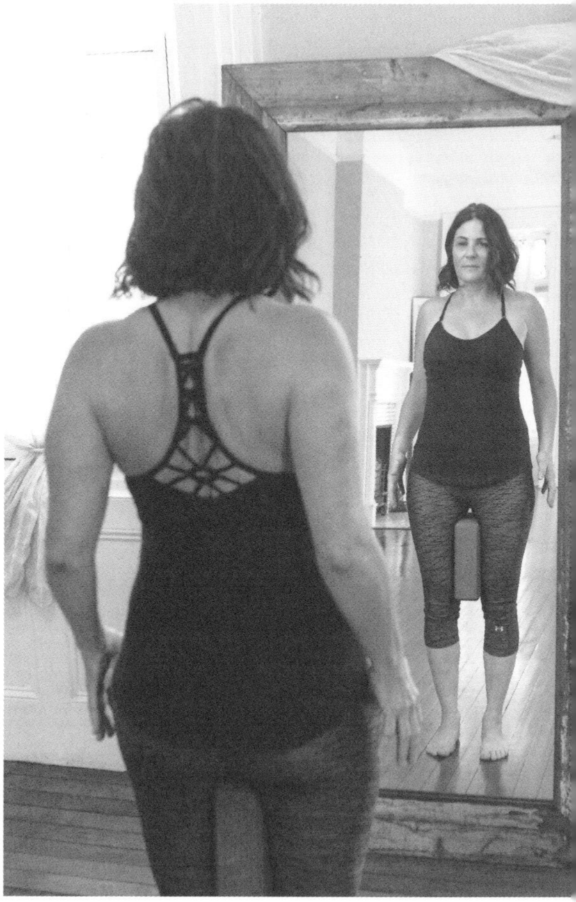

- Tenez-vous debout, les pieds joints ou écartés à largeur de hanches.
- Pressez les pieds sur le sol et tendez bien les jambes.
- Allongez la colonne du coccyx au sommet du crâne et élevez la cage thoracique à partir de la taille.
- À partir des bords intérieurs et inférieurs des omoplates, commencez à faire des cercles avec les épaules.
- Le mouvement d'épaules est le suivant : vers l'avant, vers le haut, vers l'arrière, et vers le bas.
- Répétez 10 fois.
- N'inversez pas le sens de rotation.

Notes : C'est un échauffement simple pour faire glisser les omoplates dans le dos. En général, nous avons tendance à voûter la poitrine et la zone des épaules : nul besoin de renforcer cette tendance en roulant les épaules d'arrière en avant.

2. Chiot en dynamique

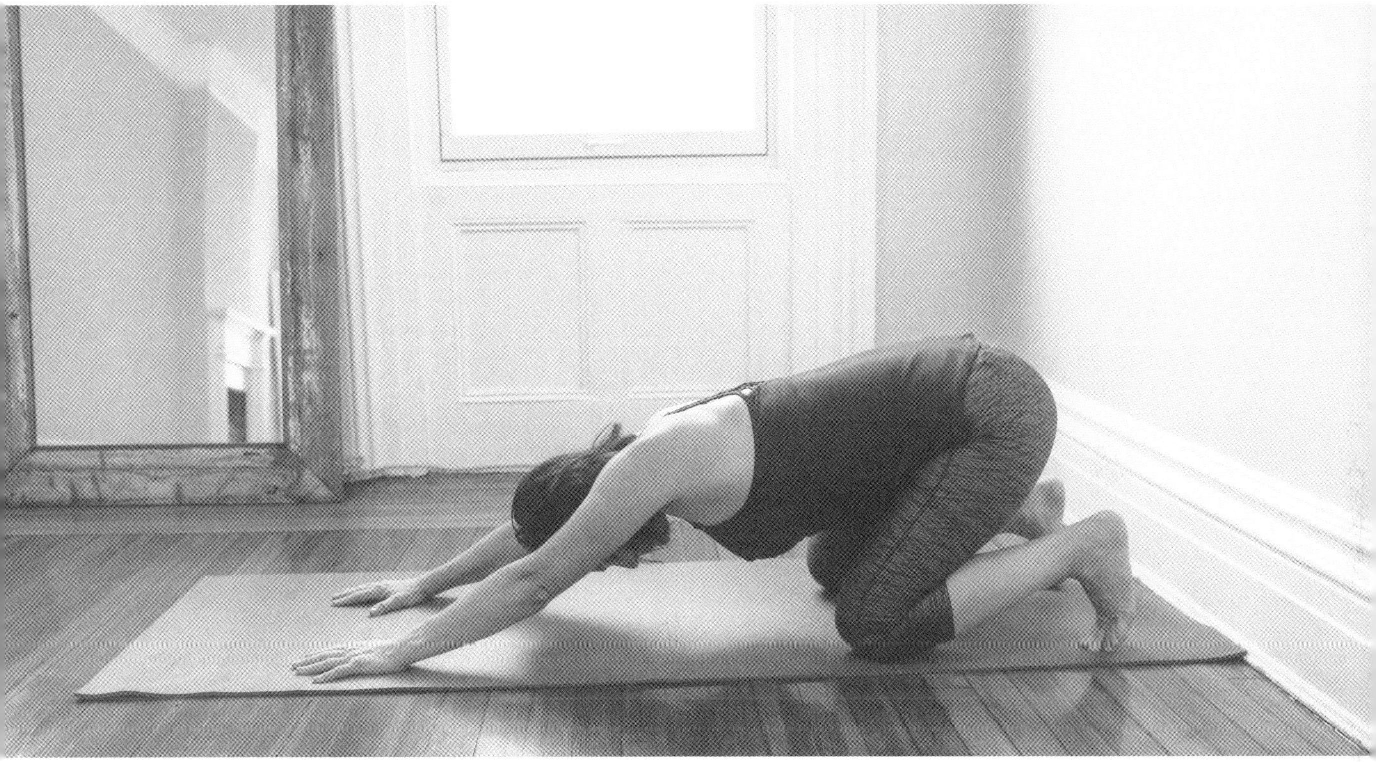

- Positionnez-vous à quatre pattes, les poignets à hauteur des épaules et les genoux dans l'alignement des hanches.
- Retournez les orteils sur le tapis ; engagez les muscles du bas-ventre vers le bas du dos.
- Pressez les mains sur le tapis et amenez le haut des bras en rotation externe. Cette action ouvre la poitrine et éloigne les épaules des oreilles.
- Reculez le bassin vers les talons (sans déplacer les mains) et étirez les épaules.
- Gardez les épaules loin des oreilles et la poitrine ouverte.
- Gardez les bras tendus en inspirant et en expirant dans les épaules.
- Revenez à quatre pattes.
- Répétez 5 à 10 fois ce mouvement d'avant en arrière.

Note : À mesure que les épaules s'étirent, avancez davantage les mains.

3. Tadasana (Montagne) avec cercles des bras

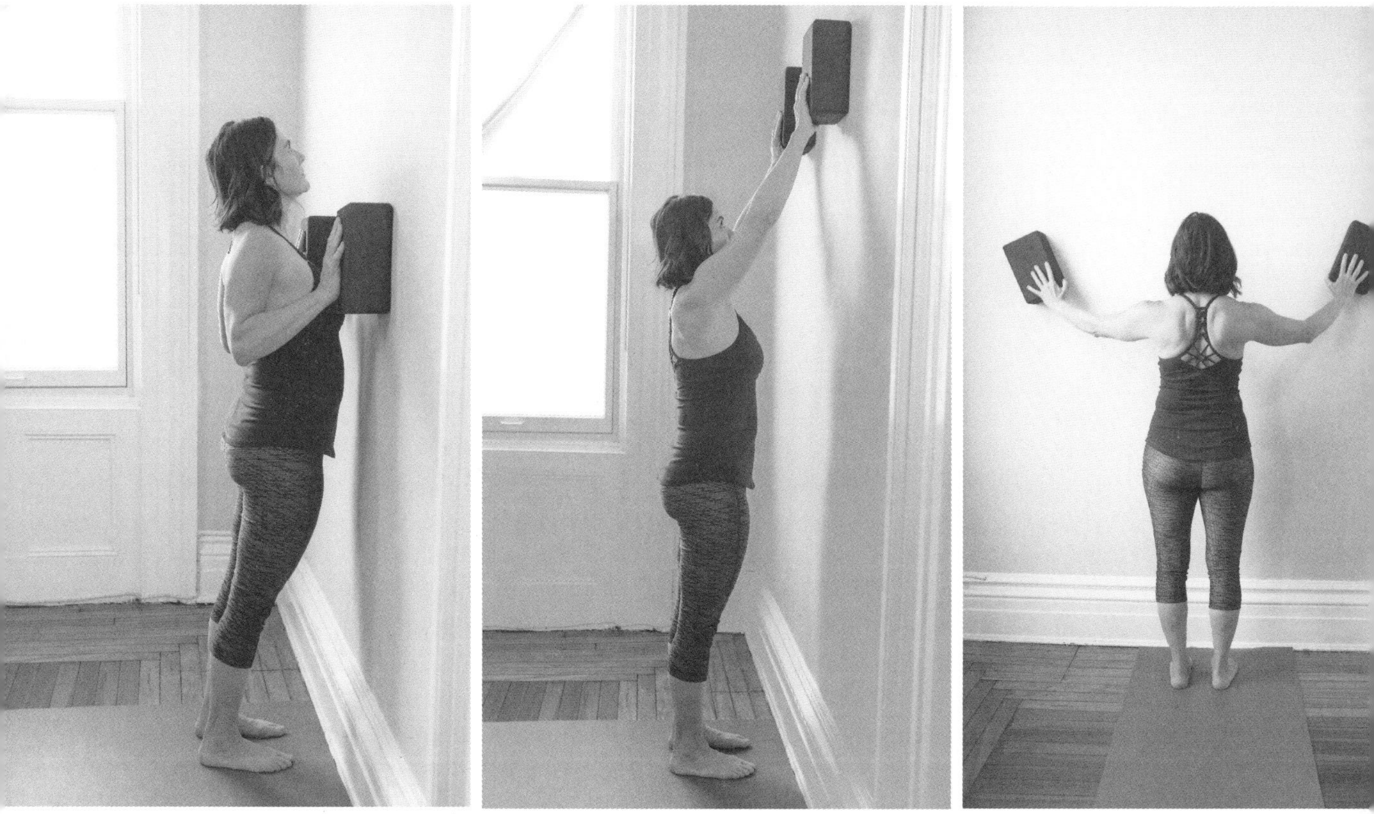

- Prenez une brique de yoga dans chaque main.
- Tenez-vous debout face à un mur, à une quinzaine de centimètres de distance.
- Les orteils sont dirigés vers le mur, les pieds écartés à largeur de hanches.
- Tendez bien les jambes et allongez le buste du pubis au nombril.
- Allongez la colonne et élevez la poitrine.
- Tenez les briques contre le mur, à hauteur de poitrine.
- Poussez lentement les deux briques dans un mouvement circulaire, en les remontant et en les éloignant l'une de l'autre.
- La base de chaque cercle se trouve environ à hauteur de poitrine.
- Répétez 5 à 8 fois.

Notes : L'exercice nécessite une antépulsion et une rotation externe, deux mouvements difficiles pour une épaule gelée. Commencez par de petits cercles et augmentez progressivement la circonférence à mesure que l'épaule tolère des mouvements plus larges, plus expansifs.

4. Variation des bras de Garudasana (Aigle)

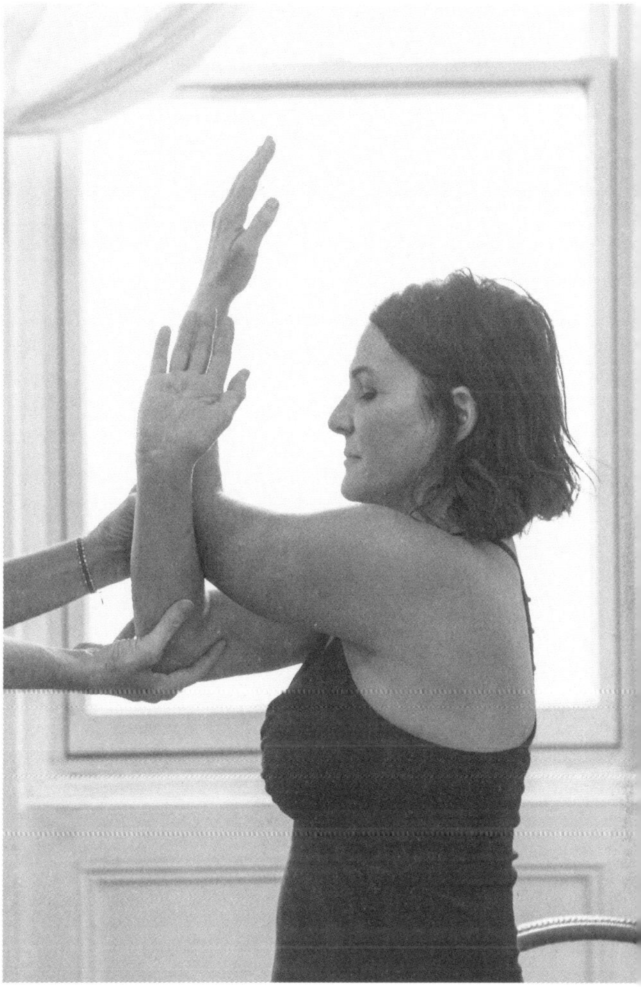

- Asseyez-vous au bord d'une chaise.
- Posez les pieds à plat sur le sol, les talons dans l'alignement des genoux, les jambes écartées à largeur du bassin.
- Redressez le bas du dos, de manière à amener le bassin en position neutre.
- Allongez la colonne et ouvrez la poitrine.
- Amenez chaque main sur l'épaule opposée, comme pour vous étreindre.
- Tâchez d'aligner les coudes devant la poitrine.
- Relâchez les mains tout en gardant les coudes joints.
- Dirigez les doigts vers le plafond.
- Les coudes sont toujours à hauteur de poitrine, l'un sur l'autre.
- Rapprochez les dos des mains.
- Si possible, joignez les paumes de mains (comme en geste de prière) et tentez de retourner les avant-bras pour que vos pouces regardent votre nez.
- Respirez et maintenez la posture pendant environ 1 minute.
- Déliez les bras et répétez en inversant la position des bras.

Notes : La position des bras en Garudasana étire les muscles du haut du dos (rhomboïdes, trapèze moyen, grand dorsal) et la capsule articulaire postérieure de l'épaule. La posture amène les épaules en flexion et en adduction vers la ligne médiane du corps. Si l'exercice est difficile, contentez-vous pour l'instant de poser les mains sur les épaules opposées, puis changez de côté.

5. Pincha Mayurasana (Plume du paon) avec les bras sur un plan de travail

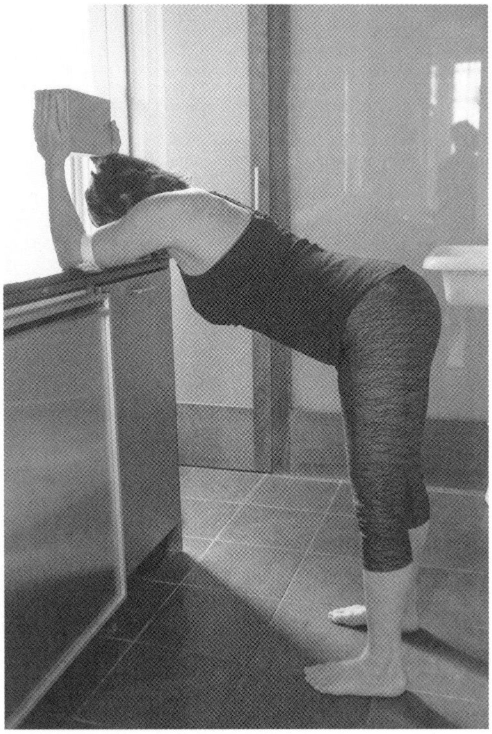

- Trouvez une table haute ou un plan de travail assez élevé.
- Bouclez une sangle à largeur d'épaules (ou un peu plus large), et enfilez-y les bras, juste au-dessus des coudes.
- Prenez une brique de yoga entre les mains.
- Pliez les coudes et posez-les sur le plan de travail, à proximité du bord.
- Reculez les jambes et les hanches jusqu'à ce que votre poitrine regarde le sol.
- Respirez et ouvrez les aisselles à mesure que vous rapprochez la poitrine du sol.
- Éloignez la tête des coudes.
- Continuez à allonger l'avant et l'arrière des épaules en reculant les hanches.
- Respirez et maintenez la posture pendant 1 à 2 minutes.

Notes : *Parce qu'elle éloigne le corps des coudes, cette variation favorise une bonne amplitude de flexion des épaules. Vous remarquerez peut-être une différence quant à la capacité de flexion des deux épaules. Pratiquez avec lenteur et délicatesse, sans forcer. Tenez fermement la brique de yoga entre les deux mains et ne laissez pas les poignets s'affaisser vers l'intérieur au risque de perturber le bon positionnement des épaules. S'il est trop difficile de travailler avec la brique, entrelacez les doigts : les mains se touchent mais les coudes sont toujours écartés à largeur d'épaules.*

6. Bharadvajasana (Nom d'un sage)

- Asseyez-vous de côté sur une chaise, les jambes écartées à largeur de hanches.
- Le bassin est posé à l'arrière de la chaise, les deux pieds à plat au sol.
- Redressez le bas du dos de manière à amener le bassin en position neutre. Sentez les ischions sur l'assise.
- Allongez la colonne et ouvrez la poitrine.
- Pivotez le buste et posez doucement les mains sur le dossier de la chaise.
- Sur l'inspiration, allongez la colonne.
- Sur l'expiration, pivotez le buste, à partir de la taille, vers l'arrière de la chaise.
- Répétez 4 fois ce processus d'allongement sur l'inspiration et de torsion sur l'expiration.
- Rentrez les omoplates dans le dos et tirez-les vers le bas.
- Gardez la poitrine ouverte et légère.
- Maintenez une respiration régulière et profonde.
- Revenez au centre et asseyez-vous de l'autre côté de la chaise.
- Répétez de l'autre côté.

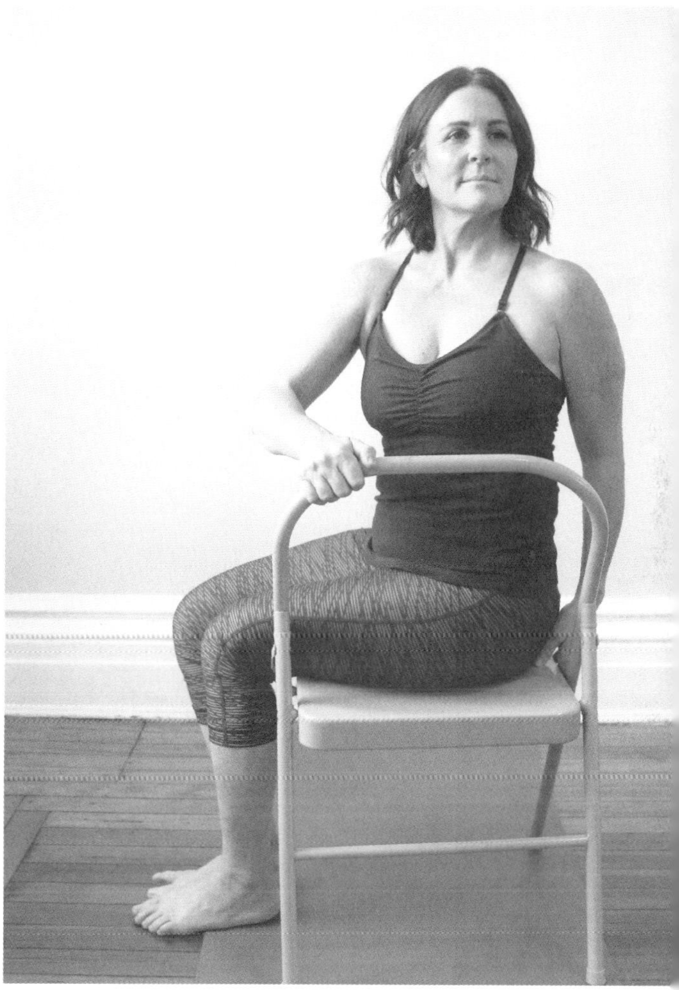

Notes : L'asana renforce l'arrière du corps, les muscles extenseurs de la colonne et ceux de la sangle abdominale. Il permet aussi d'élever et d'ouvrir la poitrine et soulage les tensions au niveau des épaules et de la nuque. Placez une brique ou un bolster entre les genoux pour garder le bassin bien aligné.

7. Setu Bandhasana (Demi-pont)

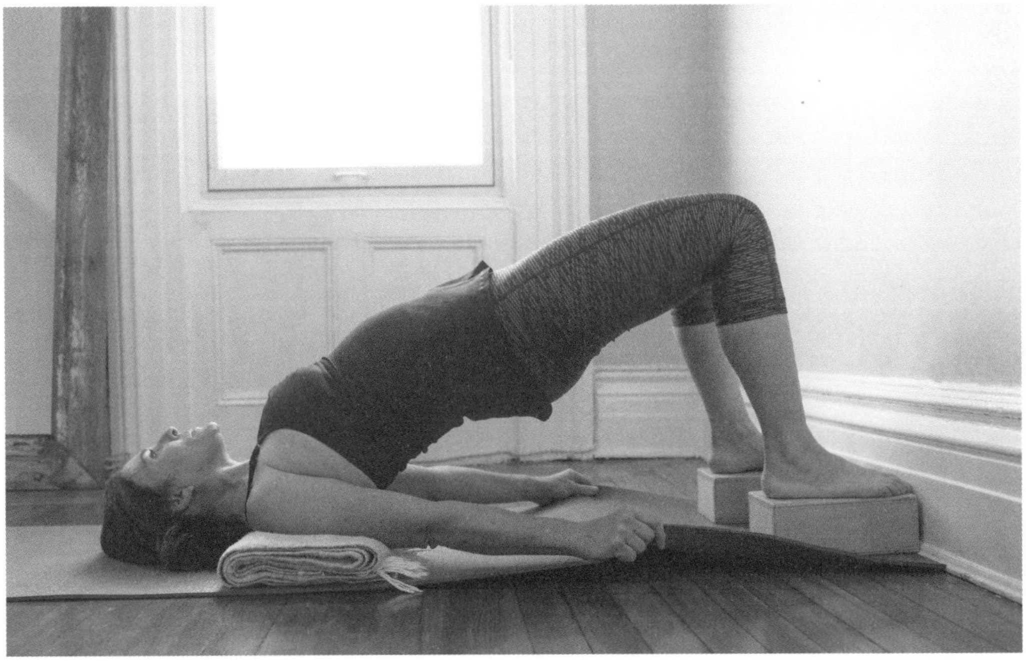

- Disposez une couverture pliée sur la largeur du tapis.
- Allongez-vous sur le dos, les épaules sur la couverture, la tête et la nuque en dehors.
- Pliez les genoux et posez chaque pied sur une brique de yoga.
- Les genoux sont écartés à largeur de hanches et les talons sont aussi près que possible du bassin.
- Agrippez de chaque main les bords du tapis.
- Pressez les pieds sur les briques et tirez le tapis en direction des pieds.
- Soulevez le bassin à partir des fessiers et allongez le bas du dos.
- Amenez le haut d'un bras en rotation externe, puis l'autre, afin de rentrer les omoplates vers la colonne.
- Continuez à tirer les mains vers les pieds et à tourner le haut des bras vers l'extérieur pour ouvrir la poitrine.
- Maintenez la posture pendant 1 minute, puis recommencez.

Notes : Dans le cadre de cette séquence, l'objectif de la posture est de garder le haut de la poitrine ouvert tandis que les omoplates soutiennent le dos. Élevez-vous des aisselles jusqu'à la poitrine. Gardez les genoux alignés sur les hanches. Pour une version plus reposante, placez une brique de yoga sous le sacrum.

8. Ouverture de la poitrine avec une brique de yoga

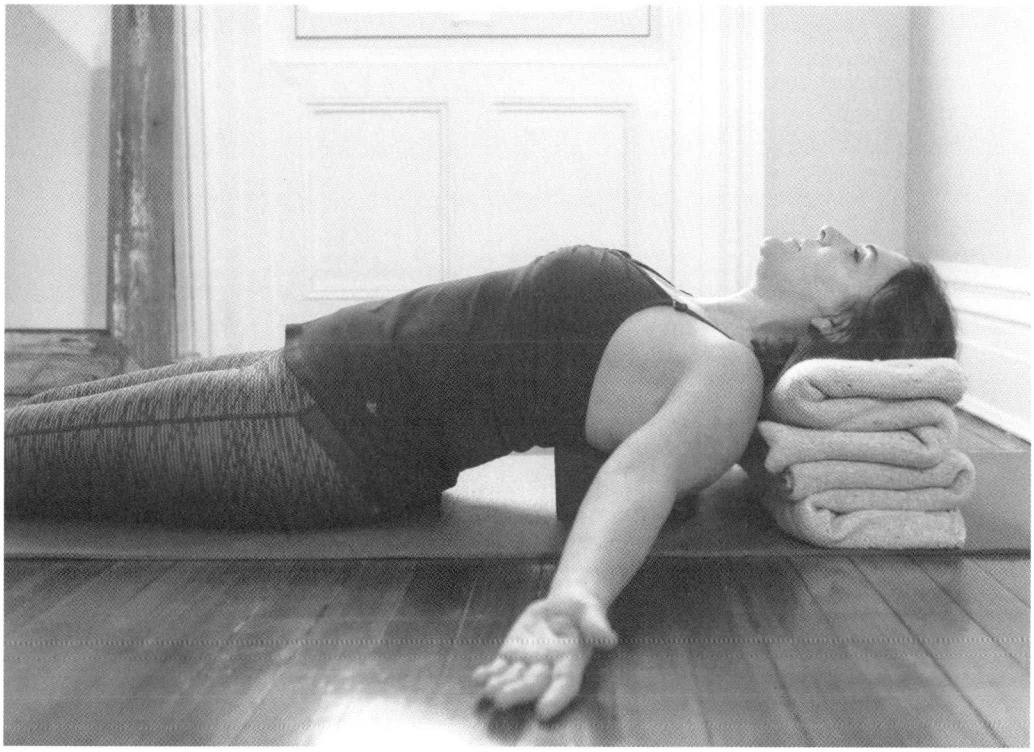

- Posez une brique de yoga sur le tapis, à une hauteur basse. Disposez plusieurs couvertures pliées (ou des oreillers) à une dizaine de centimètres de la brique.
- Allongez-vous sur le dos, la moitié inférieure des omoplates sur la brique.
- Posez la tête et la nuque sur les couvertures pliées.
- Détendez les clavicules dans l'espace entre les couvertures et la brique, de manière à ouvrir les épaules vers le sol.
- Détendez la nuque et déployez les clavicules.
- Amenez les bras en rotation externe et tendez-les confortablement vers les côtés, loin de la poitrine.
- Ouvrez les paumes vers le plafond.
- Respirez en gonflant la poitrine à mesure que les aisselles se relâchent vers le sol et que la zone de la poitrine s'ouvre et se détend.
- Gardez les jambes allongées et détendues.
- Restez 5 à 10 minutes dans la posture.

Notes : Cette posture étire les muscles de la paroi thoracique et les épaules. En cas de tension dans le bas du dos, placez une couverture roulée sous les genoux.

FOCUS BIEN-ÊTRE FONCTIONNEL : NOTRE RESPIRATION, CE SUPERPOUVOIR

Mieux respirer, c'est mieux bouger. Mieux bouger, c'est mieux se sentir. Mieux se sentir, c'est mieux agir. Et lorsque nous agissons mieux, notre vie s'améliore. La respiration est notre superpouvoir : elle influence notre énergie, notre concentration, notre stabilité émotionnelle. Il y a des années, alors que j'enseignais une séance de yoga sur chaise, je reçus une belle leçon d'humilité. Un de mes élèves, un pompier qui avait vécu l'effondrement du World Trade Center, fut perturbé par un élément du cours. Il quitta la salle pour retrouver ses esprits, mais revint peu de temps après dans un état de panique caractérisé. Tétanisée, ne sachant que faire pour l'apaiser, j'appelais une infirmière. Celle-ci posa une main sur son épaule et lui dit : « Respire lentement, profondément – inspire, expire, inspire, expire… ». Cela porta ses fruits ; le système nerveux de mon élève se stabilisa, et le pompier retrouva son calme.

La respiration est un processus complexe. Se fait-elle de manière automatique ? Volontaire ? Existe-t-il une bonne manière de respirer ? De manière générale, l'inspiration est active et l'expiration passive ; les deux combinées forment une « respiration complète ». Les muscles impliqués dans la respiration sont le diaphragme et les muscles intercostaux. À l'inspiration, le diaphragme s'abaisse, et la différence entre la pression atmosphérique et celle des alvéoles pulmonaires entraîne, par un appel d'air, le souffle dans les poumons. À l'expiration, le diaphragme remonte, rejetant l'air hors des poumons. Dans le cas d'une respiration thoracique, les côtes s'élèvent à l'inspiration (active), entraînant l'air dans les poumons. À l'expiration, la cage thoracique s'abaisse et l'air est expulsé des poumons. S'il y a une restriction au niveau des poumons, renforcer les muscles impliqués dans la respiration permet de maximiser l'échange d'air et d'améliorer la fonction pulmonaire. Une respiration normale comporte 12 à 15 inspirations et expirations par minute.

Agissant comme une pompe, le muscle du diaphragme optimise l'échange d'air. Plus l'expiration est complète, plus il y a de l'espace pour l'inspiration ; c'est pourquoi une respiration diaphragmatique régulière et lente est primordiale à notre santé et notre longévité. Les athlètes, chanteurs et yogis apprennent à utiliser au quotidien leur diaphragme pour allonger et approfondir leur respiration. La respiration thoracique est tout aussi importante : mobiliser les muscles intercostaux rend la cage thoracique souple, expansive, et permet d'amener le souffle dans les lobes supérieurs des poumons, souvent négligés. Se reposer de manière excessive sur la respiration diaphragmatique peut (dans les cas extrêmes !) entraîner une dépression du haut de la poitrine, tandis que favoriser exagérément la respiration thoracique peut engendrer une respiration superficielle ainsi que des tensions au niveau du cou et du haut de la poitrine.

Dans les rares cas où ni le diaphragme ni les muscles intercostaux ne fonctionnent, la situation est plus préoccupante. Un célèbre exemple est celui de Christopher Reeve, qui fractura ses C1 et C2 (atlas et axis) en tombant de cheval. Son diaphragme et ses muscles intercostaux étant paralysés, il utilisa des années durant les muscles du cou pour soulever sa cage thoracique, n'autorisant qu'une inspiration très courte. Finalement, on l'opéra et on lui plaça des électrodes sur le diaphragme ; avec de l'entraînement, celles-ci lui permirent de respirer sans respirateur plusieurs heures d'affilée.

De nombreuses pratiques de pranayama mobilisent à la fois la respiration thoracique et diaphragmatique, garantissant ainsi une respiration complète. Les cinq exercices de respiration présentés dans ce livre sont utilisés en rééducation et en yoga, et développent les deux types de respiration. Apprendre à mieux respirer : voilà votre superpouvoir !

CHAPITRE DIX

PROTHÈSE TOTALE DE L'ÉPAULE

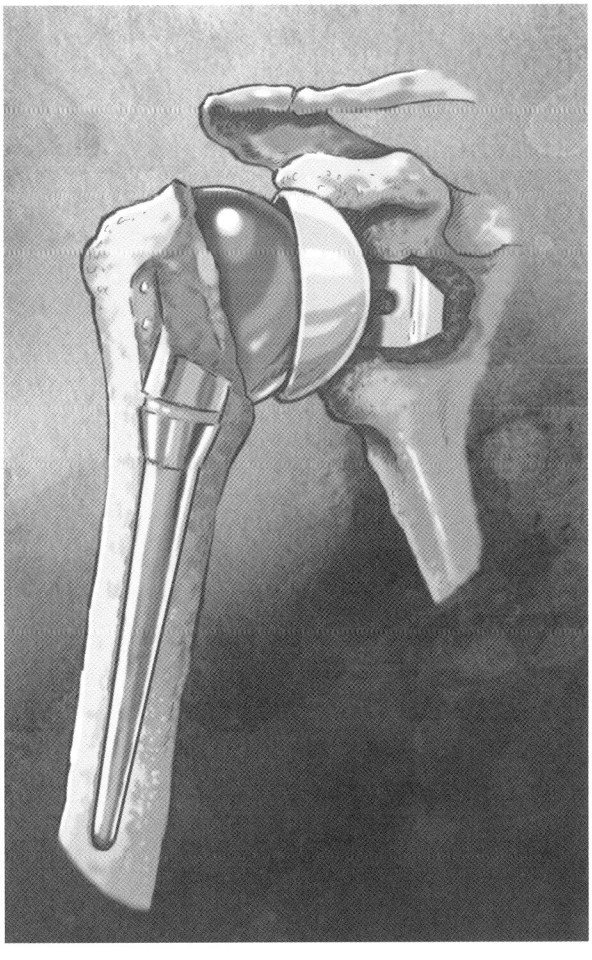

La prothèse totale de l'épaule est une intervention qui reproduit la « vraie » articulation de l'épaule, avec une tête humérale et une glène artificielles. D'un point de vue anatomique, l'articulation de l'épaule est l'endroit où la tête de l'humérus s'insère dans la cavité de l'omoplate. L'opération est conseillée lorsque le cartilage couvrant les surfaces articulaires s'est érodé au point de restreindre le glissement et la fluidité du mouvement : la friction des surfaces osseuses engendre des douleurs intenses. Douleur et perte de mobilité sont généralement les raisons motivant l'intervention chirurgicale. L'ostéo-arthrose est souvent la cause principale, mais une prothèse de l'épaule peut également être nécessaire en cas de fracture de l'épaule, de polyarthrite rhumatoïde, ou de dommages importants sur les tissus mous (muscles, tendons, ligaments). Environ cinquante mille prothèses d'épaule sont placées chaque année aux États-Unis, et environ dix mille en France (*ATIH*, 2014).

Pendant l'opération, le deltoïde et le grand pectoral sont soigneusement écartés et une incision est réalisée à l'avant de l'épaule. La glène est recouverte de plastique et la tête humérale est remplacée par une boule métallique. Bien que les protocoles postopératoires varient selon le chirurgien, l'épaule est généralement immobilisée avec une écharpe pendant deux à six semaines pour limiter le mouvement et favoriser le rétablissement des muscles de la coiffe des rotateurs. Une fois l'écharpe retirée, le protocole de rééducation doit être suivi à la lettre ! Environ six mois après l'opération, on estime qu'avoir récupéré deux tiers de son amplitude de mouvement est un bon résultat. Environ 95 % des patients retrouvent dans l'année une mobilité exempte de douleur, bien que l'amplitude de mouvement puisse conserver des limitations résiduelles. Lorsque les dommages à la coiffe des rotateurs sont trop importants, une prothèse totale « inversée » est parfois installée. Une prothèse d'épaule partielle remplace quant à elle uniquement la tête humérale (la boule). Ces deux interventions sont moins courantes qu'une prothèse totale de l'épaule et suivent également des protocoles stricts de rééducation postopératoire.

Le placement d'une prothèse totale de l'épaule est une intervention lourde nécessitant une longue convalescence ; chaque chirurgien a son propre protocole postopératoire, à respecter scrupuleusement. Ce chapitre a pour but de prolonger le processus de rééducation au terme des séances prescrites de kinésithérapie et d'ergothérapie. Une fois que vous êtes capable de réaliser des mouvements moins restreints, un facteur majeur de regain de fonctionnalité est l'utilisation régulière et consciencieuse du bras concerné au fil de la journée, avec une amplitude de mouvement qui ne compromette pas le bon rétablissement de l'articulation. Ce n'est pas toujours évident, mais il est très important de penser à utiliser votre bras autant que possible dans les activités du quotidien. Attraper des objets ménagers, commencer à vous habiller, nettoyer, ramasser les assiettes, faire votre toilette, cuisiner sont autant de tâches faciles à intégrer dans votre journée.

Si le bras concerné se charge de la majorité des tâches au point de devenir le bras dominant pour une période de temps chaque jour, c'est encore mieux ! En se concentrant activement sur les tâches du quotidien, le bras et le cerveau continuent à développer la mémoire motrice et la réintégration du membre. Cela empêche l'atrophie du muscle et la raideur de l'articulation, et garantit au bras une bonne variété d'amplitudes de mouvement au fil de la journée. Et puis, en répétant les mêmes gestes chaque jour, vous remarquerez davantage vos progrès !

YOGATHÉRAPIE

En plus d'utiliser pleinement le bras dans la vie quotidienne, les objectifs de la yogathérapie sont de renforcer les muscles de la coiffe des rotateurs et les muscles plus grands et plus superficiels comme le trapèze, les rhomboïdes au grand dorsal. Ces muscles sont importants pour soutenir et diriger le mouvement et le positionnement de l'omoplate. La régularité de la rééducation et le respect du protocole opératoire influencent énormément la qualité de votre rétablissement !

ASANAS

DEBOUT OU ASSIS

1. Sangle en boléro

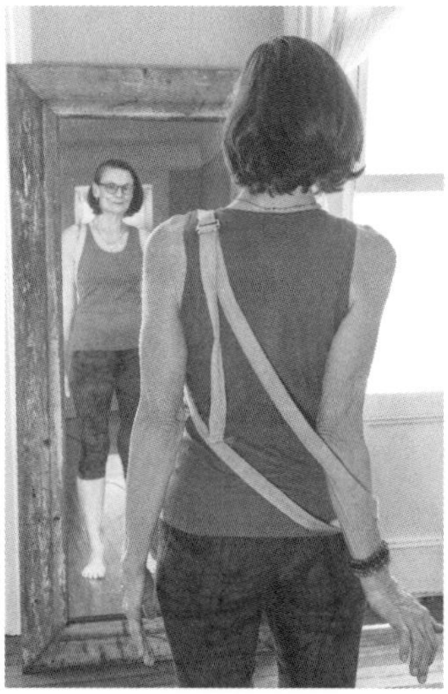
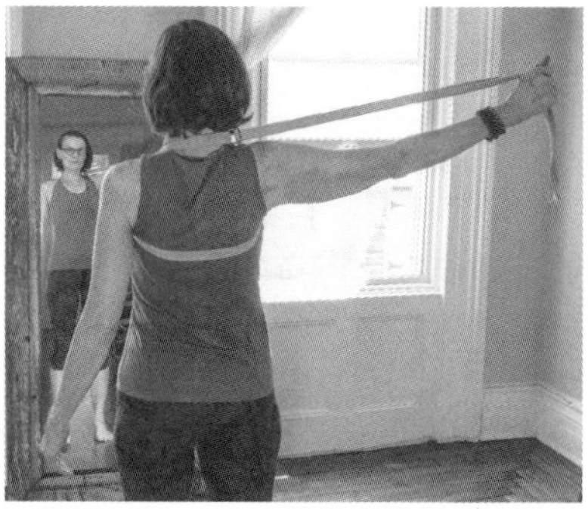
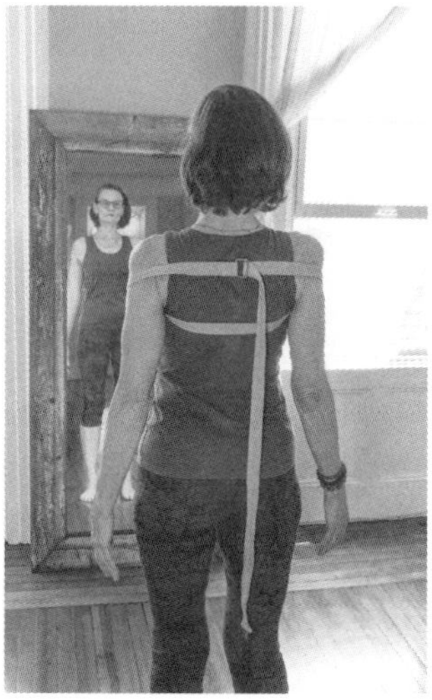

- Faites une boucle de taille moyenne avec une sangle de yoga.
- Passez une épaule dans la boucle de la sangle, comme si vous enfiliez une chemise.
- Avec le même geste, placez l'autre bras à l'extrémité de la boucle.
- La boucle se trouve à l'arrière des épaules.
- Tâchez d'avoir l'anneau vers l'un des côtés (et non au milieu).
- Amenez une main derrière la tête et tirez la sangle pour resserrer la boucle (l'anneau de la sangle se déplace alors vers le centre).
- Tirez afin d'ajuster la sangle ; elle ne doit pas être lâche.
- Abaissez délicatement la sangle sous les épaules, de manière à encercler la partie supérieure des humérus.
- Cela engendre une rétraction puissante mais douce des épaules.
- Pressez les pieds sur le sol et tendez bien les jambes.
- Allongez la colonne, du coccyx jusqu'au sommet du crâne.
- Gardez la sangle pendant 1 à 2 minutes.
- Amenez une main derrière le dos et tirez la sangle vers le bas pour l'ôter.

Notes : Si positionner la sangle est trop difficile, demandez à quelqu'un de vous aider à l'enfiler et à la retirer. L'exercice est bon à connaître car il détend la nuque et la région des épaules, et il aide le corps à réapprendre de quelle manière le positionnement des omoplates soutient le haut du dos et l'articulation des épaules. Si vous ressentez des picotements dans les mains, desserrez ou retirez la sangle.

2. Exercices de résistance avec une sangle

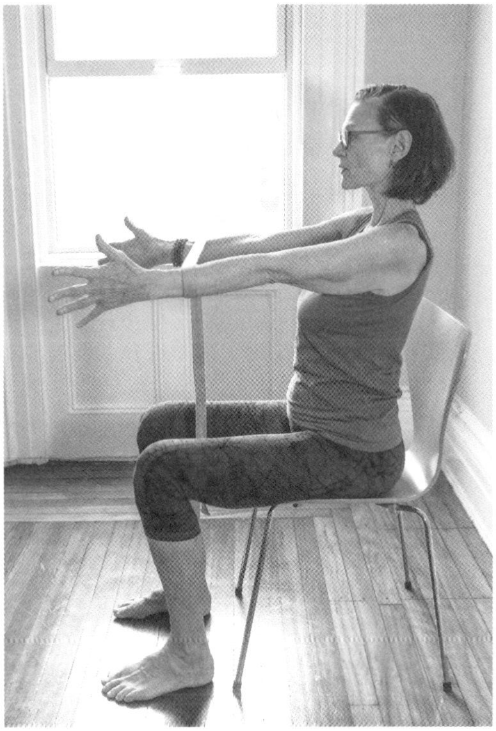

- L'exercice peut se pratiquer assis sur une chaise ou debout.
- Les orteils sont dirigés vers l'avant et les jambes écartées à largeur de bassin.
- Faites une boucle de taille moyenne avec la sangle et ceinturez les avant-bras, plus ou moins à largeur d'épaules.
- Tendez complètement les bras vers l'avant, à hauteur d'épaules (ou plus bas), paumes vers l'intérieur.
- Tirez les humérus vers l'arrière, vers les épaules, puis éloignez les épaules des oreilles, déployant ainsi les clavicules. Cette action stabilise la nouvelle tête humérale dans sa nouvelle cavité.
- Écartez les bras comme si vous vouliez rompre la sangle.
- Dirigez les paumes vers le haut, et écartez les bras.
- Dirigez les paumes vers le sol, et écartez les bras.
- Dirigez les paumes vers l'extérieur, pouces vers le sol, et écartez les bras.
- Maintenez chaque position sur 5 temps et tournez les mains en amorçant le mouvement à partir des épaules.
- Retirez la sangle et laissez les bras se détendre de chaque côté du corps.

Notes : Continuez à rétracter les humérus dans la cavité des omoplates et à éloigner les épaules des oreilles.

3. Rétraction des omoplates

- Tenez-vous debout, le dos à 10-15 centimètres de distance du mur.
- Écartez les pieds à largeur de bassin et tendez bien les jambes.
- Pressez les pieds sur le sol et déplacez le poids du corps vers les talons.
- Allongez la colonne du coccyx jusqu'au sommet du crâne et élevez la cage thoracique.
- Fléchissez les coudes, veillez à vous tenir droit, et tirez les omoplates vers le bas.
- Pressez les coudes vers l'arrière, contre le mur.
- Redressez davantage la poitrine en engageant puissamment les épaules.
- Maintenez votre effort et la posture pendant environ 1 minute ; répétez 2 ou 3 fois.

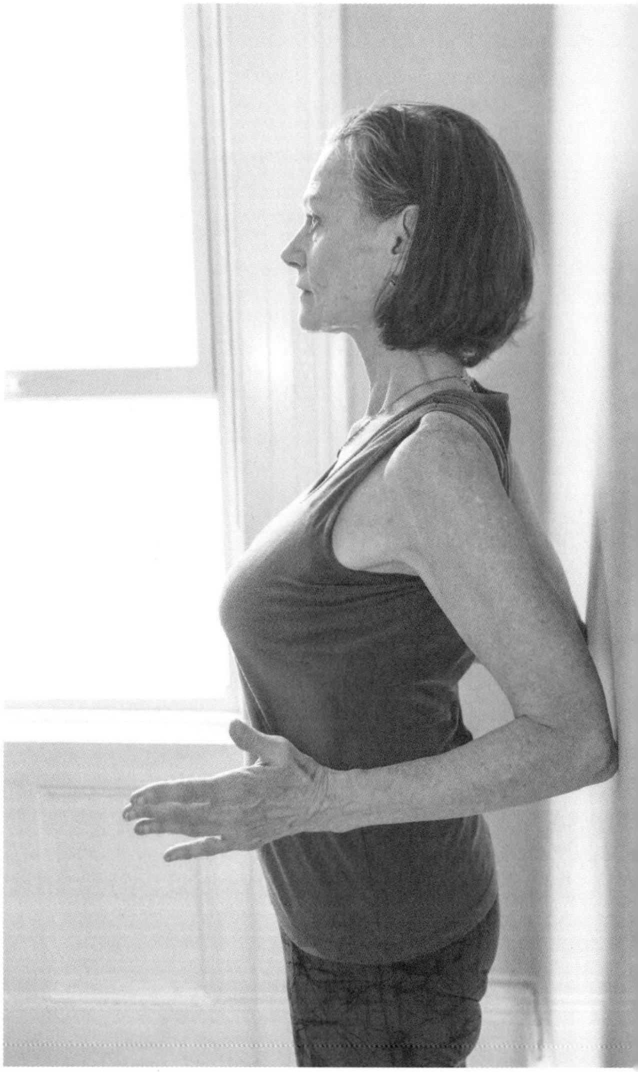

Notes : Activez le haut du dos sur toute la durée de l'exercice. Gardez les omoplates basses et rentrées dans le dos.

4. Adho Mukha Svanasana modifié (Chien tête en bas)

Sur un escalier :

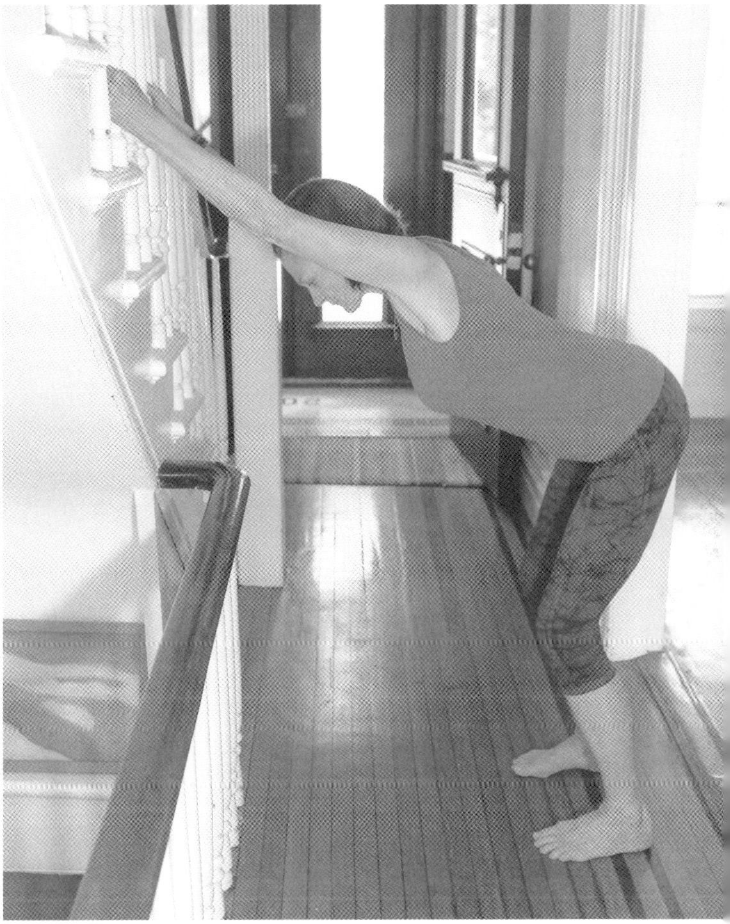

- Placez les mains à largeur des épaules (ou un peu plus écartées) sur une surface stable et haute comme des barreaux d'escalier ou une échelle de lit superposé.
- Les mains se trouvent au moins à hauteur des yeux ou plus haut.
- Les jambes sont écartées à largeur de bassin, ou un peu plus, les orteils dirigés vers l'avant.
- Reculez les pieds jusqu'à ce que le torse regarde le sol, le bassin dans l'alignement des pieds.
- Étirez-vous vers l'arrière et laissez le poids du bassin étirer la colonne.
- Laissez les épaules s'étirer et s'ouvrir confortablement.
- Pliez et tendez successivement les jambes en continuant à étirer les aisselles et la poitrine.
- Respirez et restez dans cette position pendant 1 à 2 minutes

Au mur :

- Tenez-vous debout face au mur, les pieds écartés à largeur de bassin et les orteils en contact avec le mur.
- Posez les mains sur le mur au niveau des épaules.
- Reculez les pieds jusqu'à ce que le torse regarde le sol, le bassin dans l'alignement des pieds.
- Pressez les mains sur le mur et les pieds sur le sol ; allongez la colonne.
- Tâchez de garder les épaules à hauteur égale et la zone des aisselles étirée et détendue.
- Respirez pendant 1 à 2 minutes.

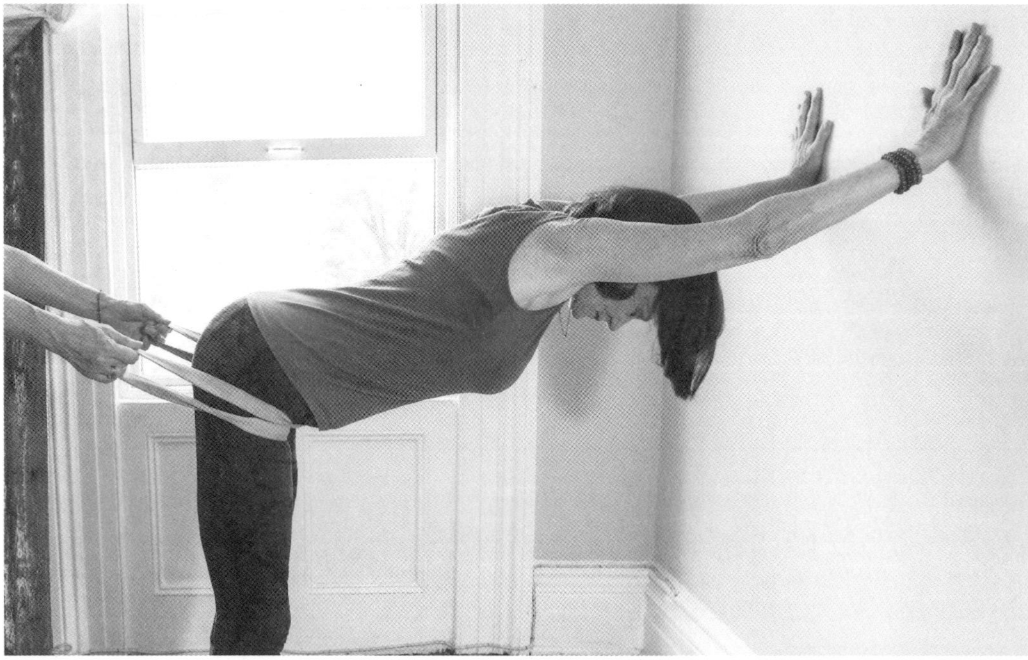

Notes : En cas de douleur dans l'articulation de l'épaule, écartez davantage les mains, tournez-les vers l'extérieur, ou placez-les plus haut sur le mur (le torse ne sera plus parallèle au sol). Pour étirer davantage la colonne, tirez le bassin vers l'arrière comme si on vous tirait avec une sangle.

5. Courbe en double « S »

- Debout ou assis, écartez les pieds à largeur de bassin, les orteils dirigés vers l'avant.
- Tendez bien les jambes et allongez la colonne du coccyx jusqu'au sommet du crâne.
- Pressez les pieds sur le sol et élevez la cage thoracique loin de la taille.
- Tendez les bras latéralement, paumes vers l'avant.
- Fléchissez légèrement les coudes et tournez alternativement une paume vers le plafond, l'autre vers le sol/le mur.
- Tâchez de garder les coudes détendus ; pratiquez ces mouvements comme si vous portiez un objet très volumineux, mais très léger.
- Le buste et les épaules peuvent bouger avec les bras ; la poitrine reste ouverte.
- Gardez la courbure des coudes et une légère tension dans les bras et les poignets.
- Pratiquez ces mouvements lentement, 8 à 10 fois avec chaque bras.

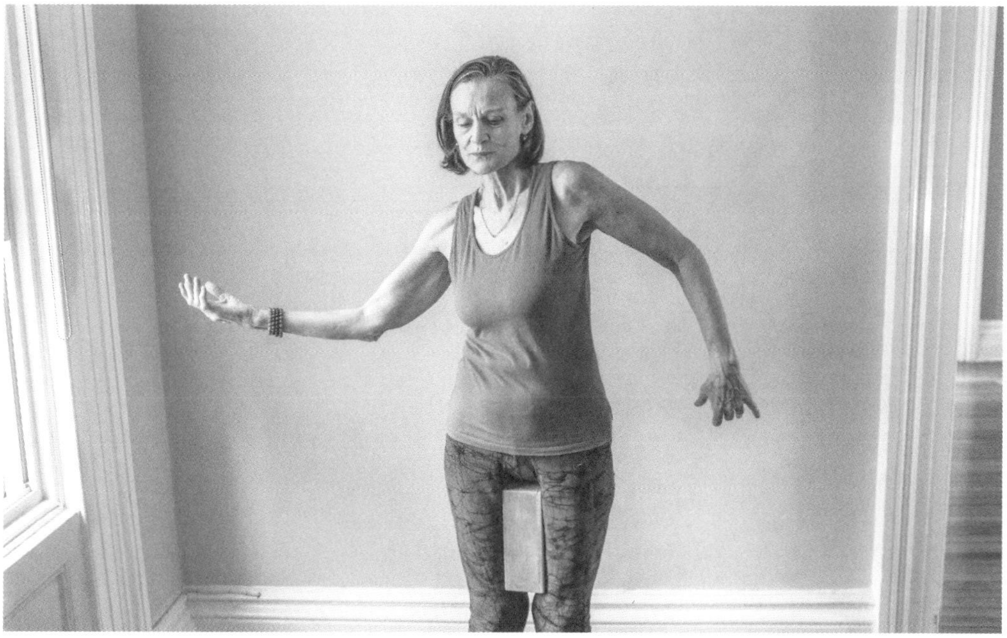

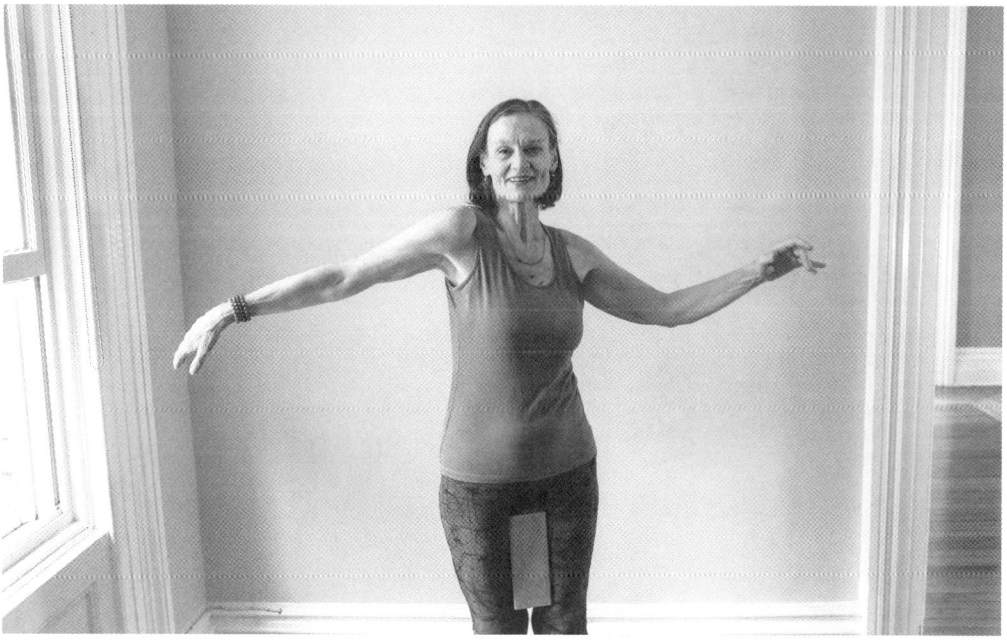

Notes : L'exercice travaille les cavités des omoplates. Les rotations interne et externe des humérus renforcent la coiffe des rotateurs, étirent les tissus environnants et lubrifient les articulations des épaules avec du liquide synovial. Cela peut sembler étrange au début, mais amusez-vous et vous percevrez les bienfaits de l'exercice. Pressez éventuellement une brique de yoga entre les cuisses.

6. Variation de Shalabasana (Sauterelle)

- Allongez-vous sur le ventre, sur un bolster ou trois couvertures pliées.
- Le bassin et le torse reposent sur le bolster, les épaules au bord du bolster.
- Retournez les orteils sur le tapis, les genoux face au sol.
- Allongez le bas du dos en engageant l'abdomen vers les fessiers et en tournant les fessiers vers les pieds.
- Promenez vos doigts vers l'avant sur le sol pour étendre les bras.
- Tournez les paumes l'une vers l'autre et, les coudes tendus, décollez les bras du sol. Si le bras concerné par la prothèse ne décolle pas, pas de problème !
- Sur une expiration, tracez un grand demi-cercle avec les mains en ramenant les bras le long du corps.
- Les mains tendues vers les pieds, tournez les pouces vers le sol.
- Ce sont les épaules et le haut du dos qui amorcent le mouvement des bras.
- Sur une inspiration, dirigez les pouces vers le plafond et inversez le demi-cercle, les bras revenant vers l'avant, paumes face à face.
- Gardez la colonne allongée pendant toute la durée de l'exercice.
- Répétez 2 à 4 fois.

Notes : L'asana travaille la flexion et la rotation des épaules, deux actions difficiles pour une coiffe des rotateurs en convalescence. Pratiquez avec douceur et tracez le demi-cercle au sol avant de le faire avec les mains en l'air. Si c'est trop intense, pratiquez un bras à la fois et/ou gardez les mains au niveau du sol. L'asana peut aussi se pratiquer avec un bras pendant sur le côté d'un lit (ou d'une table), ce qui réduit l'amplitude de mouvement de l'articulation. C'est un bon exercice de renforcement du haut du dos et des muscles des épaules.

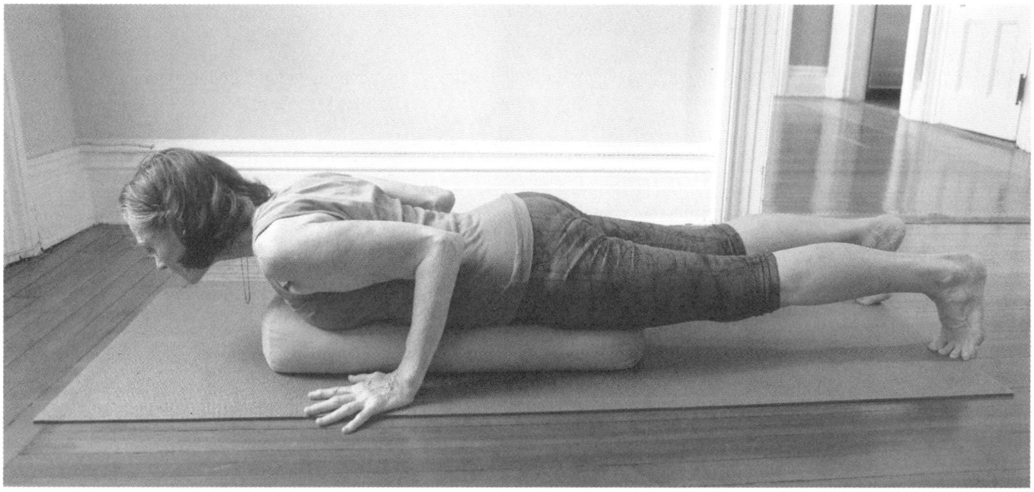

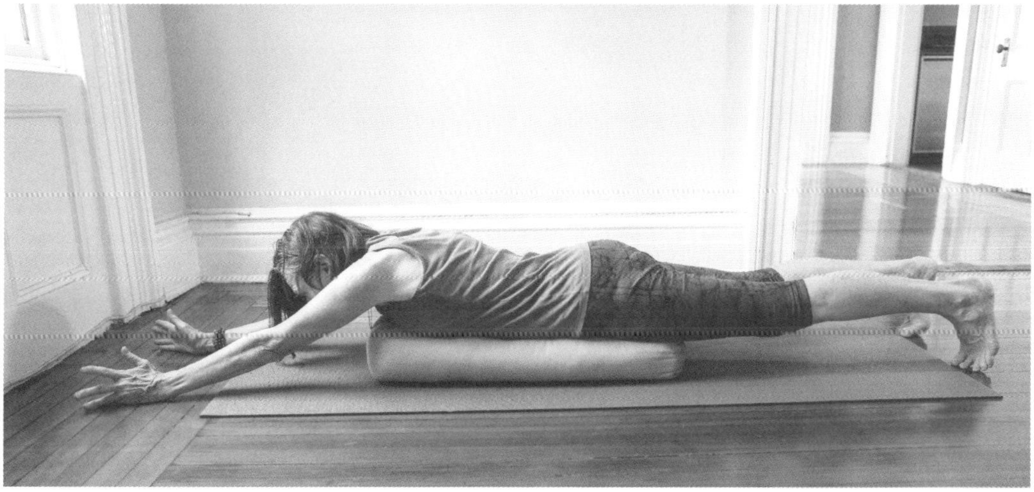

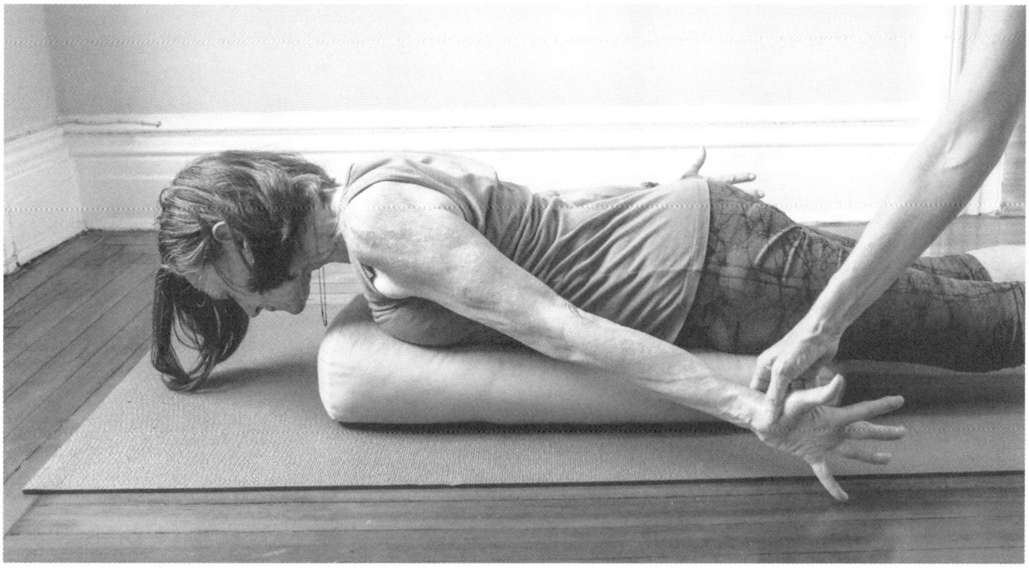

7. Shavasana (Repos)

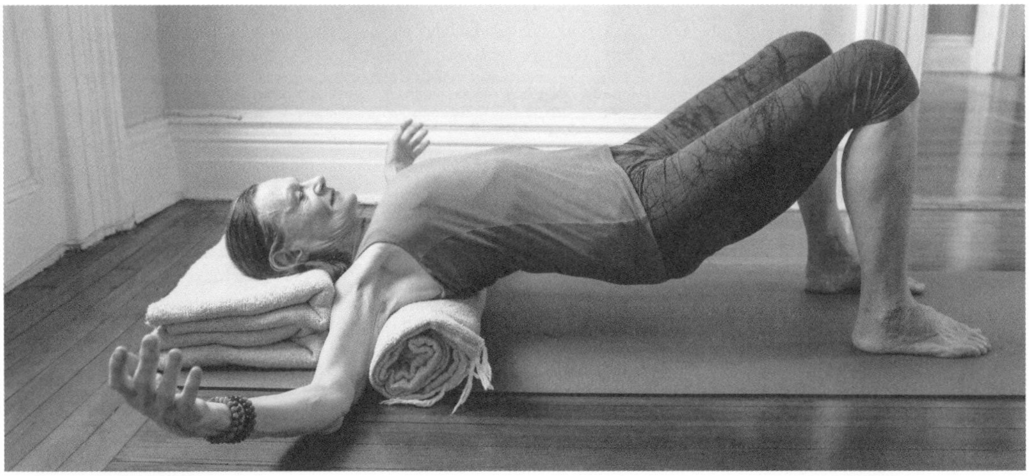

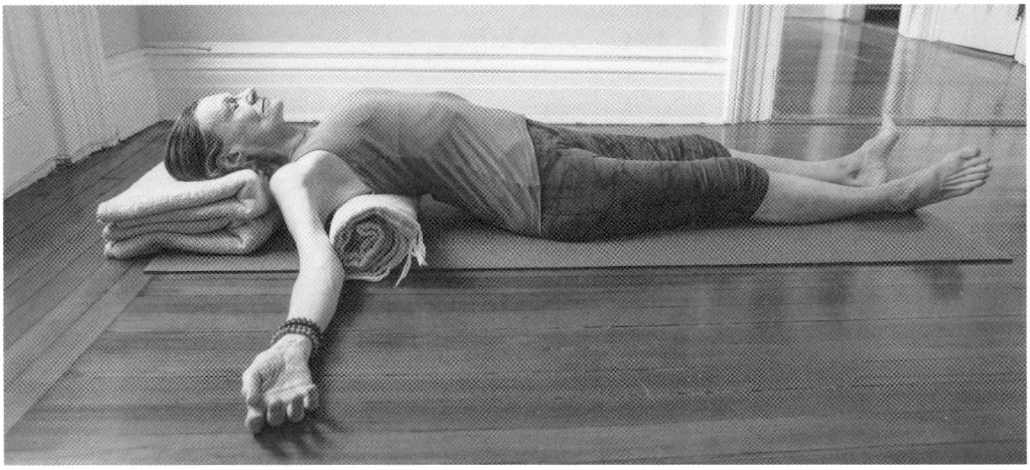

- Roulez une couverture assez serré et disposez-la en travers du tapis.
- Placez deux ou trois couvertures pliées derrière le rouleau pour soutenir la nuque et la tête.
- Allongez-vous sur le dos, genoux fléchis, et placez le haut du dos sur la couverture roulée.
- Les épaules se trouvent au bord du rouleau.
- Pressez doucement les pieds et roulez les épaules hors de la couverture roulée.
- Les côtés externes des épaules, orientés vers le sol, se détendent, tandis que la tête et la nuque sont soutenues par les couvertures pliées.
- Sans affaisser la poitrine ni bouger les épaules, tendez lentement les jambes.
- Reposez-vous et respirez ; la couverture roulée soutient l'ouverture des omoplates et de la poitrine.
- Restez dans cette position pendant 5 à 10 minutes.

Notes : Assurez-vous que vos épaules se relâchent dans l'espace entre les couvertures. Détendez-vous et profitez de l'étirement.

FOCUS BIEN-ÊTRE FONCTIONNEL : CINQ TECHNIQUES DE RESPIRATION

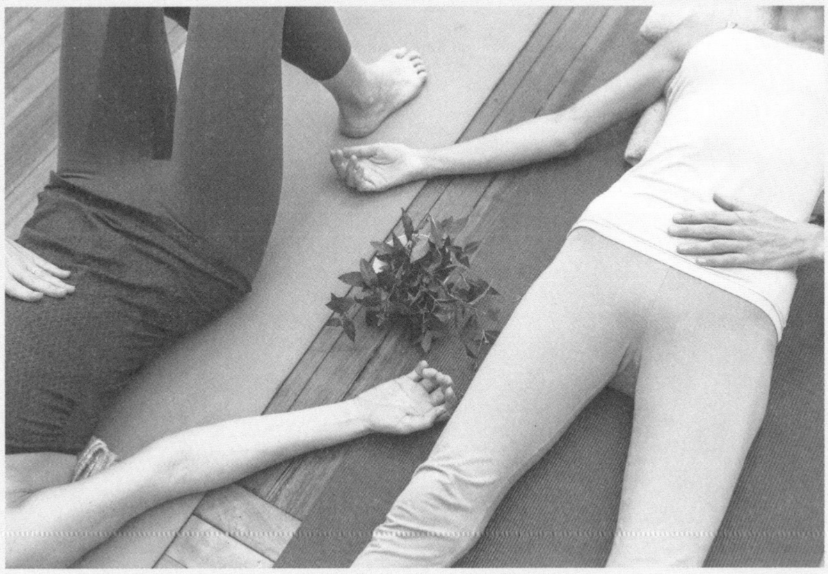

Cette section comporte trois techniques de respiration souvent utilisées par les professionnels de santé et deux pranayamas yogiques faciles à pratiquer chez soi. Toutes optimisent l'échange d'air, renforcent les muscles respiratoires et abdominaux, et sensibilisent les individus à une respiration plus efficace et plus consciente. Ces techniques sont particulièrement bénéfiques aux personnes souffrant d'une BPCO[1], celles dont le diaphragme est affaibli ou qui ont tendance à respirer par la bouche. Lisez attentivement les indications et contre-indications ; le travail respiratoire est un outil puissant, et il est important de choisir la pratique qui vous convient.

TECHNIQUES DE RESPIRATION

1. Respiration lèvres pincées

Facile à enseigner, elle est souvent utilisée avec les patients hospitalisés. Cette technique dilate les voies respiratoires car l'expi-

1. *La BPCO (broncho-pneumopathie chronique obstructive) est un ensemble de maladies caractérisées par un flux d'air restreint dans les poumons, comme un emphysème et une inflammation chronique des poumons. Dans les cas sévères de BPCO, les abdominaux (surtout les obliques internes et le transverse) peuvent être sollicités pour renforcer l'expiration.*

ration est confronté à une résistance accrue et l'oxygène est donc conservé plus longtemps dans les poumons. L'expiration lente expulse l'air de manière plus complète et renforce également le diaphragme et les abdominaux. La pratique est recommandée aux personnes essoufflées en raison d'une BPCO ou de l'anxiété ; elle peut être efficace pour traiter l'hyperventilation ou l'épuisement. La respiration doit être calme et détendue.

*« **Respirez la fleur et soufflez la bougie.** »*

- Fermez légèrement les lèvres et prenez une longue et lente inspiration par le nez, comme si vous renifliez une fleur.
- Expirez par la bouche, les lèvres légèrement pincées comme si vous souffliez une bougie.
- La respiration est détendue, sans précipitation.
- Répétez jusqu'à ce que votre respiration vous semble stable et apaisée, pendant environ 3 à 5 minutes.

2. Respiration carrée

Cette technique, également facile à apprendre, aide à réduire le stress et réguler les émotions. Son schéma symétrique et paisible stabilise la respiration et oxygène le sang. Elle est utilisée par les militaires et par d'autres professionnels soumis à un haut niveau de stress afin de calmer le corps et de focaliser le mental. Elle équilibre le système nerveux et permet de gérer l'anxiété.

*« **Inspirez sur quatre, retenez sur quatre, expirez sur quatre, retenez sur quatre.** »*

- Relâchez les lèvres tout au long de la pratique.
- Débutez le cycle par une inspiration et une expiration complètes.
- Inspirez profondément sur 4 temps.
- Retenez votre respiration sur 4 temps.
- Expirez sur 4 temps.
- Restez à vide sur 4 temps.
- Recommencez.
- Idéalement, pratiquez pendant 5 à 10 minutes.

3. Respiration diaphragmatique

Cette technique mobilise davantage le diaphragme sur l'inspiration et les abdominaux sur l'expiration. La respiration diaphragmatique ralentit le souffle et instaure un schéma respiratoire plus profond, plus contrôlé. Une respiration profonde bénéficie aux personnes souffrant de BCPO et d'hypertension, à celles ayant un diaphragme faible et/ou dont la nuque et les épaules sont tendues en raison d'une respiration thoracique excessive. Il est plus facile d'apprendre la respiration profonde et détendue en position couchée, car on ressent mieux le travail du diaphragme.

Note : Si l'expiration est extrêmement faible ou en cas de BPCO sévère, pratiquez assis et poussez un coussin contre le ventre/la zone du diaphragme pour aider le diaphragme à remonter vers les poumons et expulser l'air.

- Inspirez et expirez par le nez.
- Posez les mains de chaque côté du thorax.
- En inspirant, sentez votre thorax se soulever et venir se coller à votre main.
- Cette action va étendre latéralement la cage thoracique.
- Le bas du ventre peut légèrement se gonfler (parce que le diaphragme descend) mais ne le laissez pas se gonfler démesurément.
- Sur l'expiration, laissez les muscles du ventre se plaquer contre la colonne et les côtes s'éloigner naturellement des mains.
- La respiration est calme, la poitrine détendue.
- Pratiquez pendant 5 à 10 minutes.

TECHNIQUES DE YOGA

Nadi Shodana et Kapalabhati sont deux techniques yogiques de respiration. Kapalabhati mobilise en priorité le diaphragme et les abdominaux et Nadi Shodana accentue la respiration thoracique. Les deux pratiques sont complémentaires aux techniques occidentales plus simples décrites précédemment.

4. Nadi Shodana (Respiration par narine alternée)

Nadi Shodana renforce les poumons avec des respirations lentes, contrôlées, expansives. La respiration thoracique est importante, car elle mobilise davantage le haut des poumons et permet de garder une paroi thoracique souple et déployée. En alternant les narines, la technique sollicite de manière égale les deux hémisphères cérébraux et les poumons ; elle équilibre les émotions et procure un sentiment d'apaisement profond. Avec la respiration thoracique, les côtes s'élèvent verticalement et s'étendent horizontalement pour favoriser une utilisation complète des poumons et de la cage thoracique. Finalement, le souffle doit circuler des côtes inférieures aux clavicules, jusqu'à atteindre les lobes supérieurs des poumons.

- Asseyez-vous au sol ou sur une chaise, le buste redressé.
- Les mains sont détendues et ouvertes. Courbez l'index et le majeur vers la paume des mains ; les pouce, annulaire et auriculaire sont tendus mais détendus.
- Posez le pouce de la main droite sur la narine droite, l'annulaire sur la gauche. Les bouts de l'index et du majeur sont toujours courbés vers la paume de la main.
- Après une expiration complète, pressez légèrement la narine droite avec le pouce et inspirez lentement, calmement par la narine gauche.
- Pressez la narine gauche avec l'annulaire et expirez par la narine droite en relâchant la pression du pouce. Les deux doigts restent en contact avec la peau des narines.
- Ensuite, inspirez par la narine droite ; à la fin de l'inspiration, fermez-la délicatement avec le pouce.
- Relâchez l'annulaire et expirez lentement par la narine gauche.
- Poursuivez ce schéma de respiration.
- Tâchez d'équilibrer la durée de l'inspiration et de l'expiration.
- Répétez le cycle pendant 5 à 10 minutes.
- Le cycle se termine en expirant par la narine gauche.
- Posez les mains sur le haut des cuisses et respirez par les deux narines.
- Si l'exercice est confortable, tentez de doubler la durée de l'expiration par rapport à l'inspiration.

Notes : Pour renforcer davantage les poumons et le diaphragme, ajoutez à l'exercice une rétention de souffle. Le ratio est 1 : 2 : 2. Par exemple : inspirez sur 4 temps, gardez le souffle sur 8 temps, expirez sur 8 temps, puis répétez de l'autre côté avec le même ratio. Tant que la rétention de souffle et l'expiration sont deux fois plus longues que l'inspiration, la durée n'a pas d'importance. En cas de BCPO ou de souffle court, inspirez et expirez à durée égale, et évitez les rétentions de souffle. Cette technique est utile en cas d'hypotension.

5. Kapalabhati (Respiration du « crâne qui brille »)

En raison de son effet purifiant, Kapalabhati est considérée comme un *kriya*, une technique de nettoyage. C'est une respiration puissante, stimulante; les expirations forcées sont particulièrement efficaces pour renforcer le diaphragme et les abdominaux. La technique peut accroître la tension artérielle et sera donc évitée en cas de stress, de maladie cardiaque, d'hypertension, de hernie abdominale, de pathologies vulnérables à une chaleur excessive (la sclérose en plaques par exemple), de grossesse, de pathologies oculaires. Bénéfique aux asthmatiques chroniques, cette respiration prolonge l'expiration.

- Posez deux doigts entre le nombril et le base du sternum.
- Fermez doucement la bouche et prenez une inspiration lente et profonde par le nez.
- En gardant la bouche fermée (la mâchoire détendue), expirez vivement par saccades à partir de l'endroit où sont posés les deux doigts, 1 à 5 fois d'affilée.
- L'expiration chasse les poussières du nez.
- Sentez le diaphragme qui rebondit sous vos doigts.
- Les expirations sont sonores.
- Il y a naturellement une fraction de seconde de rétention de souffle entre chaque respiration.
- Après 5 respirations (ou moins), respirez normalement, calmement.
- Répétez le cycle 4 fois ou plus.
- Augmentez le nombre d'expirations pratiquées d'affilée.
- Pratiquez quotidiennement.

CHAPITRE ONZE

RENFORCER LES ÉPAULES ET LA COIFFE DES ROTATEURS

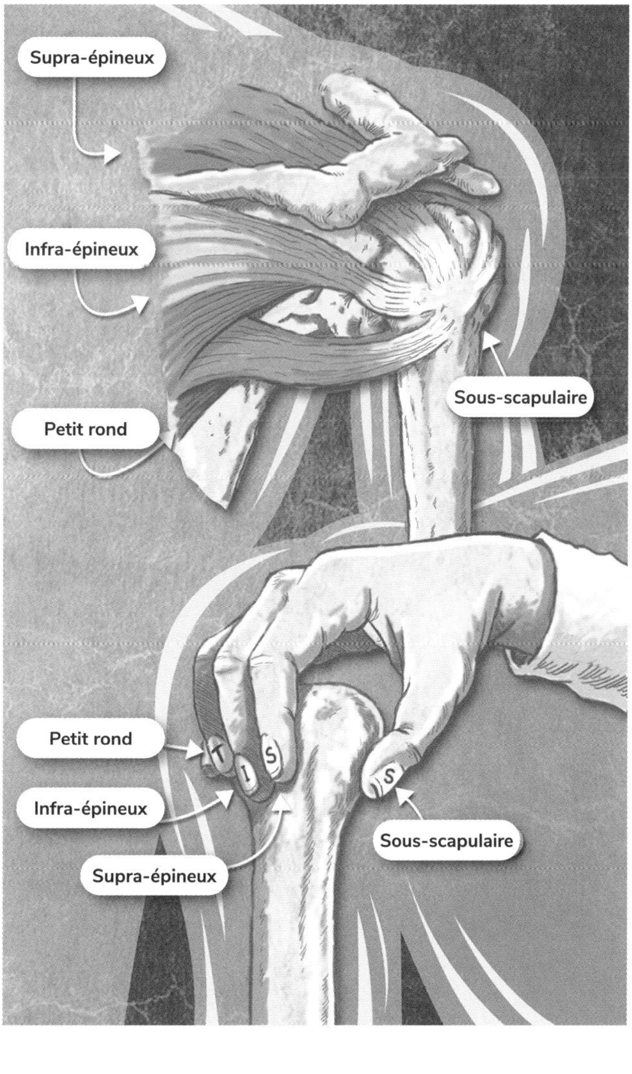

La ceinture scapulaire est une partie remarquable de l'architecture humaine. Seulement trois os la constituent : la clavicule, l'humérus, l'omoplate (ou scapula dans la nomenclature anatomique). L'articulation de l'épaule est de type énarthrose, avec une partie sphérique (la tête humérale) s'insérant dans une cavité (la glène). L'épaule est l'articulation la plus mobile et la moins stable du corps, en partie parce que sa cavité est peu profonde pour une tête humérale relativement large. En outre, l'articulation est maintenue par des muscles, des tendons, des ligaments : ceux-ci permettent une bonne amplitude de mouvement mais ne procurent pas une stabilité optimale. Des épaules blessées, précédemment blessées ou instables nécessitent souvent un programme d'entretien continu pour conserver leur force et/ou leur amplitude de mouvement. Ce chapitre est la fois préventif et curatif. Il s'adresse aux personnes sujettes à une faiblesse au niveau des épaules ou à des problèmes chroniques tels que des dislocations et des tendinites, ou un effilochement du cartilage.

Les six muscles intrinsèques profonds de l'épaule stabilisent la tête humérale dans la glène ; ce sont principalement eux qui mettent en mouvement le bras. Les plus connus de ces muscles sont les fameuses coiffes des rotateurs. Trois des muscles de la coiffe des rotateurs ont une action de rotation ; le quatrième amorce les quinze premiers degrés de l'abduction. Les muscles de la coiffe des rotateurs s'attachent sur l'omoplate et ont leur point d'insertion sur la tête humérale (ce qui en font des muscles de l'épaule, non du bras !). Les attaches puissantes des tendons ont un impact considérable sur la stabilité et les mouvements du bras, parce qu'elles sécurisent la tête humérale dans la glène de l'omoplate. Le bras est utilisé à longueur de journée et les mouvements répétitifs avec une flexion de l'épaule supérieure à 90 degrés peuvent mettre la coiffe des rotateurs sous pression. Les peintres en bâtiment, artistes, coiffeurs, entrepreneurs, joueurs de tennis ou de base-ball, gymnastes, nageurs sont potentiellement vulnérables au niveau de la coiffe des rotateurs. Une lésion traumatique à la suite d'une chute ou d'un accident est aussi relativement courante. Le risque d'une lésion de la coiffe des rotateurs augmente avec l'âge, à mesure que les muscles s'atrophient et que les articulations se raidissent. J'ai souvent travaillé avec des patients hospitalisés pour une fracture de hanche ou une blessure similaire, mais qui vivaient avec une épaule (ou les deux !) quasi ankylosée, expliquant vaguement qu'ils avaient un « problème à la coiffe des rotateurs ».

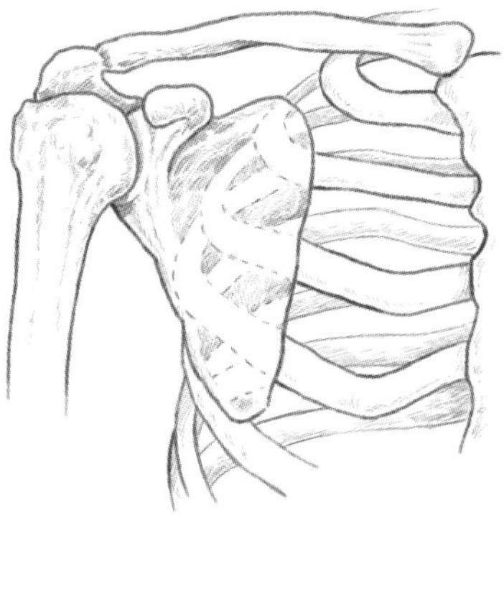

Avec la coiffe des rotateurs, la scapula joue un rôle de premier plan. Elle doit être extrêmement mobile pour que l'articulation puisse se mouvoir dans toutes les directions. La scapula est le socle mobile du bras, glissant vers l'extérieur et vers le haut dès que le bras s'élève au-dessus de 60 degrés. La scapula bouge dans six directions : loin du centre ou vers le centre (abduction et adduction), sonnettes interne ou externe, élévation ou abaissement. Ces actions (ainsi que leur relation avec l'os du bras) sont appelées « rythme scapulo-huméral » et procurent aux bras la capacité de se mouvoir librement dans toutes les directions et à toute hauteur. Sans que nous en ayons conscience, le rythme scapulo-huméral est à l'œuvre dans de nombreux gestes du quotidien, tels qu'enfiler une chemise, se coiffer, ranger la vaisselle. Si la scapula ne glissait pas, comment pourrions-nous nous laver les cheveux? Parfois, la scapula se retrouve coincée dans une position d'adduction/abaissement, ce qui implique qu'elle doit réapprendre à glisser pour que le bras puisse s'élever en toute sécurité. Cela peut survenir chez les personnes victimes d'une attaque cérébrale ou sujets à d'autres problèmes de mobilité. Si la scapula ne glisse pas suffisamment, élever le bras au-delà de 60 degrés constitue un risque pour l'articulation de l'épaule.

LES MUSCLES DE LA COIFFE DES ROTATEURS

Supra-épineux : Il recouvre le tiers supérieur de la scapula. Il amorce l'abduction du bras et s'attache à l'humérus sur la facette supérieure du tubercule majeur.

Infra-épineux : Il recouvre les deux tiers inférieurs de la scapula. Il engendre une rotation latérale de l'épaule et s'attache également à l'avant de l'humérus sur la facette moyenne du tubercule majeur.

Petit rond : Il se trouve sur les deux tiers supérieurs du bord latéral de la scapula. Il engendre une rotation latérale de l'épaule et s'attache à l'avant de l'humérus sur la facette postérieure du tubercule majeur.

Sous-scapulaire : Il recouvre la face interne de la scapula. Il amène l'épaule en rotation interne et s'attache à l'humérus sur le tubercule mineur, ce qui est le point d'attache le plus en avant.

LES DEUX AUTRES MUSCLES INTRINSÈQUES DE L'ÉPAULE

Deltoïde : Le deltoïde est un muscle de l'épaule large et puissant. Moteur principal, il permet de bouger le bras dans toutes les directions. Le deltoïde possède des faisceaux antérieur, moyen et postérieur. Le faisceau moyen amène le bras en adduction latérale, le faisceau antérieur élève le bras au-dessus de la tête, et le faisceau postérieur étend le bras vers l'arrière. Le faisceau moyen s'associe au supra-épineux pour l'abduction du bras au-delà de 15 degrés.

Grand rond : Il se situe sous le petit rond, sur le tiers inférieur du bord externe de la scapula. Il engendre la rotation interne, l'adduction et l'extension de l'épaule. Le grand rond et le sous-scapulaire ont des actions similaires, et une raideur de ces muscles peut restreindre l'élévation du bras au-dessus de l'épaule ou, vers l'arrière, vers le milieu du dos.

YOGATHÉRAPIE

Sur un dos bien positionné, les bords internes des omoplates sont espacés d'environ 10 centimètres. Les exercices de cette section renforcent la stabilité de l'épaule et du haut du dos et accroissent l'amplitude de mouvement de la scapula. Ces asanas étirent également les muscles de la paroi thoracique, car une poitrine contractée tire les clavicules vers l'avant, ce qui restreint les épaules dans leur mouvement. En cas de douleur aiguë dans les épaules ou de blessure récente, consultez un professionnel de la santé et poursuivez avec la yogathérapie si cela est approprié. Les étirements et renforcements sont bénéfiques en cas d'arthrite de l'épaule, mais attention aux charges trop lourdes.

ASANAS

1. Utthita Hastasana (Bras étendus)

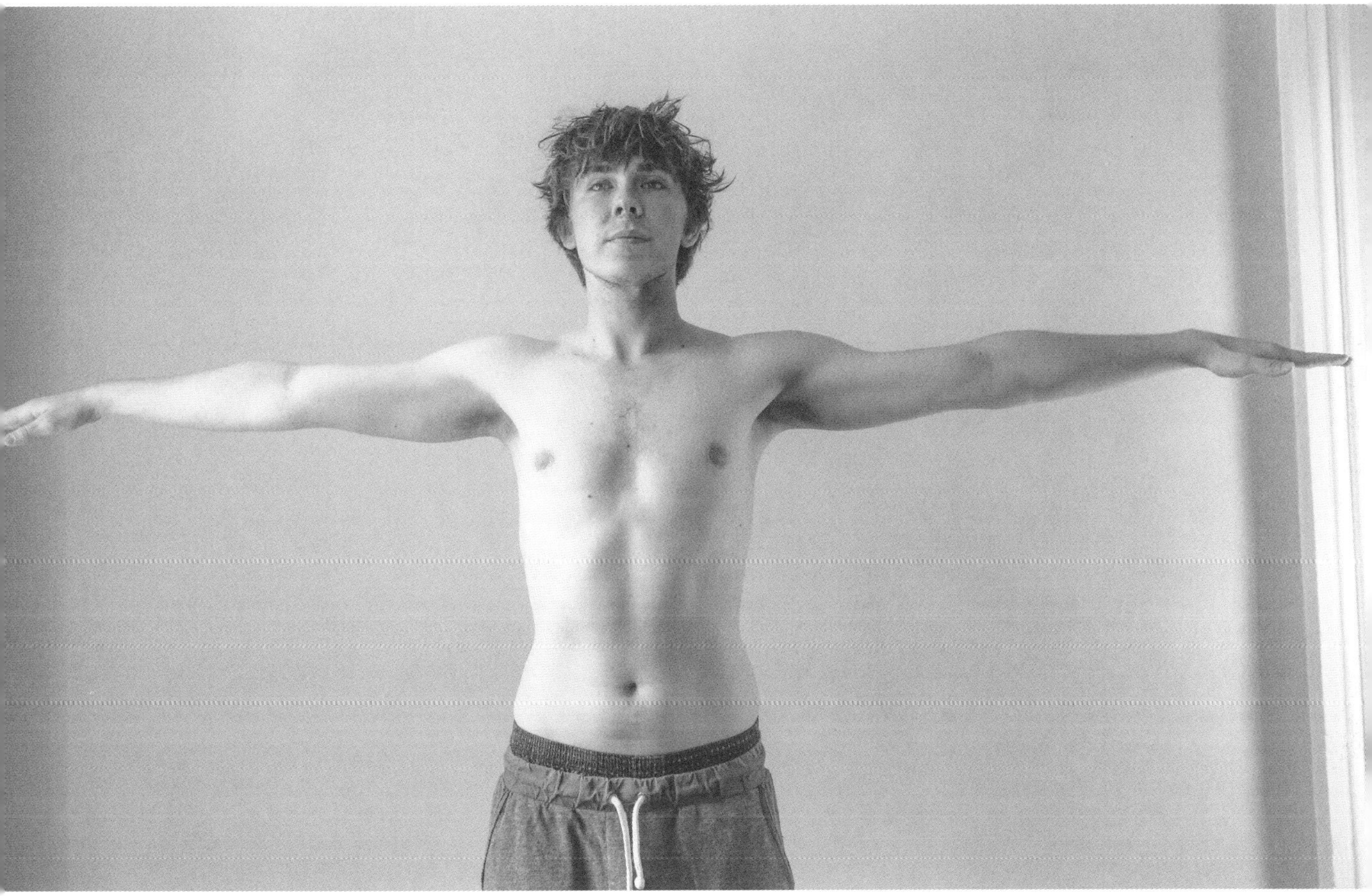

- Tenez-vous debout, les pieds joints ou écartés à largeur de bassin, et les orteils dirigés vers l'avant.
- Tendez bien les jambes et allongez la colonne du coccyx jusqu'au sommet du crâne.
- Pressez les pieds sur le sol et élevez le thorax à partir de la taille.
- Tendez les bras latéralement.
- Les paumes sont dirigées vers le sol.
- Bougez les omoplates dans deux directions : éloignez-les de la colonne et rentrez-les dans le haut du dos.
- En gardant les bras tendus et en amorçant le mouvement avec le haut des bras, tournez lentement les paumes vers l'arrière.
- En amorçant le mouvement avec le haut des bras, tournez lentement les paumes vers l'avant.
- En amorçant le mouvement avec le haut des bras, tournez lentement les paumes vers le plafond.
- Maintenez chaque position pendant 5 secondes.

- Ensuite, comme si vous tourniez une poignée de porte des deux mains, pratiquez successivement les quatre directions dans un mouvement fluide, rotatif.
- Ce sont les épaules qui doivent amorcer le mouvement, et non les coudes !
- Pratiquez ce mouvement rotatif pendant 1 à 2 minutes.

Notes : L'exercice peut aussi se pratiquer assis sur une chaise. L'humérus effectue une rotation interne et externe et les muscles de la coiffe des rotateurs sont fortement mobilisés. On ne saurait trop insister sur le fait que la rotation s'effectue à partir de l'humérus, non de l'avant-bras.

2. Schéma PNF diagonal

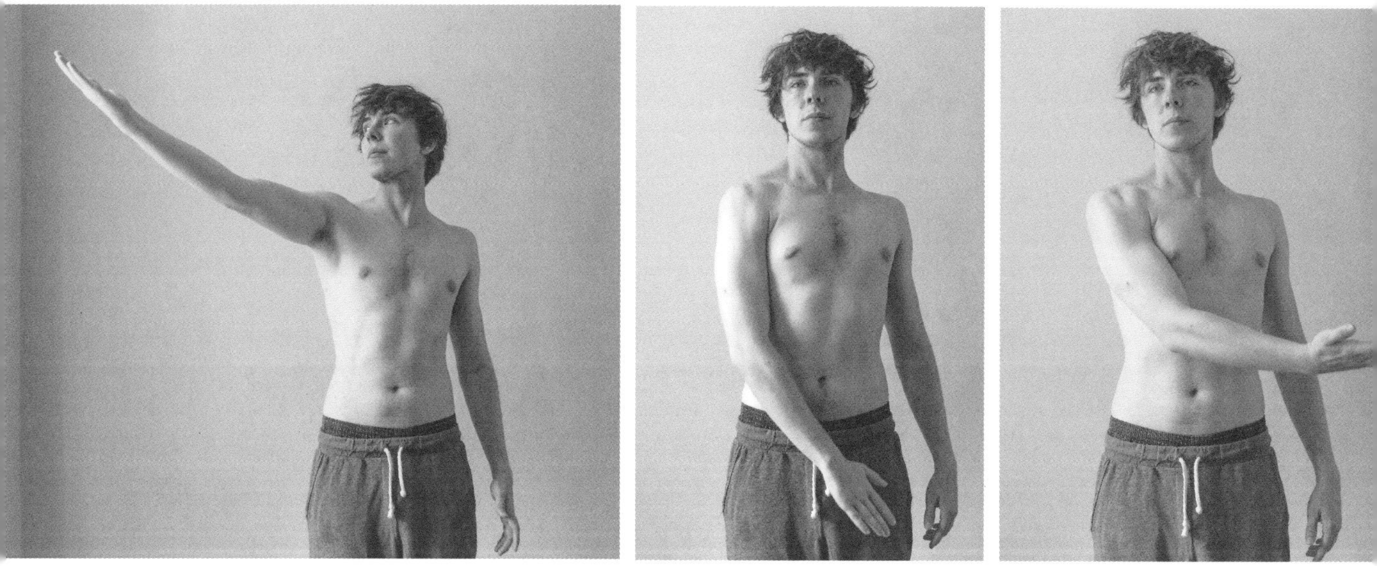

- Tenez-vous debout, les pieds joints ou écartés à largeur de bassin, les orteils dirigés vers l'avant.
- Tendez bien les jambes et allongez la colonne du coccyx jusqu'à la tête.
- Pressez les pieds sur le sol et élevez le thorax à partir de la taille.
- Comme si vous vouliez saisir la poignée d'une épée, balayez le bras droit en diagonale vers la hanche gauche, pouce vers le bas.
- Comme si vous dégainiez l'épée hors de son fourreau, tournez la paume vers le haut et balayez le bras en diagonale vers l'oreille droite.
- Le coude doit être tendu mais pas verrouillé.
- Répétez 5 à 8 fois ce mouvement diagonal.
- Recommencez de l'autre côté.

Notes : La facilitation proprioceptive neuromusculaire (PNF en anglais) est une technique d'étirement et de renforcement utilisée par les thérapeutes pour restaurer l'amplitude de mouvement et accroître la force lorsque des tissus mous limitent le mouvement. L'épaule pivote dans sa cavité, mais le buste doit s'efforcer de rester dirigé vers l'avant. Ce schéma de mouvement mobilise les muscles de la coiffe des rotateurs et favorise le rythme scapulo-huméral.

3. Bras en Gomukhasana (Tête de vache)

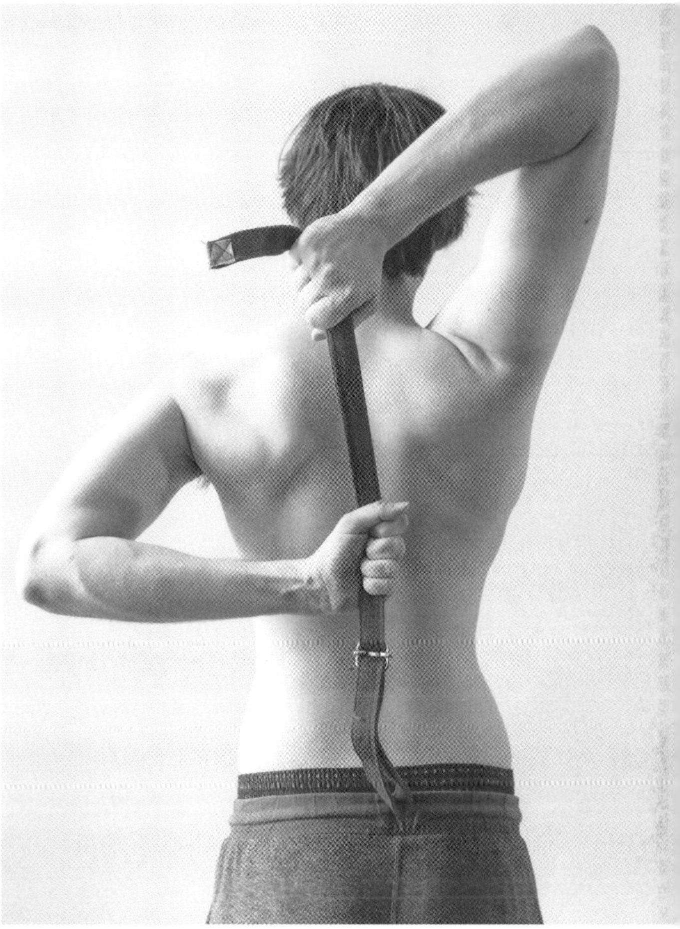

- Tenez-vous debout ou assis, les pieds joints ou écartés à largeur de bassin, les orteils dirigés vers l'avant.
- Tendez les jambes et allongez la colonne du coccyx jusqu'à la tête.
- Pressez les pieds sur le sol, ouvrez la poitrine, déployez les clavicules.
- Descendez les omoplates vers la taille.
- Prenez une sangle de yoga dans la main droite ; tendez le bras droit vers le haut, le coude près de l'oreille droite.
- Fléchissez le coude. Amenez la main droite à l'arrière de la tête et de la nuque.
- Tournez la paume gauche vers l'arrière, fléchissez le coude derrière le dos, et placez le dos de la main contre la colonne.
- Saisissez la sangle des deux mains.
- Déployez les clavicules, ouvrez la poitrine.
- Rentrez les omoplates dans le dos, comme si vous vouliez les faire disparaître dans votre corps.
- Tirez doucement la sangle avec les deux mains.
- Ensuite, écartez légèrement les mains et la sangle du dos.
- Continuez à rentrer les omoplates dans le dos et à tirer doucement sur la sangle.
- Relâchez en ramenant les mains contre le dos.
- Répétez encore 2 fois ces actions.
- Relâchez la sangle et tendez lentement le bras droit et le gauche.
- Reposez-vous un instant, les bras le long du corps.
- Recommencez en inversant les bras.

Notes : C'est un exercice puissant pour les tendons de la coiffe des rotateurs, particulièrement pour le sous-scapulaire du bras arrière. En cas de douleur ressentie à l'avant de l'épaule du bras du dessous, espacez davantage les mains sur la sangle et ne décollez pas les mains du dos. Pratiquez avec délicatesse.

4. Pompes au mur

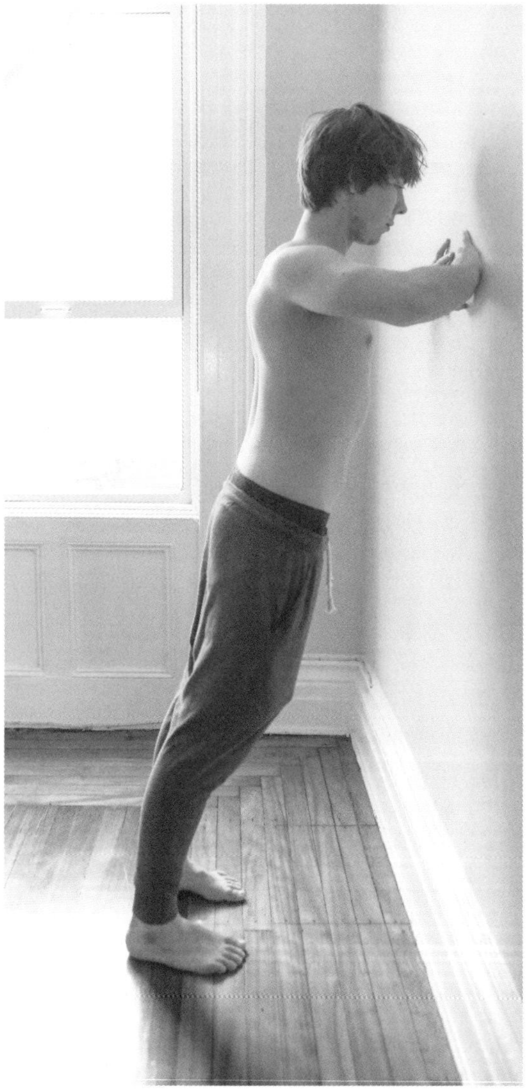

- Placez-vous debout face au mur, à environ 50 centimètres de distance, les pieds écartés à largeur de bassin et les orteils dirigés vers le mur.
- Tendez les jambes et allongez la colonne du coccyx jusqu'à la tête.
- Pressez les pieds sur le sol et élevez le thorax à partir de la taille.
- Placez les paumes sur le mur à hauteur des épaules ou un peu plus bas.
- Tournez les avant-bras vers l'intérieur, les doigts de chaque main se faisant face et se touchant presque.
- Gardez la poitrine ouverte et les épaules loin des oreilles.
- Veillez à ne pas cambrer le dos.
- En gardant les talons au sol, fléchissez lentement les coudes jusqu'à ce que votre nez touche presque le mur.
- Le buste entier et le bassin doivent rester sur une même ligne.
- Tendez lentement les bras.
- Répétez lentement 5 à 10 fois.

Notes : L'exercice renforce le grand rond et le sous-scapulaire, qui sont les rotateurs médiaux (internes) du bras, ainsi que les muscles du haut du dos qui abaissent et rétractent les omoplates. Pour renforcer le petit rond et l'infra-épineux, qui effectuent une rotation externe du bras, écartez les mains à largeur d'épaules, les paumes légèrement tournées vers l'intérieur.

5. Vasisthasana (Planche Latérale) sur le mur

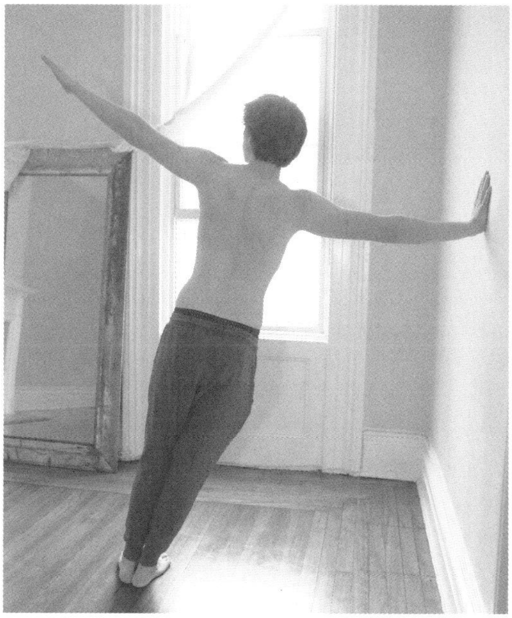

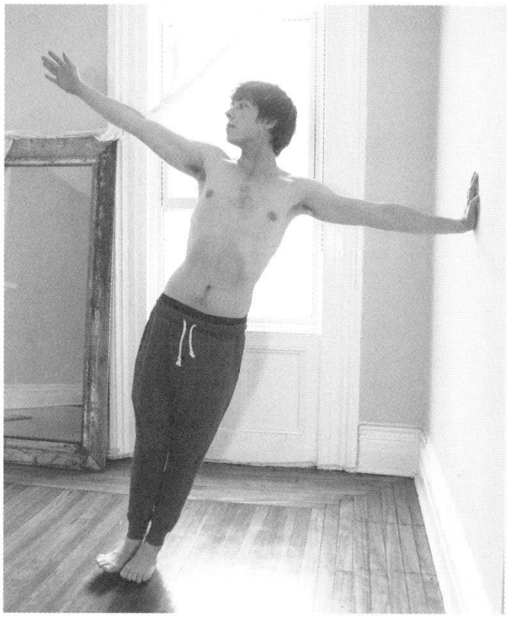

- Placez-vous debout, le flanc à environ 50 centimètres du mur.
- Joignez les pieds, les orteils dirigés vers l'avant.
- Tendez les jambes et allongez la colonne du coccyx jusqu'à la tête.
- Pressez les pieds sur le sol et élevez le thorax loin de la taille.
- Placez la main sur le mur, à hauteur de l'épaule.
- Écartez les doigts et pressez la paume sur le mur, le coude en extension.
- Éloignez-vous du mur jusqu'à ce que le corps forme une diagonale.
- Pressez la main sur le mur à partir de l'épaule.
- Abaissez l'omoplate, loin de l'oreille.
- La colonne reste allongée, le corps gainé. Placez le bras libre sur la hanche puis tendez-le latéralement.
- Gardez la poitrine ouverte et veillez à ne pas recroqueviller le dos.
- Pour accroître l'intensité, éloignez les jambes du mur.
- Respirez et maintenez la posture pendant 1 à 2 minutes.
- Rapprochez les pieds du mur puis recommencez de l'autre côté.

Notes : Gardez les omoplates engagées et actives dans trois directions : vers le bas, rentrées dans le dos, et vers le mur. Le dentelé antérieur doit être engagé ! Si l'exercice devient trop facile, pratiquez la planche latérale sur une chaise, puis finalement au sol.

6. Kumbhakasana (Planche)

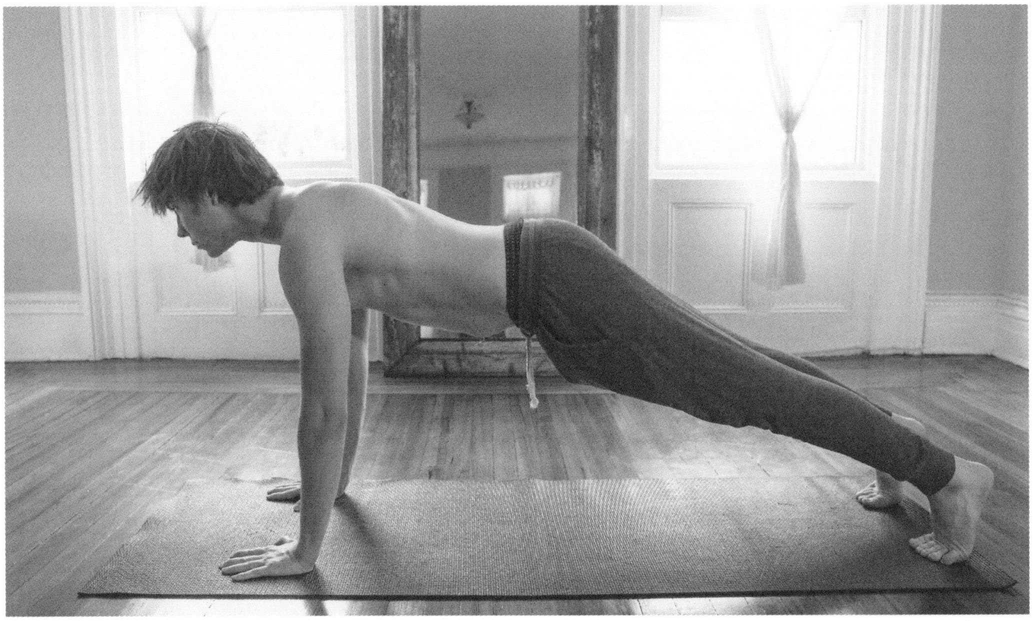

- À quatre pattes, placez les mains sous les épaules et les genoux sous les hanches.
- Pressez les paumes sur le tapis et tendez les bras.
- Déployez le haut du dos et les clavicules.
- Amenez le haut des bras en rotation externe.
- Rentrez le bas du ventre vers les lombaires.
- Éloignez les omoplates des oreilles et pressez les mains sur le tapis, bras tendus.
- Retournez les orteils sur le tapis et tendez les jambes.
- Le corps forme une longue ligne, mais le bassin peut être légèrement surélevé.
- Les jambes sont parallèles, les genoux dirigés vers le sol.
- Maintenez la posture le temps de plusieurs respirations longues et profondes, en pressant les mains sur le tapis et en engageant les muscles de l'abdomen vers le bas du dos.
- Déposez les genoux sur le tapis.
- Reposez-vous, puis recommencez.

Notes : À la moindre douleur aux épaules, posez les genoux sur le tapis. Kumbhakasana renforce les muscles des épaules et la sangle abdominale (y compris le dentelé antérieur). Ne laissez pas les omoplates se rétracter vers la colonne, ni le buste s'effondrer vers le sol !

7. Dauphin

- À quatre pattes, placez les mains sous les épaules et les genoux sous les hanches.
- Rentrez le bas du ventre vers les lombaires et allongez la colonne.
- Pliez les bras et posez les coudes sur le tapis ; entrelacez les doigts.
- Déployez les clavicules et les épaules et pressez fermement les avant-bras sur le tapis.
- Décollez les genoux, pliez les jambes encore davantage et levez le bassin vers le plafond.
- Les épaules s'éloignent des coudes, étirant la zone des aisselles.
- Tendez les jambes ; tâchez de ne pas laisser s'avancer le bassin.
- Respirez !
- Sur une inspiration, amenez les épaules au-dessus des coudes.
- Le nez se rapproche des mains.
- Poussez avec les avant-bras sur le tapis et étendez la poitrine tout au long de l'exercice.
- Répétez 5 à 10 fois ce mouvement de l'avant vers l'arrière.

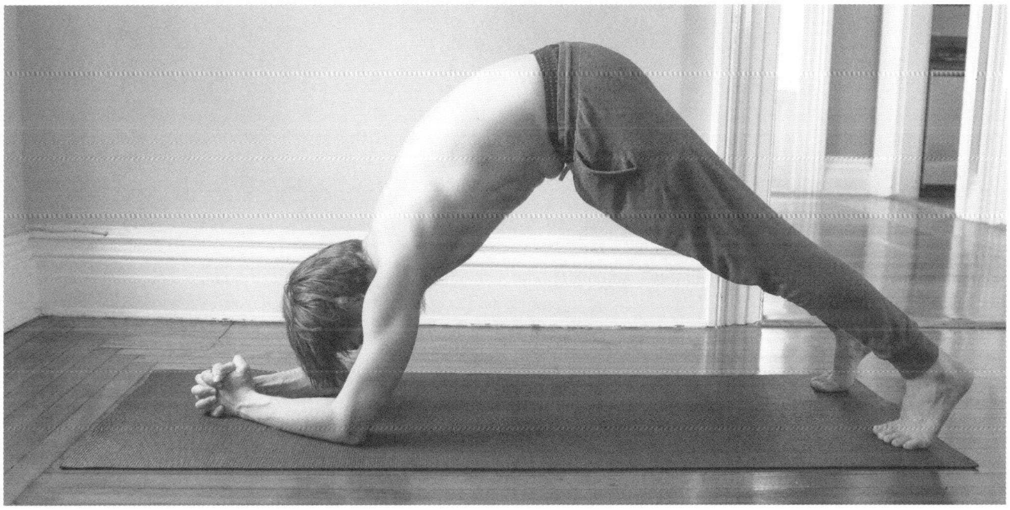

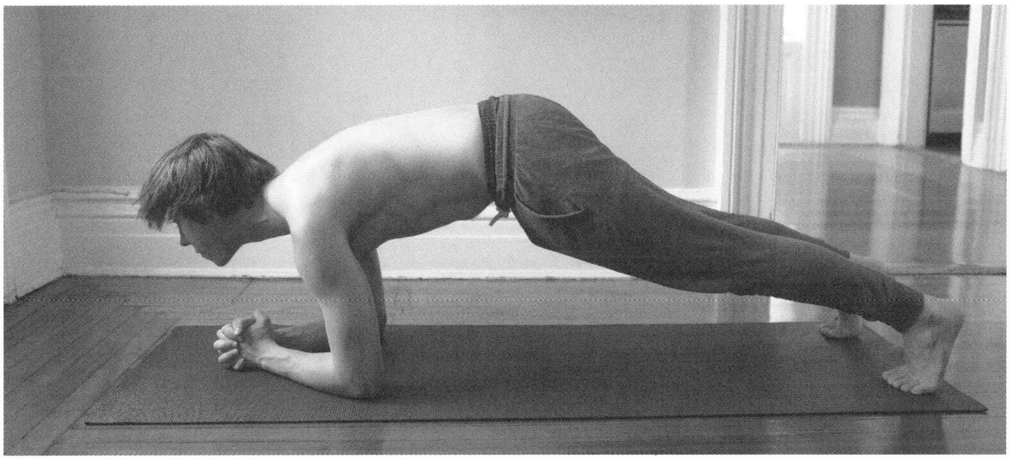

Notes : C'est un puissant exercice de renforcement pour les épaules, mobilisant les omoplates dans une grande amplitude de mouvement. En cas de douleur, abstenez-vous ou bien pratiquez l'exercice debout, les avant-bras sur le mur.

8. Chaturanga Dandasana (Bâton à quatre membres)

- Placez deux briques sur le tapis, à hauteur moyenne, alignées dans le sens de la longueur.
- Allongez-vous sur le ventre, l'os du pubis et le sternum sur chacune des briques.
- Fléchissez les coudes et placez les paumes sur le tapis de part et d'autre de la poitrine.
- Collez le haut des bras sur les flancs.
- Retournez les orteils sur le tapis et tendez les jambes, les fessiers engagés vers les talons.
- Rentrez le bas du ventre vers les lombaires et allongez la colonne.
- Étendez la poitrine et éloignez les épaules des oreilles.
- Poussez les mains sur le tapis et tendez les bras en déployant la poitrine vers le plafond.
- Allongez la nuque et la tête loin des mains.
- Gardez les jambes tendues, les orteils retournés sur le tapis.
- L'os du pubis repose toujours sur la brique avec les jambes tendues et les talons poussant vers l'arrière.
- Expirez et allongez la cage thoracique vers l'avant tandis que le sternum retourne sur la brique, les coudes encadrant la taille.
- Les omoplates restent engagées tout au long de l'exercice, étirées vers le bas du dos.
- Gardez la colonne et les jambes allongées pendant toute la durée de l'asana.
- Répétez lentement 5 fois.

Notes : Cet asana est excellent pour tout le corps. Conservez l'extension de la colonne tout au long de l'exercice, les fessiers voulant rejoindre les talons.

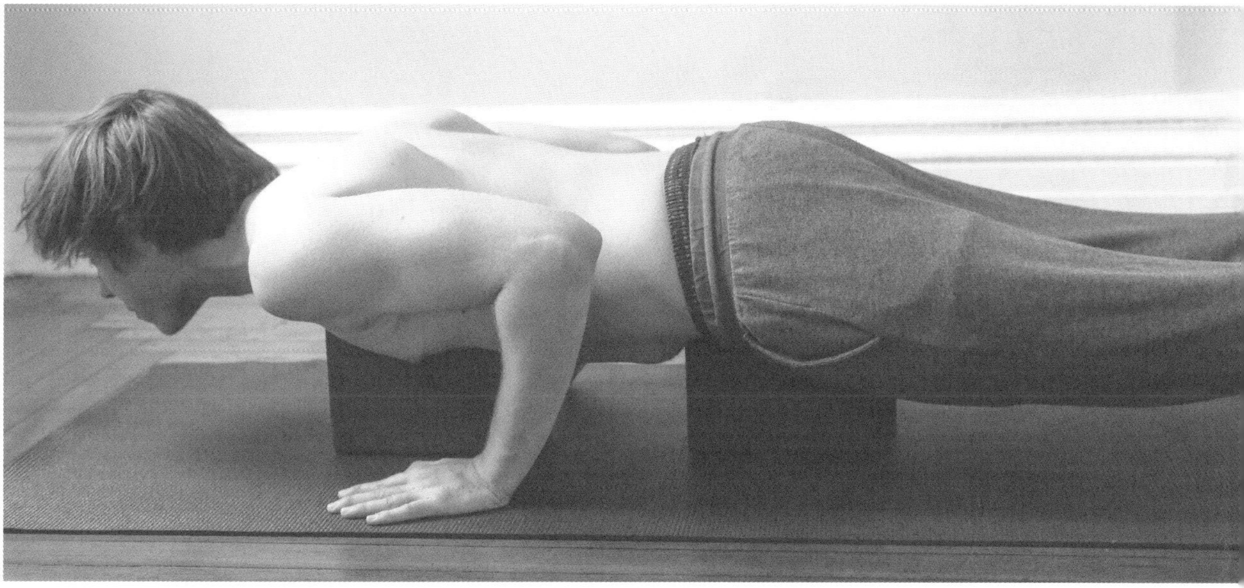

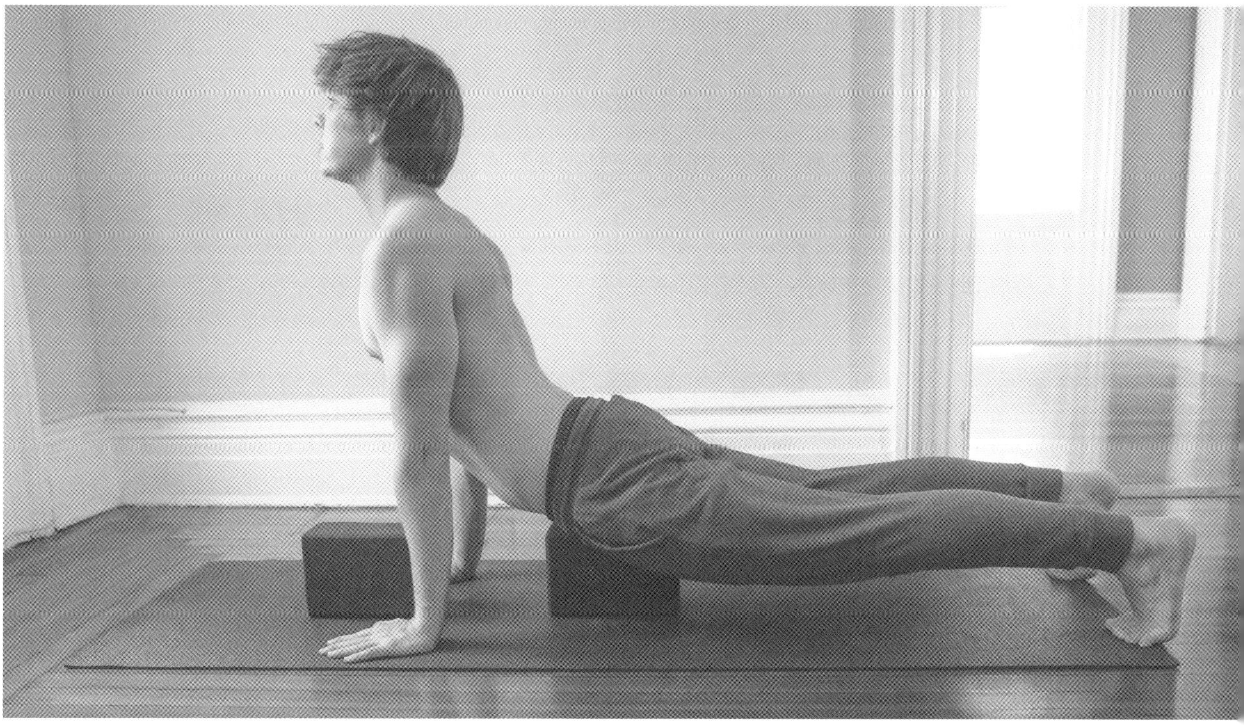

9. Supta Baddha Konasana (Angle Lié Allongé)

- Placez une brique, à hauteur moyenne, à l'horizontale sur le tapis, ainsi qu'une autre derrière elle à la hauteur la plus élevée.
- Posez le haut du dos sur la brique à hauteur moyenne, au niveau de la poitrine/sternum. Les talons sont proches des ischions.
- Posez l'arrière de la tête sur la brique plus élevée.
- Ouvrez la poitrine et roulez les épaules vers l'extérieur afin qu'elles se détendent vers le sol.
- Vous devez sentir un étirement des muscles de la poitrine.
- Allongez le bas du dos.
- Joignez les plantes des pieds avec une brique ou une couverture roulée sous chacun des genoux.
- Détendez tous les muscles et profitez de cette relaxation.
- Restez-y pendant 5 à 10 minutes.

Notes : L'exercice étire aussi l'intérieur des cuisses et les muscles de la paroi thoracique.

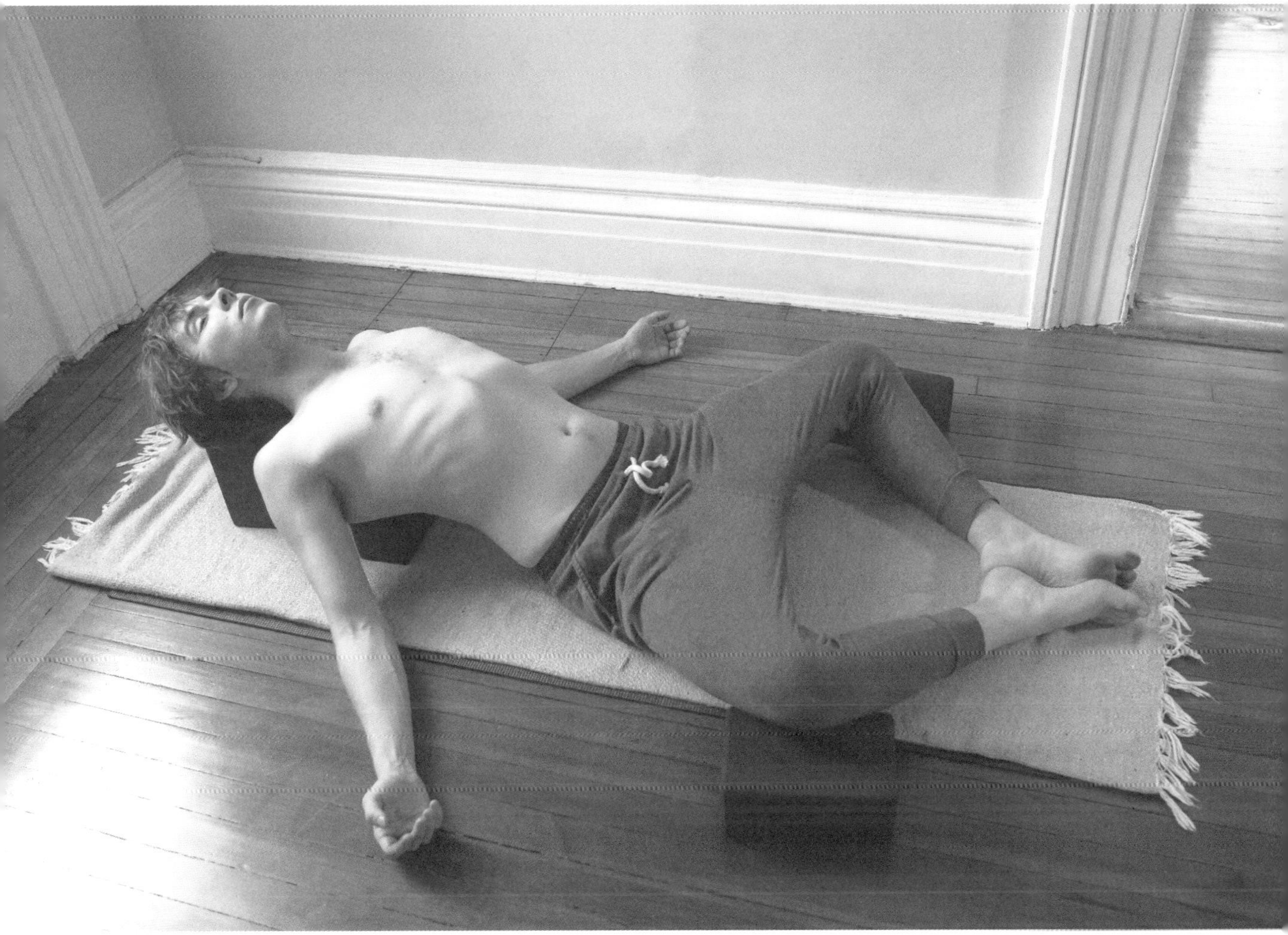

FOCUS BIEN-ÊTRE FONCTIONNEL :
LE DENTELÉ ANTÉRIEUR

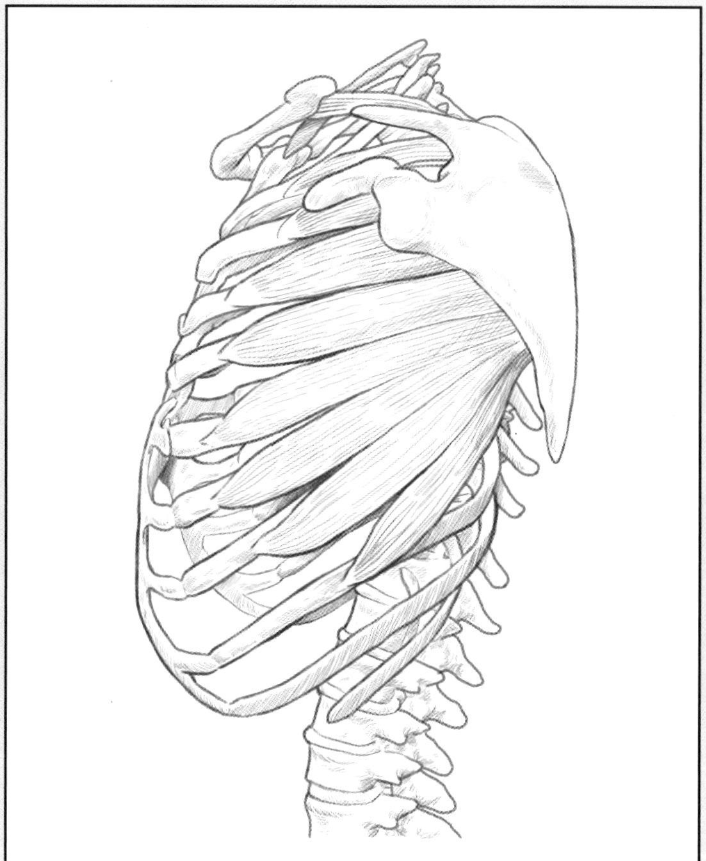

J'ai un faible pour l'un des muscles de la paroi thoracique nommé « dentelé antérieur ». Ce muscle s'attache aux huit ou neuf côtes supérieures et s'insère sur la face antérieure de la scapula. Son action principale est de porter la scapula vers l'avant et autour des côtes (abduction) et de la stabiliser dans le haut du dos. La partie basse du muscle abaisse la scapula et les fibres supérieures l'élèvent, ce qui en fait un muscle primordial pour le positionnement et le soutien de la scapula. Le dentelé antérieur est le héros méconnu de la stabilité de l'épaule.

À quoi reconnaît-on un dentelé faible? Il peut être affaibli si l'omoplate est saillante («scapula ailée») en position debout, la colonne droite, ou si le tronc s'affaisse vers l'avant, omoplate saillante, dans la posture de la Planche.

Dans ces exemples, la scapula n'est pas bien stabilisée sur le tronc. Parfois, on renforce les muscles plus superficiels de l'épaule et du dos par des exercices de développé couché et des charges libres, mais cela ne veut pas dire pour autant que la scapula est solidement positionnée sur le tronc. Un dentelé puissant stabilise la scapula sur le dos et accroît l'endurance par rapport à la résistance, comme nager dans l'océan ou escalader des parois rocheuses. C'est également important pour les personnes en fauteuil roulant ou celles ayant une force limitée des bras.

Le yoga est une excellente manière de renforcer le dentelé antérieur. De nombreux asanas utilisent la résistance et impliquent de prendre appui sur les bras : citons la Planche, la Planche sur les avant-bras, la Planche latérale ; les exercices au mur comme la Planche au mur, les Planches latérales et sur les avant-bras au mur, la posture du Chien et l'Équilibre sur les mains. La plupart du travail de ces asanas peut être effectué sur une chaise face au mur, en utilisant le poids du corps comme résistance.

Ces postures de yoga où le tronc est libre de bouger tandis que les extrémités sont fixées sont des exercices en chaîne fermée. De manière générale, les exercices en chaîne fermée sont beaucoup plus efficaces que ceux en chaîne ouverte (comme des flexions de biceps), parce qu'ils mobilisent davantage le gainage.

EXERCICES POUR LE DENTELÉ ANTÉRIEUR

Placez-vous debout face à un mur, mains sur le mur à hauteur des épaules. Les bras sont tendus, les omoplates engagées et abaissées. Gardez les bras tendus et rapprochez la poitrine du mur de quelques centimètres. Lorsque la poitrine s'avance, continuez à presser fortement les mains sur le mur. Vous aurez l'impression que vos omoplates se rapprochent, mais ne les laissez pas se serrer l'une vers l'autre ! Ensuite, pressez les mains sur le mur et déployez les clavicules en reculant la poitrine de quelques centimètres. Vous aurez l'impression que les omoplates s'éloignent l'une de l'autre, et que le dos s'arrondit légèrement. Cet exercice peut être pratiqué comme une variante de la Planche, ou assis sur une chaise (ou un fauteuil roulant), face au mur.

BASSIN ET GENOUX

CHAPITRE 12 : PROTHÈSE TOTALE
DE LA HANCHE

CHAPITRE 13 : PROTHÈSE TOTALE DU GENOU

CHAPITRE 14 : RENFORCEZ VOS GENOUX !

CHAPITRE 12

PROTHÈSE TOTALE DE LA HANCHE

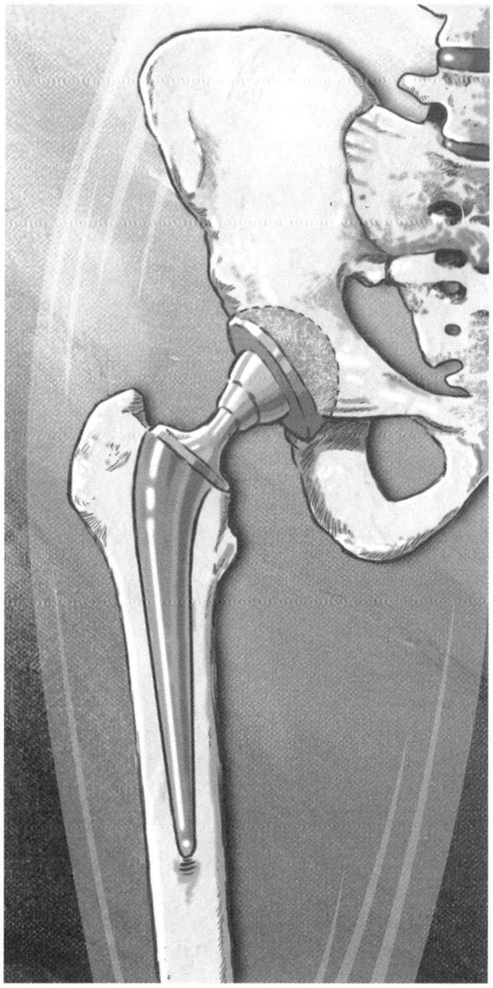

La prothèse totale de la hanche (ou arthroplastie totale de hanche) est une intervention chirurgicale qui reconstruit et remplace l'articulation de la hanche par une prothèse artificielle. La raison la plus courante de cette chirurgie élective est une douleur chronique, une faiblesse, ainsi qu'une perte de fonctionnalité provoquée par une arthrose sévère de la hanche. Comme pour la prothèse d'épaule, l'intervention est requise lorsque le cartilage couvrant les surfaces de l'articulation s'est érodé, perturbant la fluidité du mouvement. En France, près de 140 000 prothèses totales de hanche sont implantées chaque année, et l'âge moyen est 69,5 ans. Les femmes représentent 57% des sujets opérés.

Comme l'épaule, l'articulation de la hanche est formée d'une partie sphérique qui s'emboîte dans une cavité. Ce type d'articulation permet de gérer efficacement les déplacements de poids du corps, les changements de niveaux et les mouvements fonctionnels sur différents terrains. Avec l'âge, ou à la suite d'une blessure, les articulations se raidissent et l'amplitude de mouvement diminue, influençant notre manière de bouger.

Les prothèses totales de hanche rendent à nouveau possibles des activités devenues impraticables, et les patients retrouvent généralement une bonne qualité de vie et de loisirs. Pour une prothèse totale de hanche, quatre pièces sont utilisées pour créer une nouvelle cavité articulaire et une nouvelle tête fémorale. Pour une prothèse partielle de hanche, seule la tête fémorale est remplacée, la cavité originale demeurant intacte.

Il existe différentes approches chirurgicales pour accéder à la cavité articulaire du bassin. Les plus courantes sont les voies antérieure ou postérieure. Ces deux voies d'accès valent la peine d'être mentionnées, car toutes deux requièrent différentes précautions de mouvement et elles peuvent être confuses pour les patients, les pratiquants du yoga et leurs professeurs. Des précautions sont mises en place par les chirurgiens pour empêcher la hanche de se disloquer dans le cas où les tissus mous ne seraient pas suffisamment cicatrisés. Les mouvements de la hanche doivent toujours être effectués avec prudence. En général, ces précautions sont levées au bout de six semaines. J'ai eu des élèves qui pensaient que les mesures strictes de précaution devaient être suivies à vie. Il faut préciser que ces précautions sont de moins en moins fréquentes et qu'elles ne sont parfois pas du tout indiquées.

Voici quelques termes et normes utiles à connaître lorsqu'on travaille avec des élèves ayant une prothèse totale de hanche.

Flexion de hanche : Lorsque la cuisse se rapproche du bassin en position fixe ou inversement. S'asseoir sur une chaise avec les pieds sous les genoux est une flexion de hanche d'environ 90 degrés. L'amplitude de mouvement pour une flexion de la hanche varie de 0 à 125 degrés.

Extension de hanche : La cuisse se porte vers l'arrière, comme lorsque vous élevez la jambe derrière vous. En position debout, il y a extension de la hanche lorsque vous effectuez une rétroversion du bassin. Si vous êtes allongé sur le ventre et basculez le bassin vers l'arrière, vous amenez le bassin en rétroversion, ce qui engendre une extension de hanche. L'amplitude normale d'extension est de 0 à 40 degrés.

Abduction : La cuisse s'éloigne de la ligne médiane du corps. Il y a abduction lorsqu'on s'assied ou qu'on se tient debout avec les jambes plus écartées que la largeur du bassin ou lorsqu'on déporte la jambe vers le côté. L'amplitude normale de mouvement est d'environ 0 à 45 degrés.

Adduction : La cuisse se rapproche de la ligne médiane du corps. Il y a adduction lorsqu'on croise les jambes en position assise ou debout, ou lorsqu'on amène la jambe vers le centre. L'amplitude normale de mouvement est d'environ 0 à 30 degrés.

Rotation externe : La jambe pivote à partir de la hanche, de sorte que le genou regarde vers l'extérieur. L'amplitude de mouvement moyenne est d'environ 0 à 45 degrés.

Rotation interne : La jambe pivote vers l'intérieur de sorte que le genou regarde vers l'intérieur. L'amplitude de mouvement moyenne est de 0 à 40 degrés. Se tenir debout avec les pieds en dedans ou assis avec les genoux vers le centre et les pieds écartés sont des exemples de rotation interne.

APPROCHES CHIRURGICALES

Voie antérieure : Cette nouvelle approche préserve les muscles environnants car on accède à l'articulation par l'avant de la hanche à travers une incision d'une dizaine de centimètres. Bien que les muscles soient écartés et non sectionnés, cette incision rend l'avant de la hanche vulnérable. En général, les précautions de mouvement à la suite d'une opération par voie antérieure sont les suivantes :

- pas d'extension – au-delà de la position neutre, reculer sur cette jambe ou s'allonger sur le ventre ;
- pas de rotation externe – ne laissez pas la jambe se tourner vers l'extérieur, en position assise ou debout ;
- pas d'abduction intense au-delà de 30 degrés.

Voie postérieure : Cette approche a été largement utilisée pendant des années. On accède à l'articulation par l'arrière ou l'arrière/côté de la hanche (voies postérieure et postéro-latérale, respectivement), et l'intervention nécessite généralement de sectionner puis de réparer le muscle grand fessier et les rotateurs externes de la hanche. On insiste traditionnellement sur les précautions de mouvement listées ci-dessous en raison de l'implication de tissus mous et de la crainte d'une luxation :

- pas de flexion de hanche au-delà de 90 degrés – par exemple, si vous êtes assis sur une chaise et que vous vous penchez vers le sol ou que vous amenez le genou vers le nez, ou si vous êtes assis sur un siège bas, avec les genoux plus hauts que les cuisses ;
- pas d'adduction de la cuisse au-delà de la ligne médiane – pas de croisement de jambes, assis ou allongé, et placez un coussin entre les jambes si vous dormez du « bon » côté ;
- gardez la jambe parallèle sans rotation interne excessive au-delà du neutre.

YOGATHÉRAPIE

Respectez toujours le protocole postopératoire spécifiquement recommandé par votre chirurgien. L'objectif de la yogathérapie dans le cadre d'une prothèse totale de hanche est de reconstruire et de maintenir la force dans les muscles du bassin après l'opération. Le muscle grand fessier amène la jambe en extension, tandis que les muscles moyen et petit fessiers stabilisent les mouvements latéraux en position debout ou dans la marche. Ils aident aussi le corps à gérer les changements de niveau et à trouver son équilibre. D'autres grands groupes musculaires ont également besoin de renforcement : les fléchisseurs de hanches, les quadriceps et les ischio-jambiers. Si les postures de yoga recommandées pour les voies antérieure et postérieure respectent les précautions mentionnées précédemment, elles peuvent toutefois être pratiquées en toute sécurité dès que votre chirurgien vous l'autorise.

ASANAS

PROTHÈSE DE HANCHE PAR VOIE ANTÉRIEURE

Ces postures amènent la hanche en flexion mais ne nécessitent pas de rotation externe, d'abduction ou d'extension.

1. Supta Padangusthasana (Posture allongée de la main au gros orteil)

- Allongez-vous sur le dos, les jambes pliées et les talons près des ischions.
- Les genoux sont écartés à largeur de hanches.
- Détendez puis engagez les muscles du bas-ventre vers le cœur.
- Faites une petite boucle dans la sangle de yoga et placez-la sous les orteils d'un pied.
- Levez ce pied vers le plafond. Tendez la jambe.
- Attrapez l'extrémité de la sangle et amenez lentement les mains derrière la tête, en direction du sol.
- Gardez l'abdomen engagé en direction du cœur et allongez la jambe restée au sol, en repoussant fermement le mur avec le pied.
- Allongez les côtés du corps.
- Respirez et maintenez la posture pendant 60 à 90 secondes.
- Recommencez avec l'autre jambe.

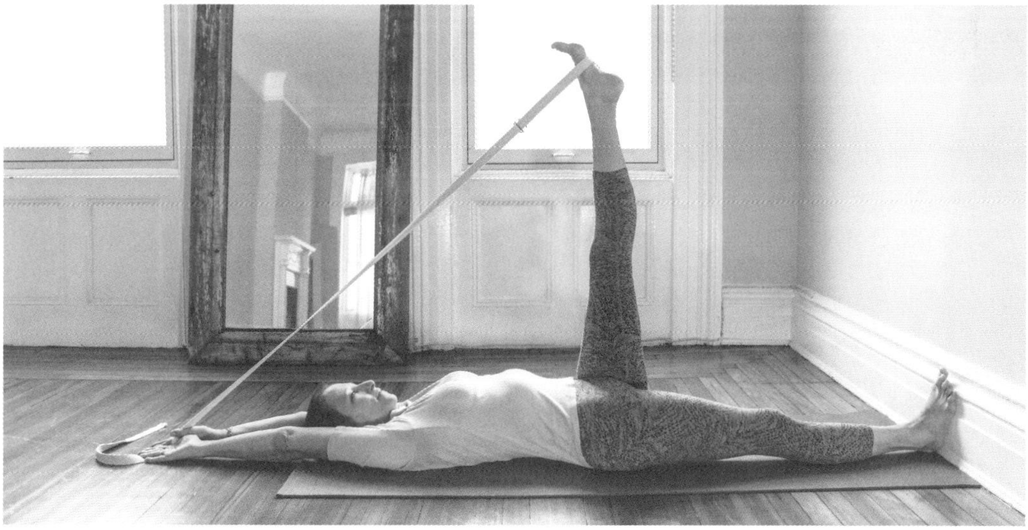

Notes : La posture étire et renforce les muscles des jambes. Pour une variante moins intense, placez la sangle autour du talon et tenez les deux extrémités de la sangle. Si vous transférer sur le sol est problématique, pratiquez sur une surface plus élevée, comme un lit, un canapé ferme, ou une longue table à manger. Si tendre la jambe au sol est inconfortable, pliez-la ou placez le talon sur une brique.

2. Navasana (Bateau) avec extensions de jambe

- Asseyez-vous sur le tapis, les jambes pliées et écartées à largeur de hanches (surélevez le bassin sur une couverture si le bas du dos s'arrondit).
- Les pieds sont à plat sur le tapis.
- Allongez la colonne à partir du sacrum et sentez les ischions sur le tapis.
- Placez un bolster (ou une brique de yoga sous chaque main) sur le tapis derrière vous.
- Faites une large boucle avec une sangle de yoga et ceinturez les omoplates et le bas des cuisses.
- La sangle soutient le buste et les cuisses.
- Allongez le bas du dos et le tronc loin des ischions.
- Les bouts des orteils sont en contact avec le tapis.

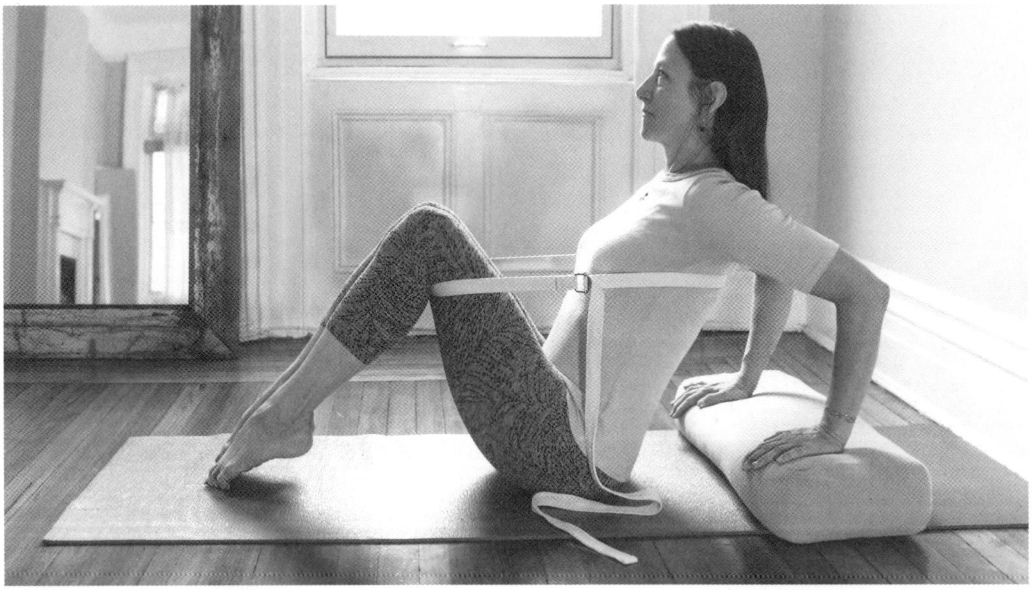

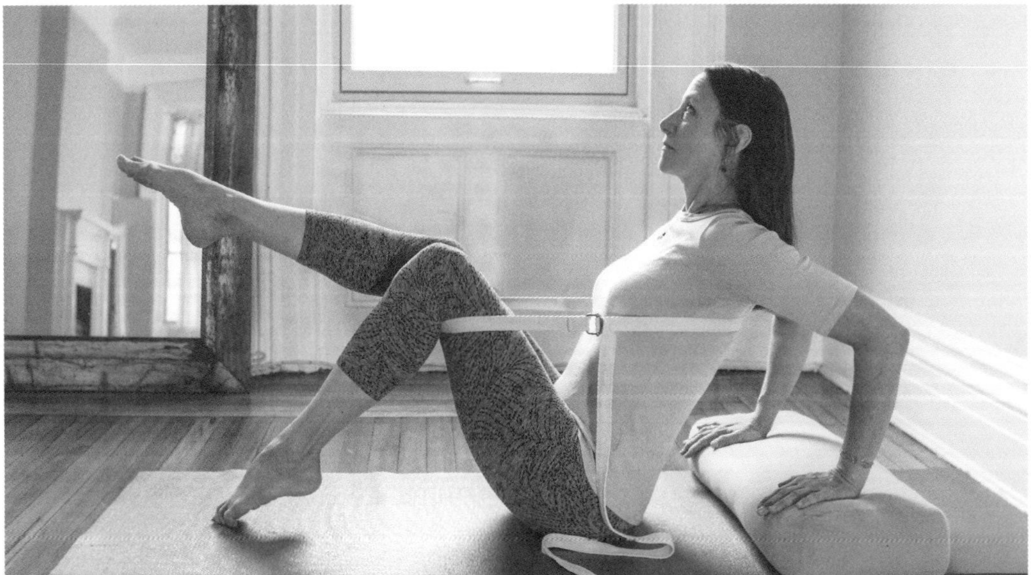

- Ouvrez la poitrine et posez les mains sur le bolster, les coudes pointés vers l'arrière.
- Sans laisser le dos s'arrondir, soulevez une jambe.
- Comptez jusqu'à 5.
- Ramenez la pointe du pied sur le tapis puis répétez de l'autre côté.
- Si possible, levez les deux jambes simultanément.

Notes : Cette variation mobilise les fléchisseurs de hanches, les abdominaux, les paraspinaux et le bas du dos. Si l'exercice devient trop facile, tendez les bras vers l'avant (à hauteur des épaules), paumes vers l'intérieur. Si vous asseoir au sol est trop difficile, asseyez-vous bien droit (et non voûté !) sur une chaise ferme et levez un genou vers le plafond sans basculer le bassin.

3. Utkatasana (Posture furieuse)

- Tenez-vous debout, les pieds écartés à largeur de bassin et les orteils dirigés vers l'avant.
- Placez une brique entre le haut des cuisses et amenez le poids du corps vers les talons.
- Tendez les jambes et allongez la colonne du coccyx à la tête.
- Pressez les pieds sur le sol et élevez le thorax loin de la taille.
- Commencez à fléchir les genoux en inclinant simultanément le buste vers l'avant et en tournant le bassin vers les talons.
- Lorsque le nez dépasse les orteils, redressez le buste.
- Veillez à ne pas cambrer le bas du dos et gardez le bas du ventre engagé.
- Élevez la poitrine.
- Tendez les bras au-dessus de la tête ou devant vous. Les paumes se font face.

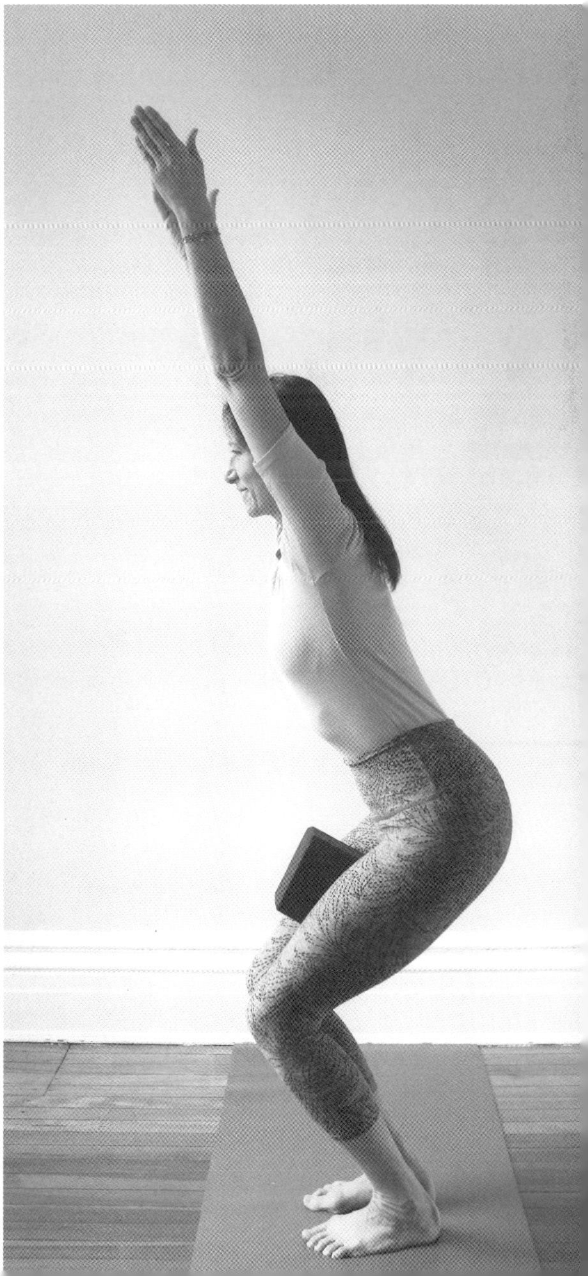

Notes : L'asana renforce les jambes, les abdominaux, le bas du dos, les genoux et les chevilles. La brique entre les cuisses vous aide à garder les hanches, les genoux et les chevilles alignés. Si la posture semble trop difficile, posez le bassin contre le mur. Les jambes peuvent être espacées à largeur du bassin.

PROTHÈSE DE HANCHE PAR VOIE POSTÉRIEURE

Ces postures amènent la hanche en extension, sans l'amener au-delà de la ligne médiane, en rotation interne excessive ou en flexion supérieure à 90 degrés.

1. Setu Bandhasana (Demi-pont)

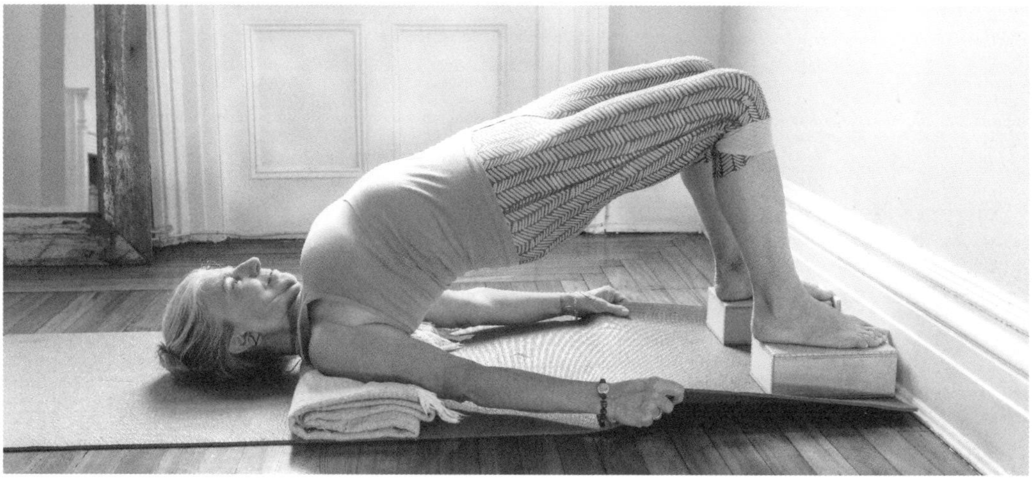

- Placez deux briques contre le mur, écartées à largeur de bassin, et une couverture pliée (à environ 30-50 centimètres des briques) sur la largeur du tapis.
- Allongez-vous sur le dos en posant les épaules sur la couverture et les genoux dans l'alignement des hanches.
- Posez les pieds sur les briques et amenez les fessiers aussi près que possible des pieds.
- En saisissant de chaque main les bords du tapis, pressez les pieds sur les briques et soulevez le bassin.
- Débutez la montée à partir du centre des fessiers.
- Élevez le bassin en gardant les genoux alignés sur les hanches et au-dessus des talons.
- Ouvrez la poitrine en roulant les omoplates vers la colonne et en les éloignant des oreilles.
- Allongez le bas du dos et tournez le coccyx vers l'arrière des genoux.
- Maintenez la posture pendant 5 respirations et ramenez lentement le buste sur le tapis.
- Répétez 3 fois.

Notes : Gardez les jambes parallèles et évitez d'écarter les genoux. Soulevez le bassin par l'action des fessiers et des jambes. L'asana amène les hanches en extension et mobilise les fessiers et les ischio-jambiers. Cette posture peut aussi se pratiquer sur un lit (sans briques de yoga).

2. Salabhasana (Sauterelle) avec élévations de jambes

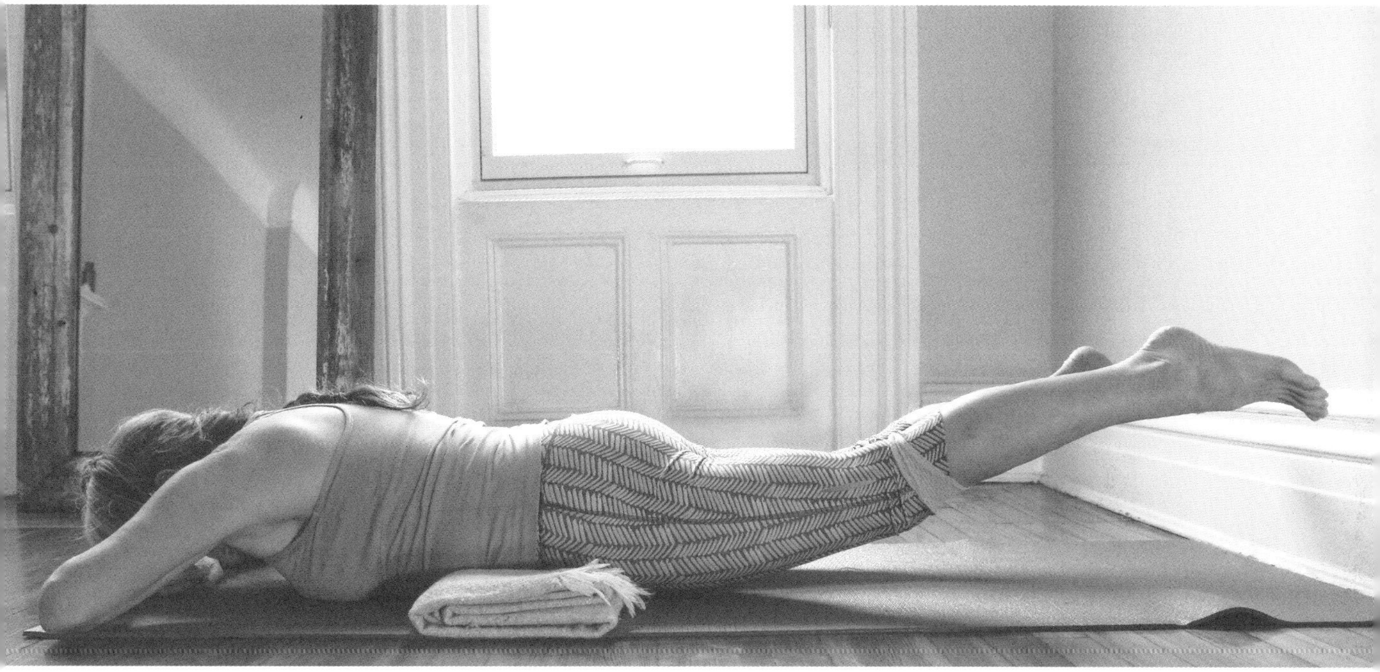

- Allongé sur le ventre, posez les hanches et le ventre sur une couverture pliée.
- Les jambes sont tendues vers l'arrière, les genoux face au sol.
- Reposez le front sur le dos des mains.
- Allongez le bas du dos en engageant l'abdomen vers le bas et en dirigeant les fessiers vers les pieds.
- Tournez le coccyx vers le pubis.
- Gardez la colonne allongée et, sur une inspiration, soulevez les jambes.
- Les genoux sont toujours dirigés vers le sol, les orteils pointés vers le mur.
- Maintenez la posture pendant une respiration, et, sur l'expiration suivante, ramenez les jambes au sol.
- Répétez 5 fois.

Notes : Gardez les deux os pelviens sur la couverture. L'asana fait travailler le bas du dos, les fessiers et les ischio-jambiers. Si c'est trop difficile, levez une jambe à la fois. La posture peut aussi se pratiquer sur un lit avec un matelas ferme.

3. Utthita Parshvottanasana (étirement latéral intense)

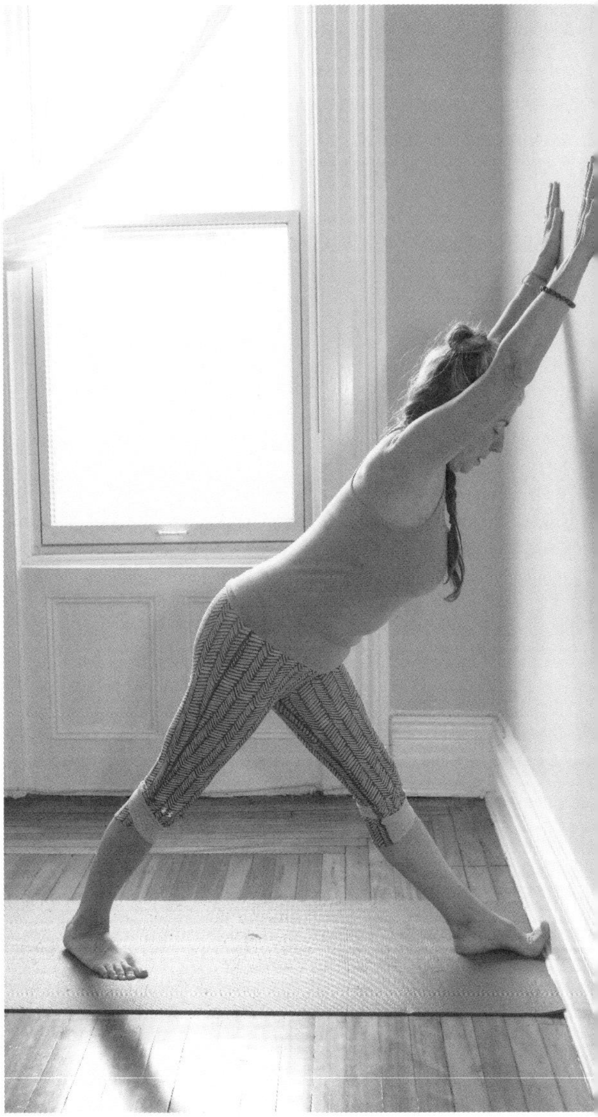

- Face au mur, placez les orteils d'un pied à la base du mur, plante du pied au sol.
- En prenant appui sur le mur avec les mains, reculez l'autre pied (une enjambée moyenne à grande), les orteils légèrement tournés vers l'intérieur.
- Poussez le talon arrière vers le sol, chaque jambe dans l'alignement de sa hanche respective.
- Le bassin fait face au mur et les fessiers se dirigent vers les talons.
- En commençant avec le bout des doigts légèrement posés sur le mur, allongez la colonne et déployez la poitrine, en éloignant les épaules des oreilles.
- Ensuite, promenez vos doigts vers le haut du mur, les bras tendus vers le haut; le torse s'allonge.
- Les jambes tendues, pressez les pieds sur le sol et les paumes sur le mur; étirez la colonne entière et la cage thoracique vers le haut.
- Respirez et étirez-vous pendant 5 à 8 respirations.
- Changez de côté.

Notes : L'asana fait travailler les hanches, les jambes, les abdominaux et les muscles paraspinaux. Engagez fortement les muscles du haut du dos en glissant les omoplates vers le bas et en déployant les clavicules.

POUR LES DEUX TYPES D'INTERVENTION

Les postures suivantes respectent les deux séries de précautions et continuent à étirer et à renforcer les jambes, le bassin et la colonne.

1. Tadasana (Montagne)

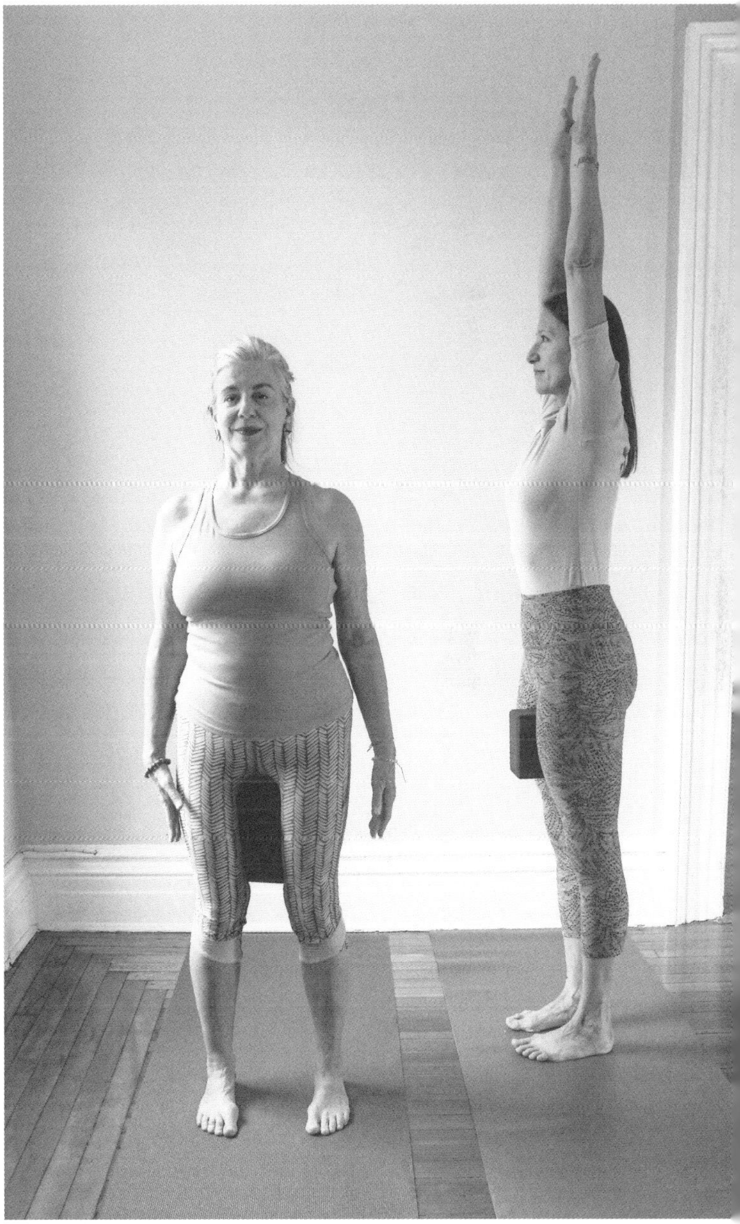

- Tenez-vous debout, les pieds écartés à largeur de bassin et les orteils dirigés vers l'avant.
- Placez une brique à l'horizontale ou à la verticale entre le haut des cuisses.
- Pressez doucement la brique avec l'intérieur des cuisses.
- Tendez les jambes et allongez la colonne du coccyx jusqu'à la tête.
- Pressez les pieds sur le tapis et élevez la cage thoracique loin de la taille.
- Engagez les cuisses et les fessiers vers les talons pour allonger le bas du dos.
- Descendez les omoplates et déployez les clavicules.
- Le corps entier forme une longue ligne.
- Respirez calmement et profondément.

Notes : Les bras peuvent être le long du corps ou tendus vers le plafond. Les paumes sont dirigées vers l'intérieur ou vers l'avant.

2. Adho Mukha Svanasana (Chien tête en bas)

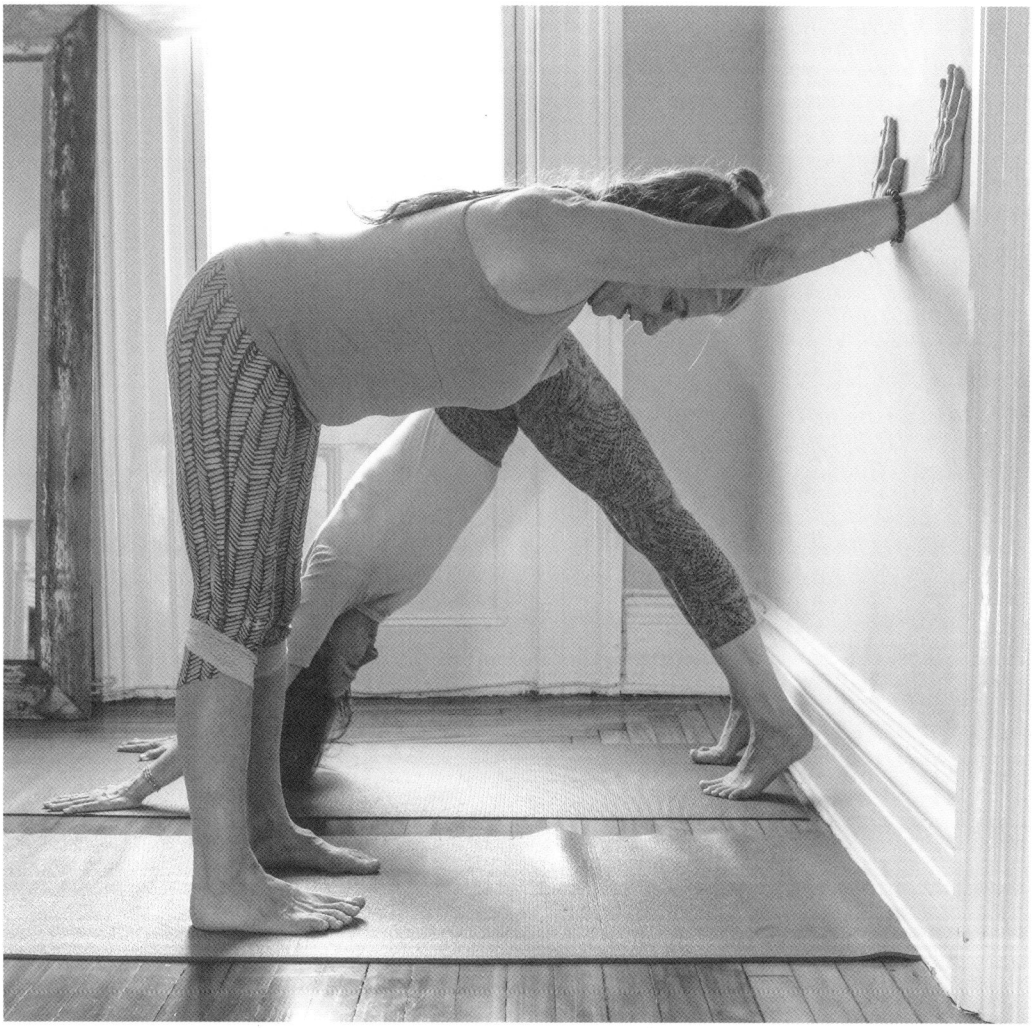

Au sol :

- Placez-vous à quatre pattes, les épaules au-dessus des poignets et les hanches dans l'alignement des genoux.
- Retournez les orteils sur le tapis et rentrez le bas-ventre vers les lombaires.
- Pressez les mains sur le tapis, déployez la poitrine et éloignez les épaules des oreilles.
- Reculez le bassin vers les pieds ; les muscles de l'articulation de la hanche se détendent.
- Décollez les genoux du sol et soulevez le bassin loin des épaules.
- Pressez les mains sur le tapis, tendez les bras et tentez de rapprocher les aisselles des genoux.
- Tendez les jambes et continuez à allonger la colonne.
- Pressez les mains et les pieds sur le tapis.

- Détendez la tête et le cou et respirez lentement et profondément.
- Maintenez la posture pendant 5 à 8 respirations.

Sur le mur :

- Tenez-vous debout face au mur, les pieds écartés à largeur de bassin et les orteils touchant le mur.
- Posez les mains sur le mur dans l'alignement des épaules.
- Reculez les pieds de sorte que le torse regarde le sol, le bassin dans l'alignement des pieds.
- Pressez les mains sur le mur et les pieds sur le sol ; étirez la colonne loin des mains.
- Respirez et maintenez la posture pendant 1 à 2 minutes.

Notes : Pressez de manière égale avec les mains et les pieds. Plus les bras et les jambes sont tendus, plus la colonne a d'espace pour s'allonger. Si vous le souhaitez, continuez à reculer les pieds à mesure que la colonne s'allonge.

3. Posture de la Chaise

Au mur :

- Tenez-vous debout, adossé au mur, avec les pieds à 30-45 centimètres de distance.
- Rentrez le ventre vers l'arrière de la taille, les lombaires en contact avec le mur.
- Les genoux sont légèrement pliés et écartés à largeur du bassin.
- Glissez le dos sur le mur, vers le bas, pour amener les cuisses parallèles au sol et les genoux dans l'alignement des pieds.
- Le bas du dos reste contre le mur.
- Prenez 3 à 5 respirations.
- Tendez lentement les jambes pour vous redresser.
- Maintenez la posture aussi longtemps que possible, en tâchant de progresser vers 1 à 2 minutes.

Au sol :

- Allongez-vous sur le dos, les genoux fléchis et les orteils en contact avec le mur.
- Placez les plantes des pieds à plat sur le mur, les genoux au-dessus du bassin et les tibias parallèles au sol.
- Les cuisses sont parallèles, les orteils dirigés vers le plafond.
- Pressez fermement les pieds sur le mur.
- Laissez s'élargir le ventre et les lombaires ; plaquez les lombaires vers le sol et engagez les muscles du bas-ventre vers le cœur.
- Allongez la colonne entière en maintenant la pression des pieds sur le mur.
- Maintenez la posture pendant 1 à 2 minutes.

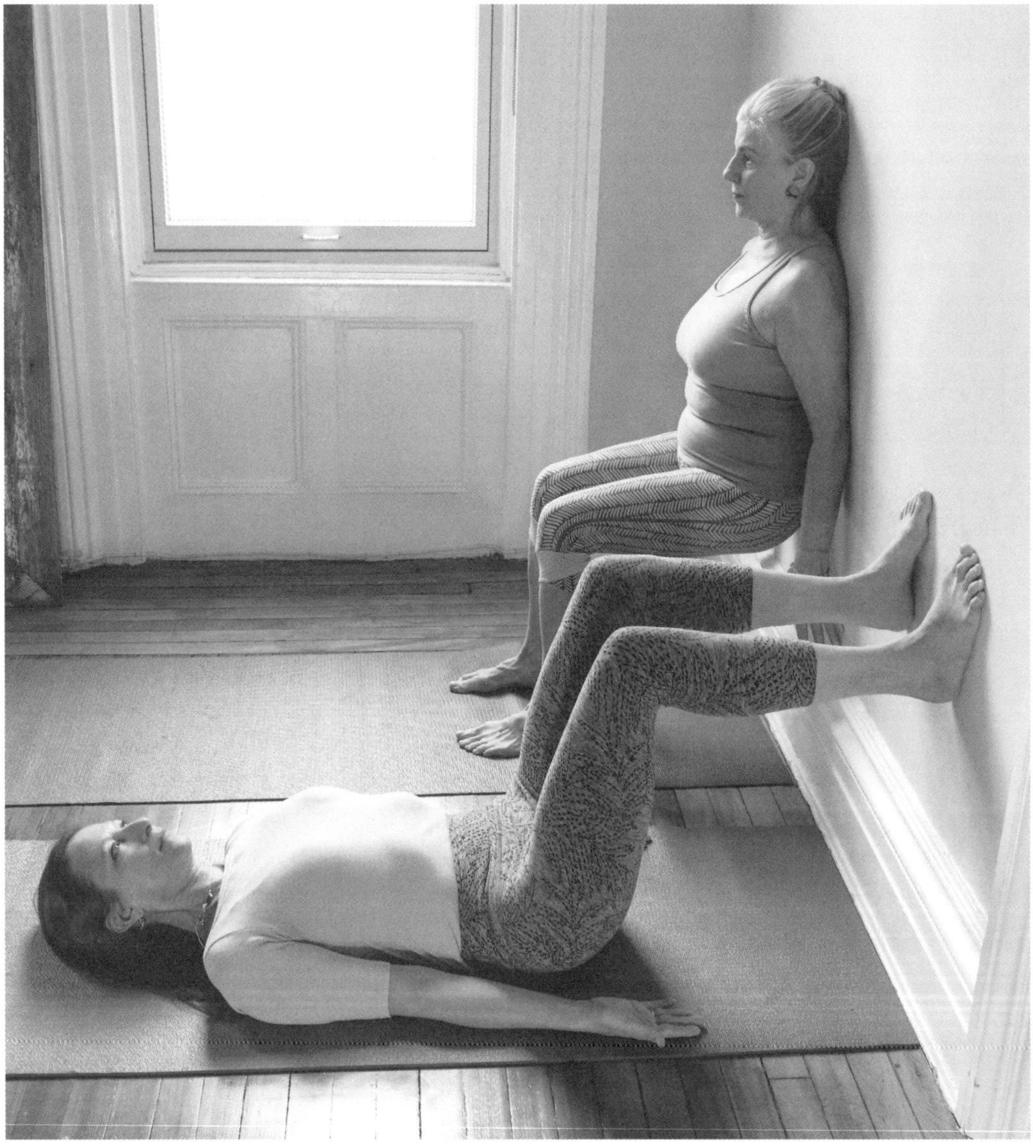

Notes : Gardez le ventre engagé pendant toute la durée de l'exercice. En position debout, ne descendez pas au-delà de 90 degrés. Pressez gentiment une brique entre les genoux pour mobiliser davantage les muscles de l'intérieur des cuisses. Essayez les deux variations si vous le souhaitez : elles sont semblables, mais différentes !

4. Anantasana (Lever de jambe en étant allongé sur le flanc)

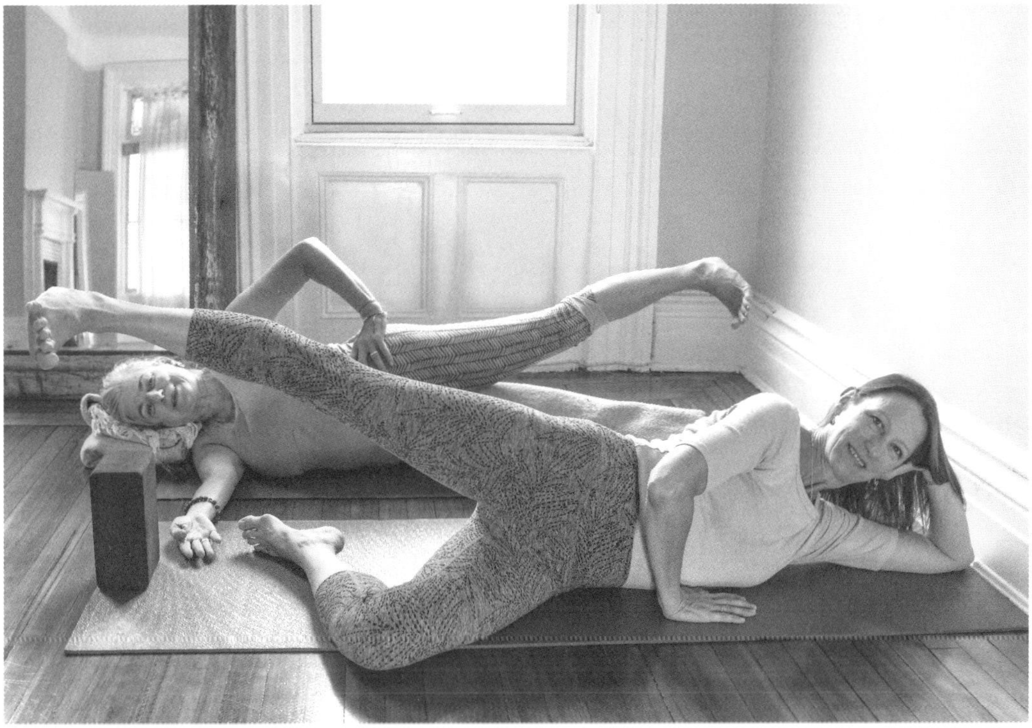

- Allongez-vous sur le flanc, la jambe au sol pliée, perpendiculaire à la cuisse.
- Les hanches sont droites, perpendiculaires au sol, et le bas du dos est redressé.
- Le bras du dessus peut être fléchi, paume au sol.
- Tendez le bras du dessous vers l'avant, paume au sol. Vous pouvez poser la tête sur la main ou garder le bras tendu vers l'avant, la tête soutenue par une couverture.
- Soulevez la jambe du dessus et tournez légèrement les orteils vers le sol pour amener le fémur en rotation interne.
- Le pied doit être un peu plus haut que la hanche.
- Allongez le bas du dos en dirigeant les fessiers vers les talons.
- Maintenez la posture pendant 1 à 2 minutes.

Notes : Il est important de garder les jambes parallèles, celle du dessus légèrement plus haute que la hanche. La posture mobilise les muscles de l'extérieur de la hanche. Si nécessaire, utilisez une brique pour une opération par voie antérieure, et un bolster ou une couverture pliée entre les jambes pour une voie postérieure.

FOCUS BIEN-ÊTRE FONCTIONNEL : RESPIRATION SUR LE VENTRE

La respiration sur le ventre est tout simplement le fait de respirer en étant allongé sur l'estomac. Lorsqu'on est couché sur le ventre, la pression entourant les poumons (la pression pleurale) est mieux répartie, permettant aux poumons de fonctionner de manière plus uniforme. Les petits sacs d'air (les alvéoles) de la partie inférieure des poumons peuvent mieux s'étendre, ce qui accroît l'oxygénation globale.

Les effets de la gravité, distincts selon la position du corps, jouent sur l'efficacité de la respiration. Respirer sur le ventre favorise ainsi l'utilisation de tissus pulmonaires qui sont moins accessibles en positions assise, allongée sur le dos ou debout. Allongé sur le dos, le poids du cœur fait pression sur les poumons ; au contraire, la position couchée sur le ventre libère les poumons du poids du cœur, qui repose sur le sternum (le long os vertical de la poitrine). Les poumons peuvent se déployer avec plus de liberté.

La gravité fait en outre descendre l'abdomen, ce qui accroît la pression au sein de l'espace abdominal et restreint le mouvement du diaphragme. En position debout ou assise, les effets de la gravité et le poids du cœur exercent une pression descendante sur les poumons.

La force de gravité combinée au poids des organes pouvant limiter les poumons dans leur expansion, la posture sur le ventre constitue une excellente option pour la pratique respiratoire.

Chez les personnes souffrant de pneumonie ou de détresse respiratoire, respirer sur le ventre favorise en outre le drainage thoracique et le rétablissement des poumons. Cela renforce la respiration diaphragmatique, déjà évoquée précédemment, en fournissant un repère tactile (le sol) pour l'expansion et la relaxation de l'abdomen.

Pour pratiquer ce type de respiration, choisissez une surface ferme et plane (comme le sol), et allongez-vous sur le ventre, les bras le long du corps, la tête tournée d'un côté ou le front reposant sur les avant-bras. Vous pouvez placer un coussin sous la tête pour plus de confort, ou sous le bassin pour atténuer la dureté du sol ; essayez toutefois de vous allonger à plat, autant que possible pour en retirer le maximum de bienfaits.

Une fois que vous avez trouvé une position confortable, inspirez profondément, sentez l'abdomen qui s'étend et pousse vers le sol, puis expirez profondément, en laissant l'abdomen s'éloigner du sol (vous n'avez pas à contracter activement les abdominaux pour qu'ils se décollent du sol ; laissez le ventre se contracter passivement et confortablement avec l'expiration). Inspirez et expirez par le nez, bouche fermée. Si vous avez placé un coussin sous le bassin, retirez-le délicatement afin de percevoir le maximum de sensations de l'abdomen pressant sur le sol à l'inspiration.

Tâchez d'intégrer la respiration sur le ventre à votre routine de bien-être. C'est un excellent exercice à réaliser avant la pratique, puisqu'elle favorise l'expansion des poumons et installe un schéma respiratoire approprié aux exercices d'aérobie. Souvenez-vous que respirer est le fondement de toute activité : si on ne peut pas respirer, on ne peut rien faire !

Alison Matous, ergothérapeute spécialisée dans les lésions cérébrales

CHAPITRE TREIZE

PROTHÈSE TOTALE DU GENOU

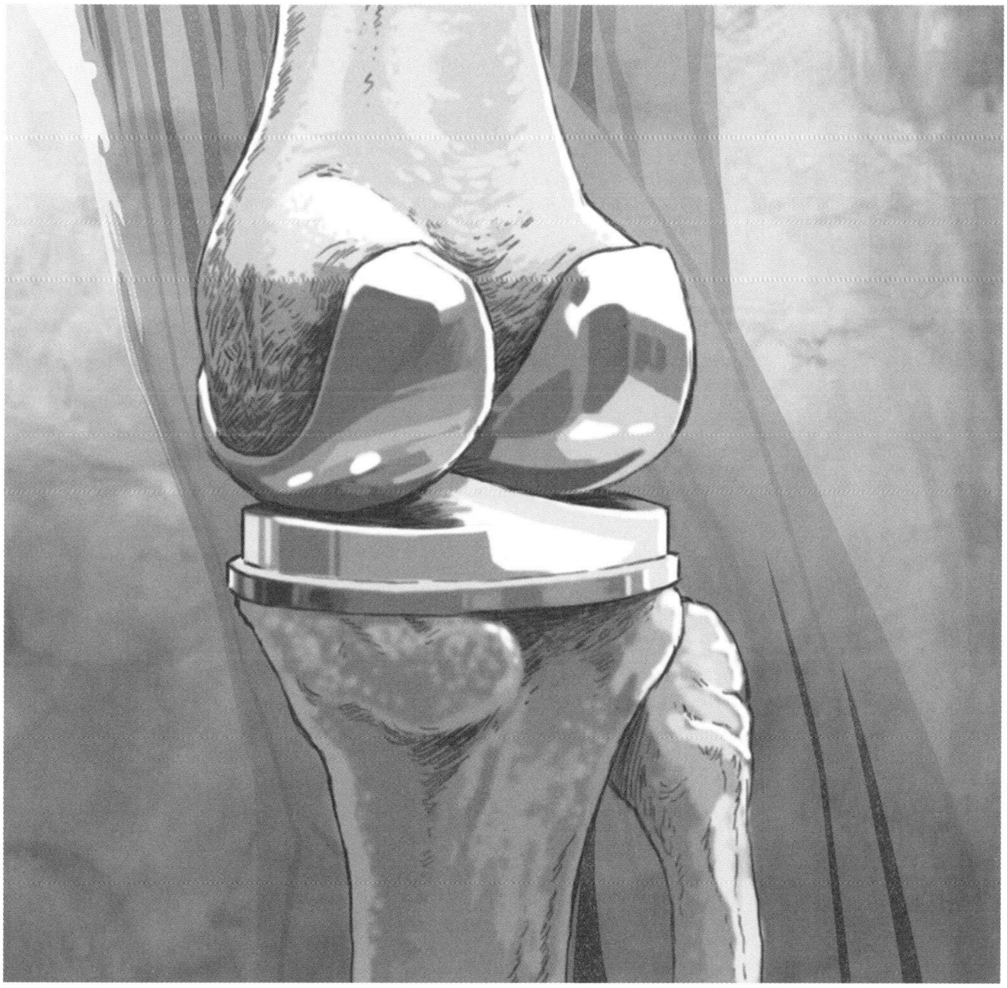

La prothèse totale du genou est une intervention chirurgicale qui remplace l'articulation du genou par une prothèse artificielle. La raison la plus courante de cette procédure élective est une perte de fonctionnalité due à une arthrose sévère ; le cartilage et les os de l'articulation du genou ne permettent plus un mouvement naturel. Idéalement, une opération réussie permet d'accroître les activités du quotidien et de reprendre les loisirs auxquels on a été forcé de renoncer. Outre l'arthrose, des facteurs de risques additionnels incluent l'obésité, la polyarthrite rhumatoïde, la goutte, et des blessures antérieures au niveau des tissus mous du genou, comme une déchirure du ligament ou du cartilage.

Pendant l'intervention, la base du fémur est recouverte de métal et le haut du tibia de plastique. L'arrière de la rotule est souvent recouvert de plastique et replacé dans sa position initiale. Le nouveau genou mime le comportement de l'os et du cartilage naturels. Une fois rétabli, il retrouve l'amplitude de flexion et d'extension perdue ainsi qu'une meilleure stabilité. La prothèse totale du genou est une intervention généralement fructueuse, environ 90 % des patients interrogés faisant état d'une diminution de la douleur, une amplitude de mouvement accrue, et un retour progressif aux activités du quotidien. L'intervention concerne légèrement plus les femmes ; l'âge moyen est 65 ans et la plupart des nouveaux genoux durent entre dix et vingt ans.

L'objectif de la yogathérapie est de regagner autant d'amplitude de mouvement que possible. Elle doit être poursuivie jusqu'à ce que le genou retrouve son plein potentiel, et même après. Par exemple, monter l'escalier requiert 85 degrés de flexion du genou ; se relever d'une chaise, environ 95 degrés ; et d'une toilette basse, encore plus. La majorité des genoux opérés retrouvent une amplitude de 110 à 120 degrés. La plupart des chirurgiens refusent que leurs patients s'agenouillent après une prothèse de genou ; les activités telles que jardiner ou sortir les vêtements du séchoir doivent se faire en s'aidant d'un tabouret. Selon la condition du patient et l'état du genou avant l'opération, un rétablissement complet peut prendre entre trois et douze mois, nécessiter des soins de rééducation en hôpital ainsi que plusieurs mois de soins ambulatoires.

YOGATHÉRAPIE

Ces exercices et asanas augmentent la force et l'endurance. Ils se focalisent en premier lieu sur l'accroissement de la flexion et de l'extension du genou, le renforcement des quadriceps et des ischio-jambiers, et la mobilisation des muscles du bassin pour une bonne répartition du poids. Utiliser les jambes et se transférer (à partir de différents niveaux de surface) autant que possible durant la journée renforceront la jambe et le bassin. S'il est difficile de vous abaisser au sol et de vous relever, utilisez une chaise ou un canapé pour assister le transfert et demandez à un soignant de vous entraîner au transfert sécurisé.

ASANAS

SÉQUENCE DE DÉPART

Ces exercices peuvent être pratiqués quotidiennement après l'opération, dès que le chirurgien vous l'autorise.

1. Balançoire du genou avec une sangle de yoga

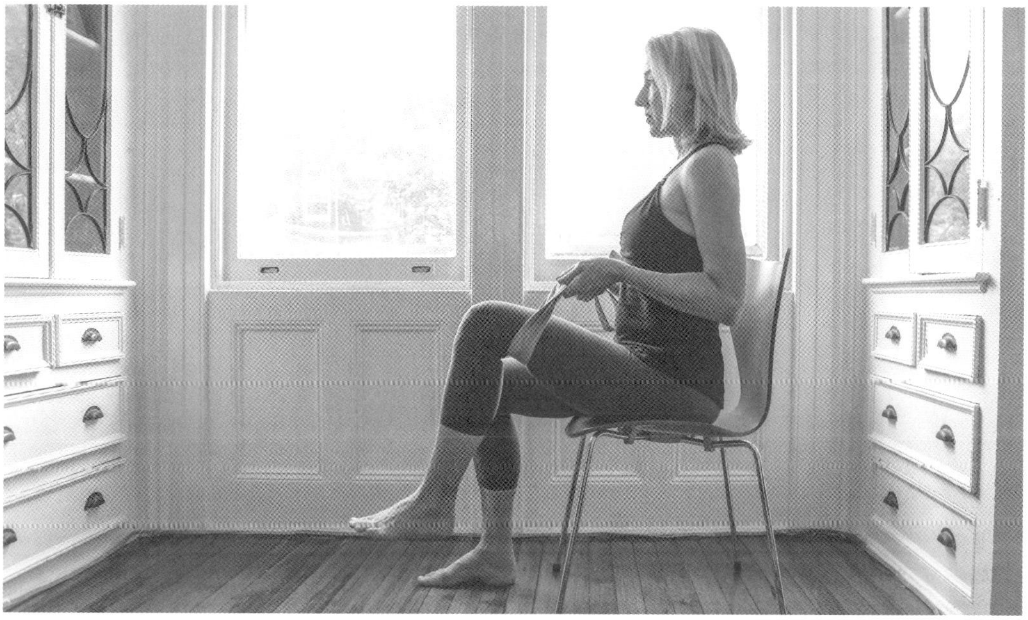

- Asseyez-vous bien droit sur une chaise (avec une assise et un dossier fermes), le bas du dos redressé et les pieds à plat sur le sol.
- Les genoux sont alignés avec le bassin, les orteils dirigés vers l'avant.
- Allongez la colonne du bassin jusqu'à la tête.
- Placez une sangle sous la cuisse et tirez-la pour soulever le genou.
- Balancez doucement le talon d'avant en arrière.
- Commencez avec un mouvement léger puis laissez progressivement la jambe se balancer librement.

Notes : Gardez le genou dans l'alignement de la hanche et les jambes parallèles. Ne laissez pas le genou se tordre durant le mouvement. En cas de douleur au genou, posez le pied au sol et faites-le glisser vers l'avant et vers l'arrière sur une serviette, progressant ainsi vers l'exercice de la balançoire. Le mouvement assouplit l'articulation du genou sans nécessiter d'action musculaire du quadriceps.

2. Levers de jambe sur chaise

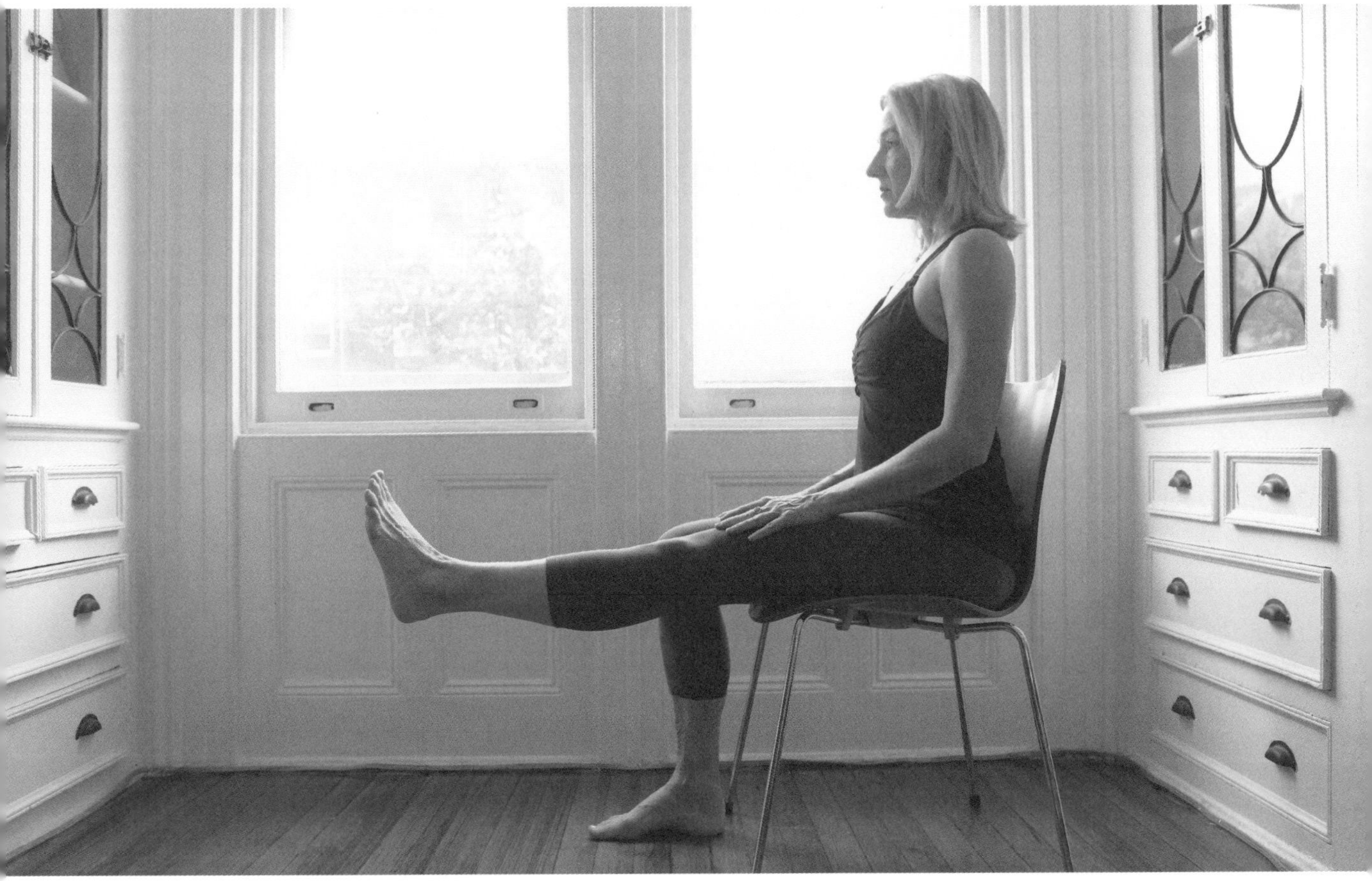

- Asseyez-vous bien droit sur une chaise, le bas du dos redressé et les pieds à plat sur le sol.
- Reculez le bassin autant que possible sur l'assise de la chaise.
- Les genoux sont alignés sur les hanches, les orteils dirigés vers l'avant.
- Allongez la colonne du bassin jusqu'à la tête.
- Tendez une jambe en pressant la cuisse sur la chaise.
- Maintenez pendant 3 à 5 secondes.
- Abaissez délicatement la jambe.
- Répétez 5 à 10 fois.
- Changez de jambe.

Notes : Gardez la colonne allongée et les jambes parallèles. Pointez et fléchissez le pied ou faites des cercles de cheville lorsque la jambe est tendue. En cas de douleur dans le genou, placez une sangle de yoga autour du pied pour assister l'extension ou un torchon plié sous le genou. L'exercice développe la force des cuisses et accroît l'amplitude de mouvement du genou.

3. Ardha Paschimottanasana modifié (Flexion avant assise)

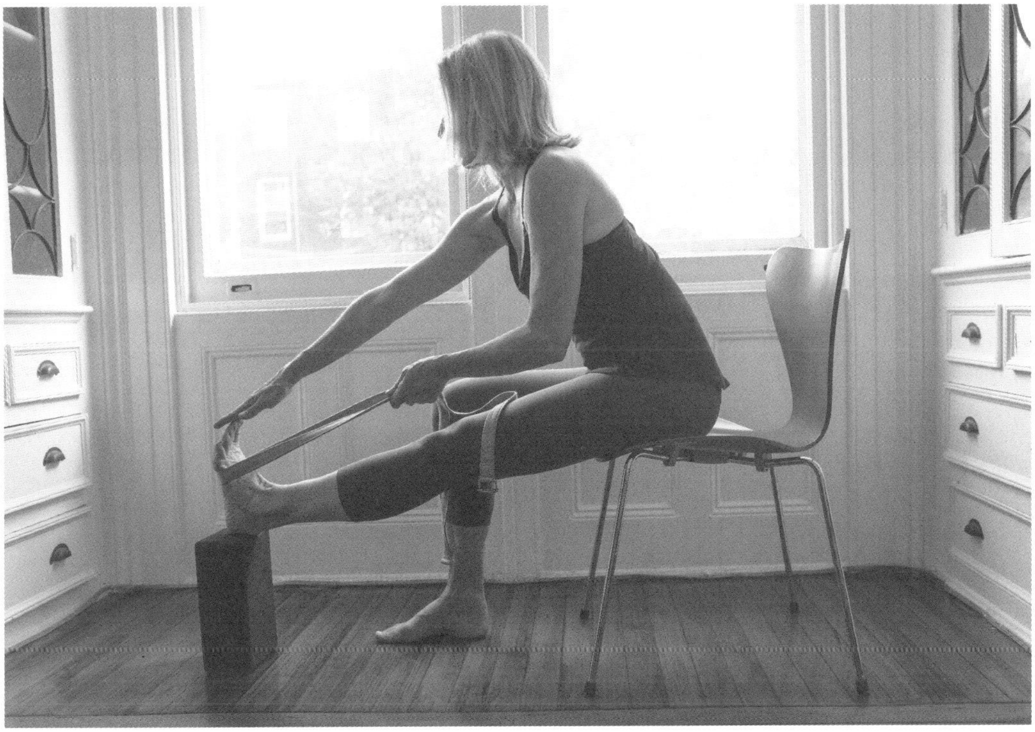

- Asseyez-vous bien droit sur une chaise, le bas du dos redressé, les pieds à plat sur le sol.
- Posez une brique de yoga ou un petit tabouret devant la chaise.
- Avancez-vous sur le rebord de la chaise.
- Les genoux sont alignés sur les hanches, les orteils dirigés vers l'avant.
- Allongez la colonne du bassin jusqu'à la tête.
- Placez une sangle de yoga sous les orteils et tendez la jambe.
- Posez le talon sur une brique de yoga, un tabouret ou une chaise.
- Essayez de tendre complètement la jambe.
- Tendez lentement un bras vers l'avant pour toucher les orteils.
- Gardez le genou tendu !
- Maintenez pendant environ 1 minute.
- Changez de côté.

Notes : Gardez les jambes parallèles et fléchissez le buste à partir des hanches, non à partir du bas du dos. Si une douleur survient dans le dos ou si vous avez eu un disque bombé ou hernié, n'inclinez pas le buste vers l'avant. L'exercice étire l'arrière de la jambe et les ligaments situés sur le côté du genou.

4. Utkatasana (Posture furieuse) sur une chaise

Chaise face au mur :

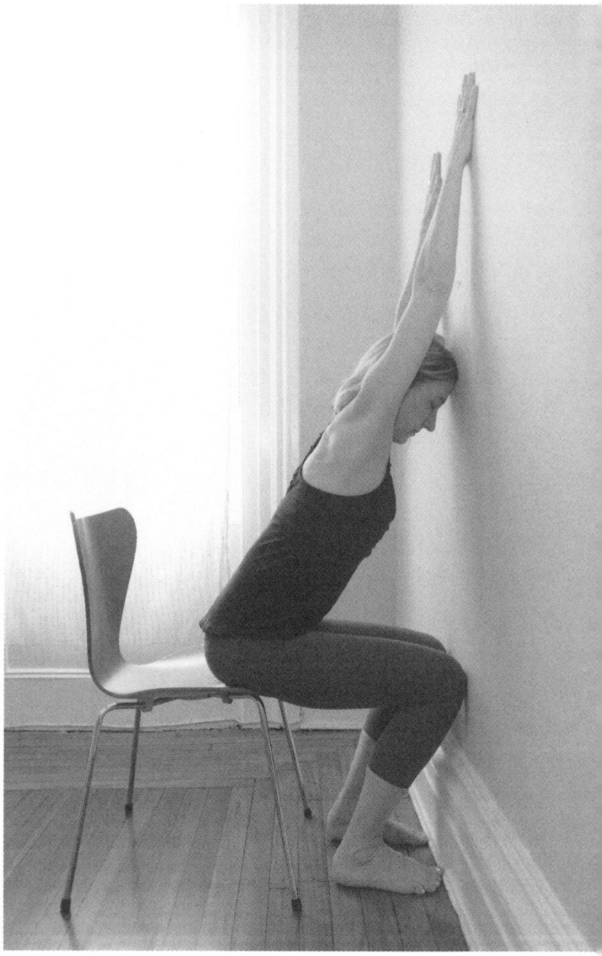

- Placez une chaise à 30-45 centimètres de distance du mur.
- Asseyez-vous au centre la chaise, les pieds à plat sur le sol.
- Les genoux sont alignés avec les hanches, les orteils dirigés vers l'avant.
- Allongez la colonne du bassin jusqu'à la tête.
- En gardant les pieds bien ancrés au sol, avancez légèrement les hanches sur la chaise sans bouger les pieds.
- Les genoux vont s'avancer vers les orteils.
- Inclinez le buste vers l'avant en continuant à avancer vers le bord de la chaise, jusqu'à amener les genoux contre le mur.
- Veillez à ne pas cambrer le bas du dos et engagez les muscles du bas-ventre.
- Élevez la poitrine et promenez vos doigts vers le haut du mur.
- Si possible, reposez le front sur le mur.

Notes : Progressez lentement et respirez profondément. Gardez les jambes parallèles et alignées avec les hanches et les pieds. Plus le bassin se rapproche du bord de la chaise, plus les genoux s'étirent. L'exercice accroît la flexion du genou et mobilise les muscles de la sangle abdominale.

Chaise dos au mur :

- Asseyez-vous au bord d'une chaise, le bas du dos redressé et les pieds à plat sur le sol.
- Les genoux sont alignés avec les hanches, les orteils dirigés vers l'avant.
- Reculez les pieds vers la chaise en les glissant sur le sol sans décoller les talons.
- Inclinez le buste vers l'avant de façon à amener le nez au-dessus des pieds.
- Posez les mains sur la chaise et décollez légèrement le bassin de l'assise.
- Veillez à ne pas cambrer le bas du dos et engagez les muscles du bas-ventre.
- Le bassin doit tendre vers la chaise, sans la toucher.
- Si possible, tendez les bras au-dessus de la tête.
- Prenez 3 à 5 respirations profondes.
- Ramenez les mains à plat sur la chaise et asseyez-vous délicatement.
- Répétez plusieurs fois.

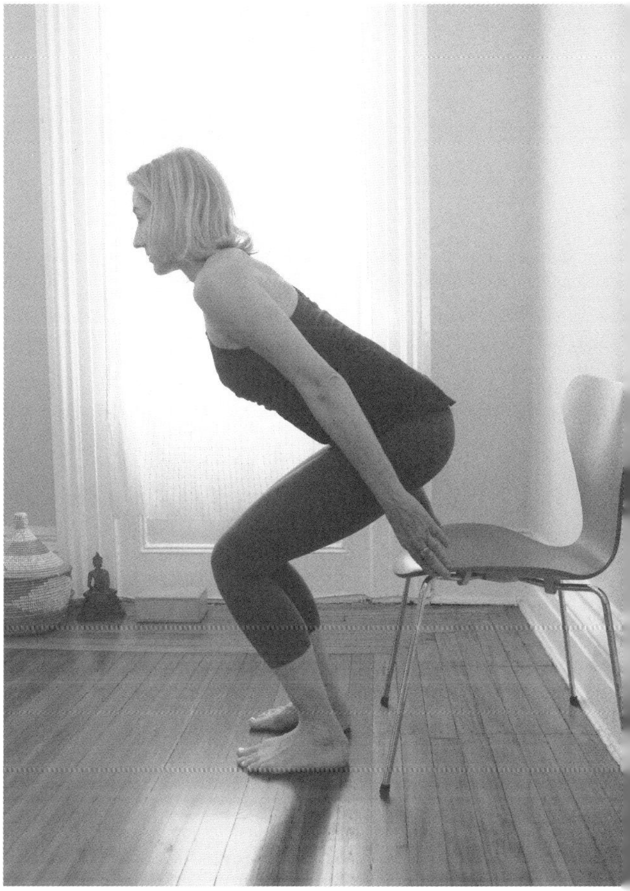

Notes : Rentrez et engagez les muscles du bas-ventre vers le cœur pour soutenir le bas du dos. Ne retenez pas votre souffle. L'asana accroît la flexion du genou et renforce le gainage, les jambes et les fessiers. C'est une bonne manière de vous transférer si vous avez du mal à vous relever d'une chaise.

Chaise au mur :

- Tenez-vous debout, dos au mur.
- Les genoux peuvent être légèrement fléchis, écartés à largeur du bassin ; les orteils sont dirigés vers l'avant.
- Avec le bas du dos contre le mur, commencez à glisser vers le bas.
- Amenez les pieds dans l'alignement des genoux.
- Prenez 3 à 5 respirations.
- Maintenez la posture aussi longtemps que possible, en tâchant de progresser vers 1 minute.
- Tendez lentement les jambes et ramenez les pieds vers le mur pour vous redresser.

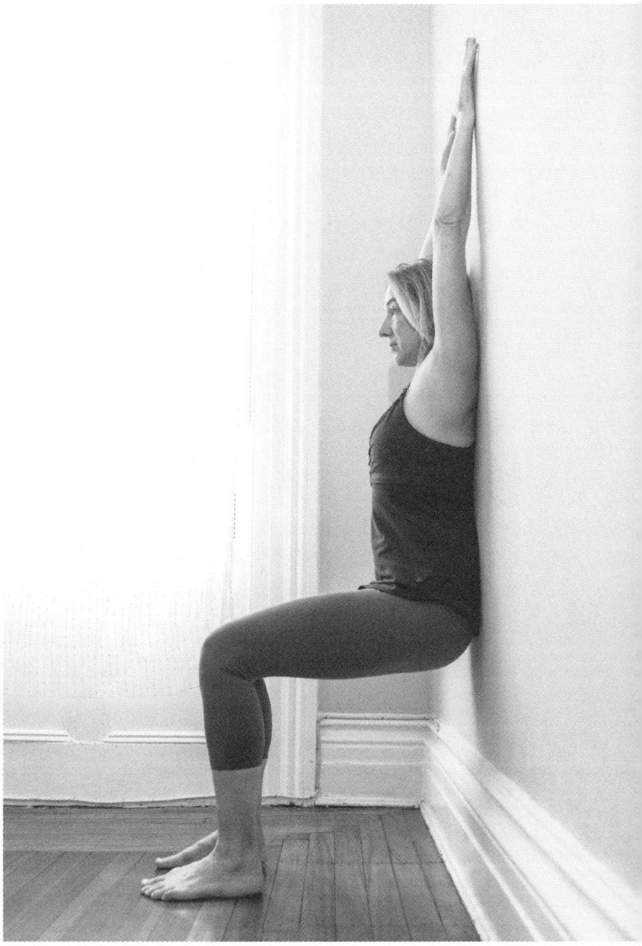

Notes : Gardez le bas du dos contre le mur et les genoux alignés sur les hanches. Descendez aussi bas que le supportent vos genoux (sans descendre en-dessous de 90 degrés !). Placez une brique entre les genoux et pressez-la pour mobiliser davantage les muscles de l'intérieur des cuisses. L'exercice accroît la flexion du genou et renforce les jambes et les fessiers.

5. Adho Mukha Svanasana (Chien tête en bas)

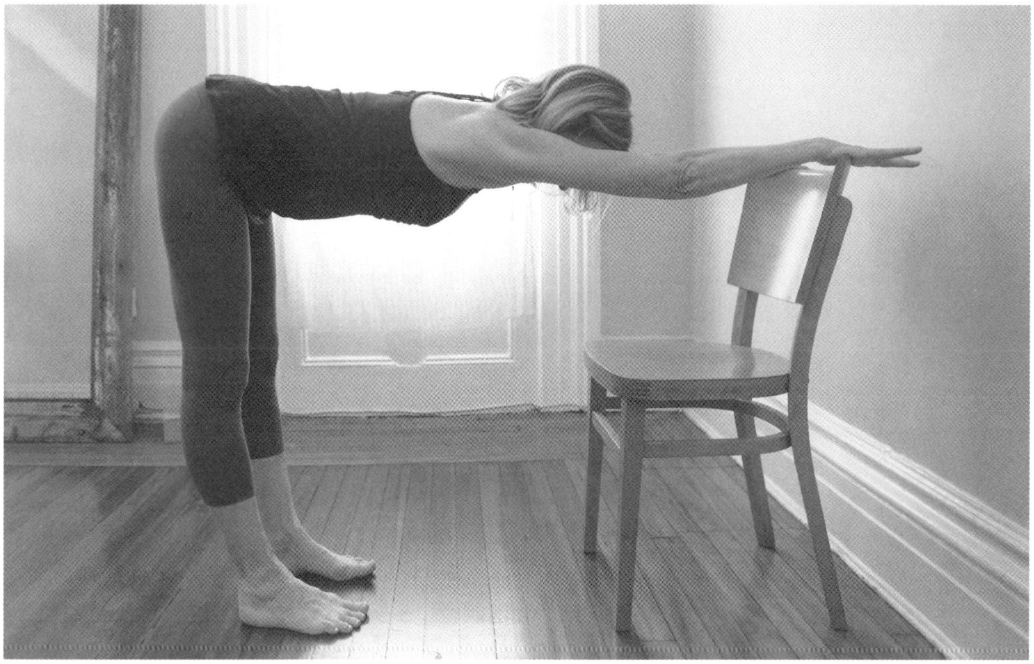

- Placez une chaise dos au mur ou choisissez une surface plus haute, comme un plan de travail.
- Placez les deux paumes sur le dossier de la chaise ou sur la surface choisie.
- Les mains sont écartées à largeur d'épaules, les jambes à largeur de bassin, et les orteils sont dirigés vers l'avant.
- Pressez les mains sur le dossier et reculez les pieds de sorte que le torse se retrouve parallèle au sol.
- Tendez les bras et pressez les pieds sur le sol.
- Fléchissez et tendez soigneusement les genoux pour étirer progressivement l'arrière des jambes.
- Pressez les pieds sur le sol en essayant de tendre le genou concerné par la prothèse autant que l'autre.
- Étirez pleinement la poitrine, le dos et l'arrière des jambes.
- Maintenez la posture pendant 1 à 2 minutes.

Notes : Pressez les deux pieds sur le sol et tâchez de tendre de manière égale les deux genoux, en soulevant les rotules vers les hanches. Étirez-vous avec les bras et les jambes.

SÉQUENCE AVANCÉE

Cette séquence peut être réalisée si les postures étaient déjà pratiquées avant l'opération et en l'absence de douleur au genou. Commencez par la séquence de départ pour échauffer les quadriceps et assouplir le genou.

1. De Tadasana (Montagne) à Utkatasana (Posture Furieuse)

- Commencez à plier les jambes en effectuant trois actions simultanées : inclinez le buste à partir du bassin, fléchissez les genoux dans l'alignement des chevilles, et dirigez le bassin/les ischions vers les talons.
- Veillez à ne pas cambrer le bas du dos et engagez les muscles du bas-ventre.
- Redressez la poitrine et détendez les chevilles et les genoux.
- Tendez les bras au-dessus de la tête ou devant vous, les paumes se faisant face.
- Prenez 3 à 5 respirations profondes.
- Revenez en Tadasana.
- Répétez encore 2 fois l'enchaînement Tadasana-Utkatasana.

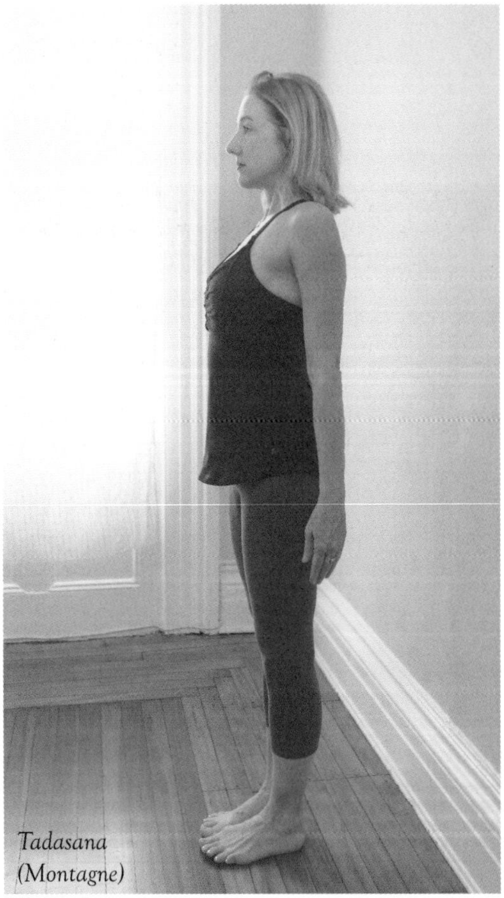

Tadasana (Montagne)

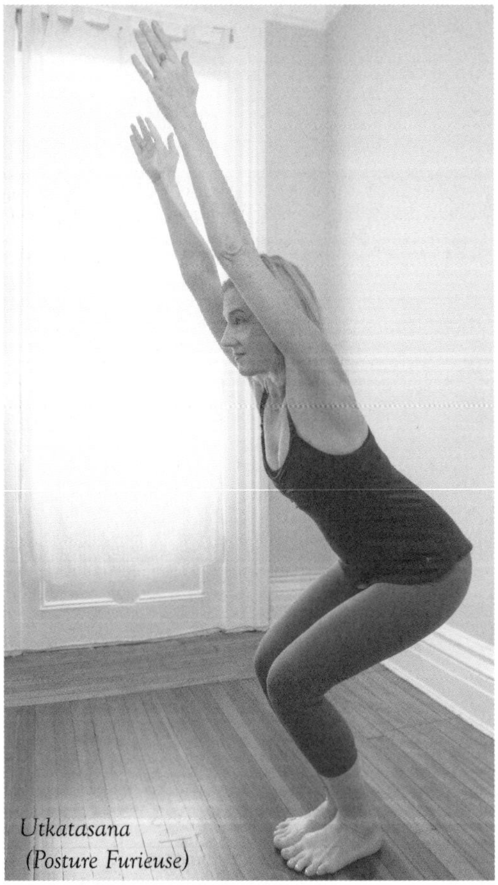

Utkatasana (Posture Furieuse)

Notes : Veillez à ne pas cambrer le bas du dos en engageant fermement les abdominaux. Le poids du corps reste sur les talons. Placez une brique de yoga entre les genoux pour maintenir le bon alignement des jambes. L'asana accroît la flexion du genou, renforce les jambes et les fessiers, mobilise le plancher pelvien et les abdominaux inférieurs.

2. Fente au mur

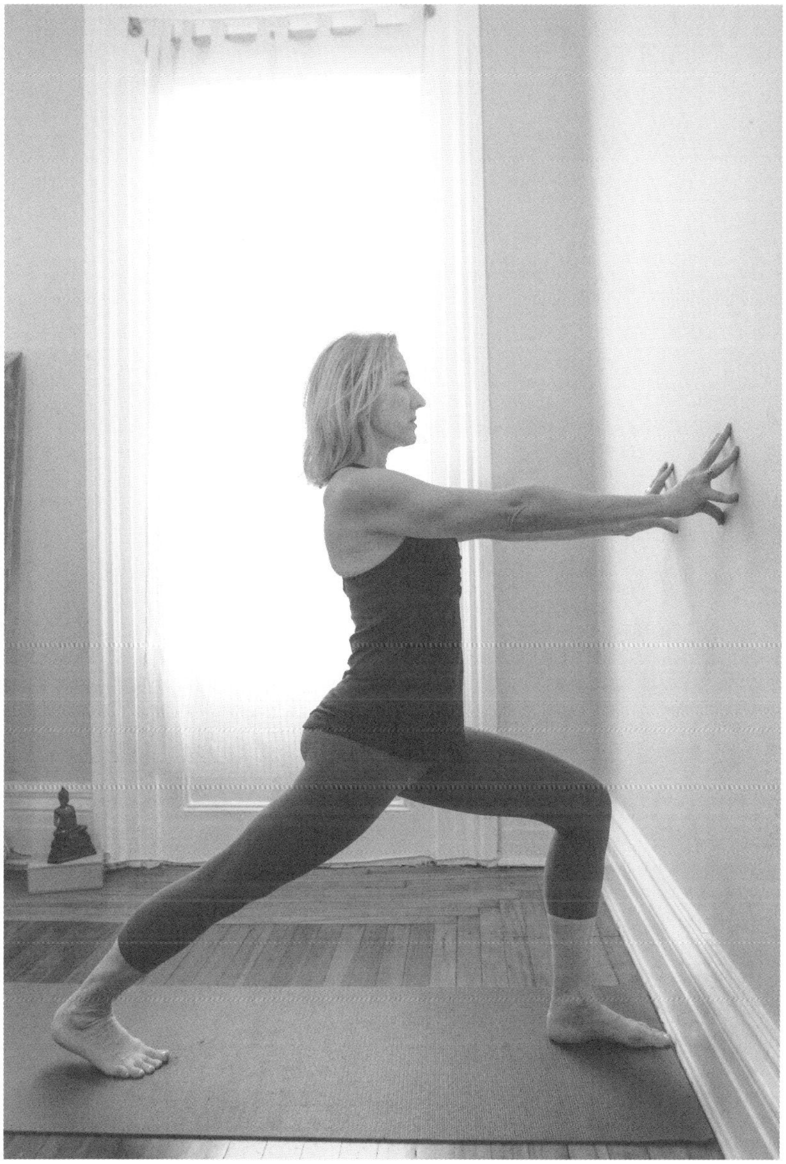

- Face au mur, placez un pied à la base du mur, les orteils touchant le mur.
- Prenez appui sur le mur en reculant l'autre jambe (faites une enjambée moyenne à grande), les orteils dirigés vers le mur.
- Les jambes sont parallèles, les deux hanches dirigées vers le mur.
- Tâchez de fléchir le genou avant à angle droit.
- Le talon arrière est en l'air.
- Posez le bout des doigts sur le mur, dans l'alignement des épaules, et tendez les bras.
- Allongez la colonne et déployez la poitrine.
- Éloignez les épaules et les omoplates des oreilles.
- Le genou avant pousse en direction du mur, le talon arrière en direction du sol.
- Respirez et maintenez la posture pendant 1 minute ou plus.
- Inversez les jambes.

Notes : *La posture travaille le mouvement de flexion du genou avant en étirant la cuisse avant, la hanche et le mollet arrière. Elle renforce aussi les muscles spinaux et ouvre la poitrine.*

3. Utthita Parshvottanasana (étirement latéral intense)

- Face au mur, placez un pied à la base du mur, les orteils touchant le mur.
- Prenez appui sur le mur en reculant l'autre jambe (faites une enjambée moyenne à grande), les orteils légèrement tournés vers l'extérieur.
- Le bassin fait face au mur et les fessiers sont dirigés vers les talons.
- Tendez les jambes et les genoux.
- Pressez les pieds sur le sol, tendez bien les genoux, et éloignez les épaules des oreilles.
- Respirez et grandissez-vous pendant 5 à 8 respirations.
- Changez de côté.

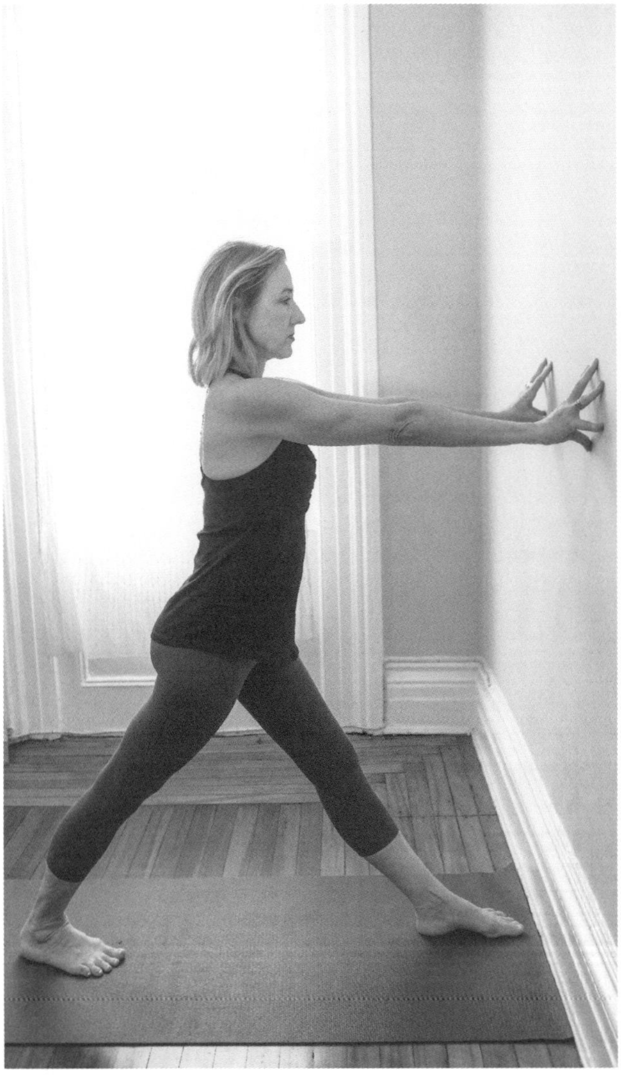

Notes : L'asana étire et renforce les jambes. Engagez les muscles du haut du dos en glissant les omoplates vers le bas et en déployant les clavicules. Lorsque la jambe concernée par la prothèse se trouve à l'arrière, assurez-vous de bien aligner le pied et le genou, la jambe en légère rotation externe. Vous pouvez promener vos doigts vers le haut du mur, pour étirer les flancs.

4. Virabhadrasana II (Guerrier II)

- Tenez-vous debout sur le tapis, flanc face au mur (du côté de la prothèse).
- Écartez largement les jambes, les orteils dirigés vers l'avant.
- Tendez les jambes et allongez la colonne du coccyx jusqu'à la tête.
- Tournez la jambe concernée par la prothèse vers l'extérieur, en dirigeant le genou et les orteils vers le mur.
- La jambe arrière est tendue, les orteils légèrement rentrés.
- Veillez à garder le talon du pied avant dans l'alignement du pied arrière.
- Fléchissez le genou avant vers le mur, jusqu'à ce qu'il soit au-dessus de la cheville.
- Le bas-ventre est rentré vers les lombaires et les fessiers sont tournés vers le sol pour allonger le bas du dos.
- Posez le bout des doigts sur le mur et promenez-les vers le haut pour étirer le flanc.
- Gardez la poitrine ouverte et tendez l'autre bras latéralement, à hauteur d'épaule.
- Maintenez la posture pendant 1 minute.
- Répétez 2 fois.

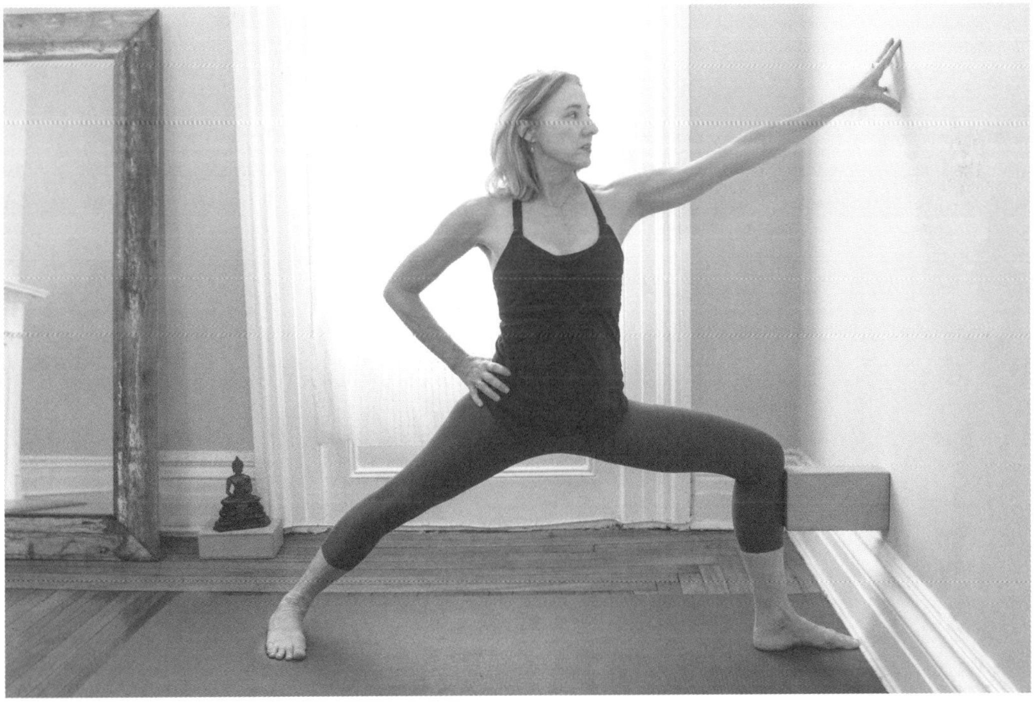

Notes : Lorsque vous ouvrez la jambe avant, le genou pointe vers le deuxième ou troisième orteil, légèrement vers l'extérieur. Tâchez de fléchir le genou autant que possible. Si vous ne pouvez pas aligner le genou sur les orteils, ne pratiquez pas cette posture ! Les orteils du pied arrière doivent être légèrement rentrés, et la hanche, le genou et la cheville doivent être tendus. L'asana encourage la flexion du genou et travaille les muscles des jambes et du bassin.

5. Uttanasana (Pince debout)

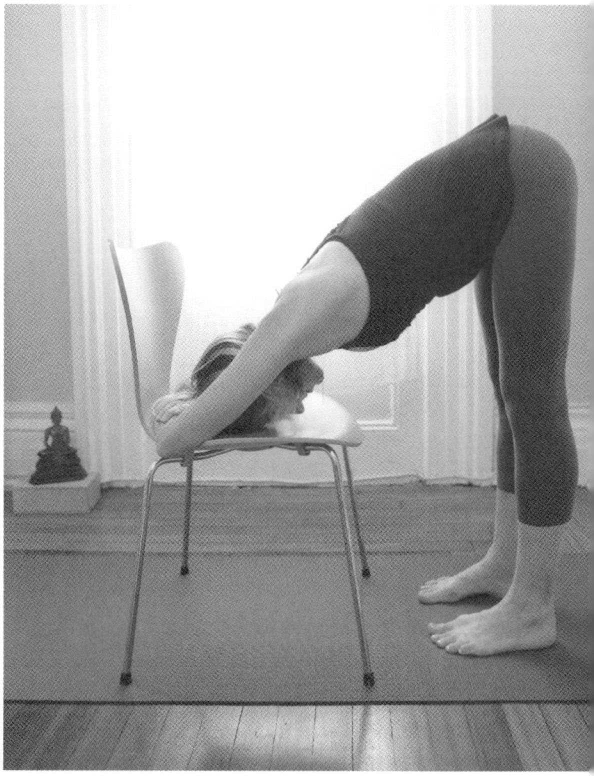

- Tenez-vous debout face à une chaise, les pieds écartés à largeur de bassin et les orteils dirigés vers l'avant.
- Répartissez le poids du corps équitablement sur les deux jambes et tendez les genoux.
- Pressez les pieds sur le sol et fléchissez le buste à partir des hanches, en gardant les jambes tendues.
- Allongez la colonne et les flancs et posez la tête sur la chaise.
- Remontez les quadriceps et pressez fermement les pieds au sol.
- Respirez et étirez-vous pendant 1 à 2 minutes.

Notes : C'est une posture de repos; elle favorise la relaxation et étire tout l'arrière du corps. Assurez-vous que la tête repose sur la chaise. Si c'est trop bas, placez une brique de yoga ou une couverture sur l'assise. Les bras peuvent aussi reposer sur la chaise.

6. Kurmasana (Tortue)

- Asseyez-vous bien droit au centre d'une chaise, les pieds à plat sur le sol.
- Écartez les jambes à largeur de la chaise, ou davantage.
- Les genoux sont dans l'alignement des chevilles, les orteils dirigés vers l'avant.
- Inclinez-vous vers l'avant et reculez le bassin à l'arrière de la chaise ; le torse s'allonge sur les cuisses.
- Respirez et allongez la colonne en étirant les flancs.
- Laissez la tête se détendre et le dos s'arrondir doucement.
- Respirez profondément et détendez-vous dans la posture.
- Maintenez la posture pendant 1 à 2 minutes.
- Quittez l'asana en redressant le buste, la colonne droite ; restez assis au bord de la chaise, le dos droit, pendant quelques respirations, avant de vous relever.

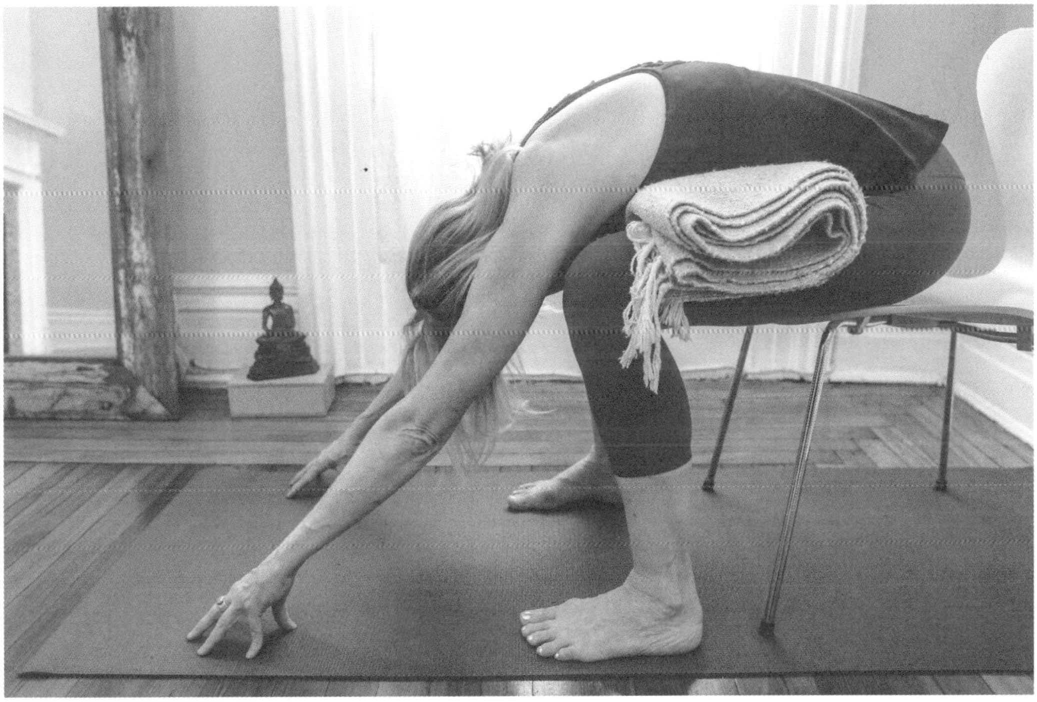

Notes : *Placez les mains au sol, sur des briques ou sur une autre chaise si vous ressentez trop de pression dans le dos ou en cas de hernie discale. Pour soutenir davantage le bas du dos, placez une couverture pliée sur les cuisses et déposez-y le ventre. Si vous êtes assez souple, essayez d'amener les mains entre les jambes et vers l'arrière de la chaise (sans couverture sur les cuisses !). Laissez la tête descendre vers le sol, la nuque détendue.*

FOCUS BIEN-ÊTRE FONCTIONNEL : INFLAMMATION CHRONIQUE ET MALADIE

Le rôle de l'inflammation chronique sur le corps et ses effets sur les maladies chroniques suscitent un intérêt croissant en médecine. La plupart des gens auraient un faible niveau d'inflammation chronique dans leur corps et leur circulation sanguine, et celle-ci contribuerait à de nombreuses maladies chroniques (si ce n'est la totalité d'entre elles), mettant nos systèmes de santé à rude épreuve. Les maladies cardio-vasculaires, les troubles gastro-intestinaux, le cancer, les maladies auto-immunes, les allergies et certaines pathologies neurologiques telles que la maladie d'Alzheimer et la maladie de Parkinson en sont des exemples. La communauté médicale commence à comprendre les corrélations entre inflammation chronique et mauvaise alimentation, stress, mode de vie sédentaire. Comme le suggèrent des preuves de plus en plus nombreuses, il existe des aliments anti-inflammatoires à privilégier et, surtout, des aliments pro-inflammatoires à éviter.

PRO-INFLAMMATOIRES : ALIMENTS À ÉVITER !

- **Sucres naturels et artificiels :** la seule exception est le fruit entier.
- **Céréales raffinées :** la farine blanche et le riz blanc se transforment en glucose et ont les mêmes effets métaboliques que le sucre. Le riz complet est controversé : il aurait certains effets bénéfiques, d'autres néfastes. Les céréales anciennes et complètes ne sont pas à exclure, car elles sont saines en quantité faible à modérée. Parmis celle-ci, on compte, le quinoa, l'avoine complète, l'orge, le sarrasin, le boulgour, le millet et la farine de blé complet.
- **Aliments transformés :** non seulement ils sont pauvres en nutriments et denses en calories, mais ils sont généralement préparés avec des graisses transformées riches en oméga-6 afin d'accroître leur durée de conservation.
- **Produits laitiers :** cela inclut le lait, le beurre, la glace, etc.
- **Acides gras trans :** ils ont été pour la plupart retirés du marché.
- **Aliments riches en acides gras oméga-6 :** huile de maïs, de soja, de tournesol, et huiles végétales.

- **Soja/tofu, restauration rapide, aliments frits, cacahuètes et beurre de cacahuète, charcuterie** : l'équilibre entre acides gras oméga-6 et oméga-3 (comme ceux contenus dans le poisson) est essentiel à l'homéostasie. Un excès important d'oméga-6 par rapport aux oméga-3 dans le corps stimule la production de cytokines pro-inflammatoires.

ANTI-INFLAMMATOIRES (ANTIOXYDANTS) : ALIMENTS À PRIVILÉGIER !

Mangez de vrais aliments !

Fruits et légumes :

- Feuilles vertes : chou frisé, épinard, chou vert, pak choy
- Betterave, carotte, brocoli, chou-fleur, chou, oignon, courge, graines germées, céleri
- Fruits : pomme, mûre, myrtille, cerise, orange, poire, pamplemousse, grenade, fraise, baies d'açaï, raisin, ananas

Bonnes graisses :

- Avocats
- Huile de coco
- Graines de lin (entières)
- Huile de poisson
- Noix et graines : les noix de Grenoble sont les plus saines et anti-inflammatoires ; les cacahuètes, les moins saines.

Protéines :

- Protéines d'origine végétal : légumineuses, céréales complètes

Herbes et épices :

- Curcuma
- Clou de girofle
- Gingembre
- Romarin

Boissons :

- De l'eau : beaucoup !
- Thé ou kombucha
- Café : uniquement noir
- Vin rouge : mais pas trop
- Autres : il est difficile de trouver au magasin des boissons sans sucres ajoutés, qu'ils soient naturels ou artificiels.
- Pas de jus de fruits : c'est seulement du sucre sous forme liquide.

MODE DE VIE ANTI-INFLAMMATOIRE À ENVISAGER :

Régime végétarien et aliments complets

Whole30

Jeûne intermittent

Brian David Altman,
titulaire d'une maîtrise, spécialisé dans la colonne et la médecine du sport

CHAPITRE QUATORZE

RENFORCEZ VOS GENOUX !

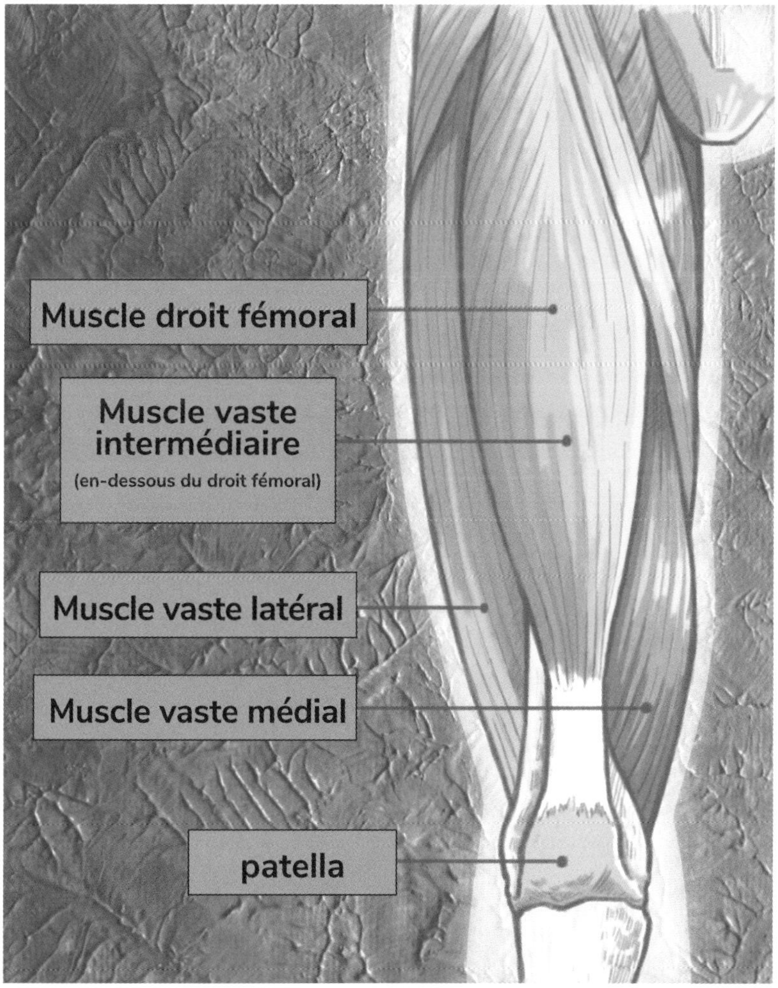

Vous souhaitez améliorer la santé de vos genoux? Alors ce chapitre est fait pour vous. J'ai moi-même subi trois interventions au genou : une impliquant une perte de substance osseuse, et les deux autres pour réparer un cartilage et des ligaments déchirés. Je ne skie jamais, je ne suis pas une randonneuse acharnée, mais je pratique des postures de yoga engagées parce qu'elles maintiennent la souplesse de mes articulations et mobilisent mes muscles. Ce chapitre est dédié aux nombreuses personnes qui doivent gérer un inconfort chronique, comme l'arthrose, à celles qui se remettent d'une lésion des tissus mous (cartilage, tendons, ligaments) ou qui souffrent d'une douleur diffuse au genou. La bonne nouvelle, c'est que, après avoir géré un genou capricieux pendant plusieurs décennies, lui et moi sommes aujourd'hui plutôt fonctionnels – et ne cessons de progresser. Patience et constance sont de mise lorsqu'il s'agit de traiter un problème persistant, surtout dans ces zones à fort impact que sont les épaules, les genoux et le bas du dos.

Si le genou est la plus grande articulation du corps, pourquoi est-il si vulnérable? À l'instar du coude, le genou est un ginglyme, – une charnière. Il peut donc fondamentalement se fléchir ou se tendre, avec toutefois une légère rotation dans la flexion. Lorsqu'il est fléchi, ou durant la flexion, le genou est exposé à une lésion des tissus mous en cas d'impact. Ce type de blessure est fréquent dans le sport, la danse ou d'autres pratiques de mouvement. En outre, le genou se situe au milieu de la jambe, ce qui le rend vulnérable en cas de chute ou de torsion du tibia, ou si l'on s'agenouille de manière répétée, par exemple pour jardiner. Par sa position centrale, le genou est dépendant des articulations avoisinantes : une faiblesse des hanches ou des chevilles amoindrit la stabilité du genou. Un genou sain est un genou fermement soutenu par les muscles tout en ayant une amplitude de mouvement suffisante pour accomplir les gestes du quotidien : sortir d'une voiture, s'asseoir sur un canapé mou et s'en relever, sortir le linge du séchoir.

LE BASSIN

Ces dix dernières années, un nombre croissant de recherches ont suggéré qu'une faiblesse des muscles situés à l'extérieur de la hanche était un facteur contribuant aux douleurs du genou, et que la stabilité du bassin et le contrôle de l'articulation de la hanche devaient donc être intégrés au processus de rééducation du genou. J'ai pu valider cette théorie au fil des ans, sur les plans tant personnel que professionnel. Trois muscles se situent à l'extérieur de la hanche, sur le côté du bassin : le muscle grand fessier, le muscle petit fessier et le muscle tenseur du fascia lata. Ce sont les rotateurs médiaux. Ils effectuent la rotation interne de la cuisse (dans la hanche) ainsi que l'abduction. Ce groupe de muscles stabilise le bassin, prévient un balancement latéral trop important du bassin durant la marche et aide à positionner le fémur dans la cavité de la hanche. Ces muscles sont souvent faibles et sous-développés ; c'est regrettable, car ils sont essentiels à la stabilité du bassin. Des rotateurs médiaux faibles, c'est une station debout déséquilibrée, une démarche irrégulière et un mauvais alignement du bassin qui se répercute sur les muscles et les articulations autour. Plus les rotateurs médiaux sont puissants, meilleure est la répartition des mouvements et du poids du bassin, ce qui accroît la réponse musculaire et l'équilibre dans les jambes.

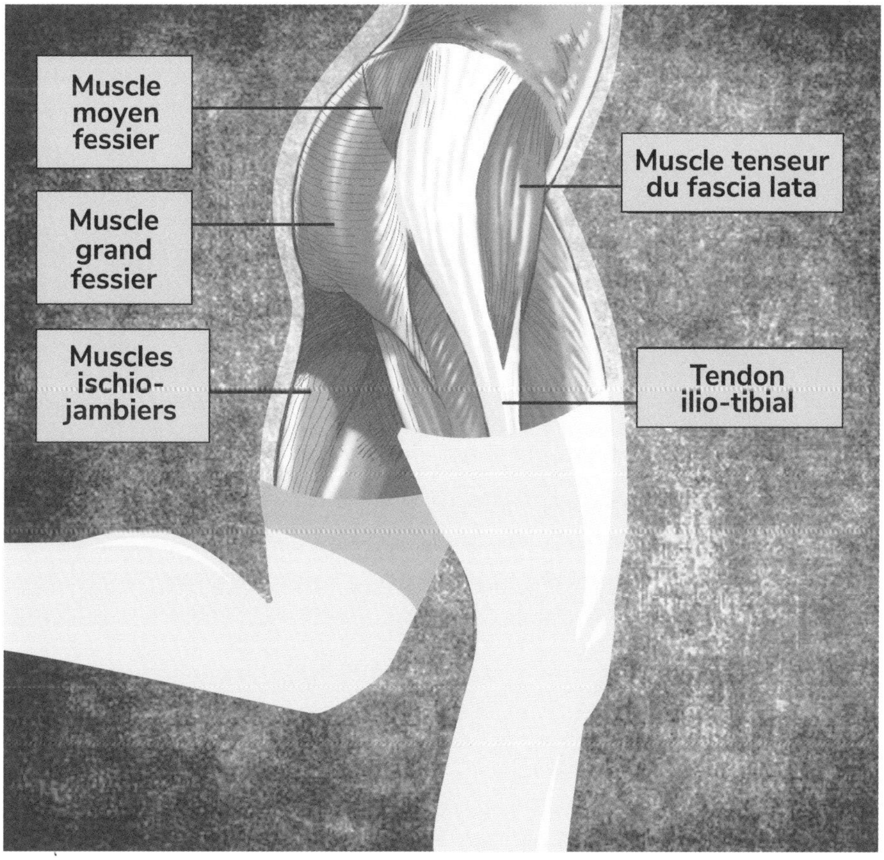

Les six muscles rotateurs de la hanche (piriforme, muscles jumeaux supérieur et inférieur, obturateurs interne et externe, et muscle carré fémoral) sont les rotateurs latéraux et se logent profondément à l'arrière du bassin. Ce groupe de muscles effectue une rotation externe de la cuisse dans l'articulation de la hanche. Si les rotateurs externes sont courts et raides, ils peuvent neutraliser les actions opposées des rotateurs médiaux et engendrer une rotation externe constante des fémurs. Par exemple, les personnes qui « marchent en canard » ont besoin d'étirer ces rotateurs latéraux (et de renforcer les muscles sur les côtés des hanches), tandis que les personnes qui marchent avec les pieds rentrés ont besoin de renforcer les rotateurs latéraux (et d'étirer les muscles des côtés des hanches). Les cinq muscles situés à l'intérieur des cuisses (adducteurs) contribuent à la stabilité du bassin, car ils émergent pour la plupart de l'intérieur du bassin et s'insèrent sur le bas de la face interne de la cuisse. Ils aident à garder les jambes (et les genoux) alignés et sont essentiels à la stabilité dynamique, particulièrement lorsque le buste bouge et que les jambes sont fixes, par exemple en étant balloté dans le métro ou en attrapant un ballon.

LA CUISSE ET LE GENOU

Il est important de renforcer les quadriceps, car ils agissent directement sur le genou. Ce groupe entier de muscles peut aisément s'atrophier à la suite d'une blessure et, si c'est votre cas, vous savez probablement que regagner et conserver sa force nécessite un effort assidu (en tous cas, ça l'est pour moi !). Les quadriceps sont un groupement de quatre muscles (le droit fémoral, le vaste latéral, le vaste médial et le vaste intermédiaire) couvrant la majeure partie de l'avant de la cuisse ; l'ensemble forme une masse puissante de muscles appelée muscle quadriceps fémoral. Ce sont des muscles extenseurs du genou, et c'est l'un des groupes musculaires les plus puissants du corps. Les quadriceps effectuent de petites et grandes actions musculaires telles que se relever d'une position assise, monter l'escalier, sauter, courir. Le muscle droit fémoral est connu comme « le muscle du coup de pied », car c'est le seul des quadriceps à traverser l'articulation de la hanche (c'est donc aussi un fléchisseur de hanche), agissant à la fois sur la hanche et sur le genou. Les quatre muscles quadriceps se partagent le tendon patellaire, qui permet à la rotule de garder sa stabilité malgré cette masse collective de tissus contractiles. Une faiblesse des quadriceps peut engendrer une hyperextension dans la marche (surtout dans la montée) et une instabilité chronique de l'articulation. L'action synergique des quadriceps et des muscles ischio-jambiers maintiennent le positionnement du genou dans l'espace, surtout lorsque celui-ci est fléchi ou en cours de flexion.

Les trois muscles ischio-jambiers constituent la masse musculaire de l'arrière de la jambe. Leurs actions principales sont de tendre la jambe à l'arrière de la hanche, de fléchir et de tourner l'articulation du genou. Leur puissance équivaut généralement à deux tiers de celle du groupe quadriceps. Les muscles ischio-jambiers émergent des ischions (tubérosités ischiatiques) du bassin, et traversent l'articulation du genou pour s'insérer dans le bas de la jambe : ce sont donc des stabilisateurs importants du genou. Ils nous aident à marcher en terrain plat et à nous tenir debout. Concrète-

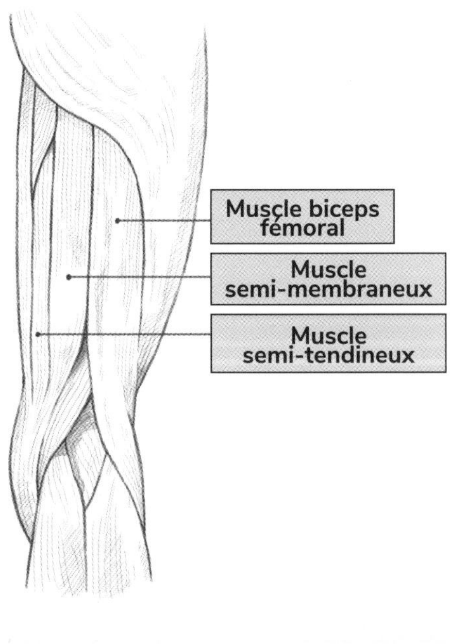

ment, si nos ischio-jambiers étaient paralysés, nous tomberions vers l'avant ! Le grand biceps fémoral est le plus latéral des ischio-jambiers ; il est la bête de somme du groupe. Les ischio-jambiers sont souvent trop courts en raison d'un mauvais alignement du bassin et d'une assise excessive – il n'est donc pas rare de se blesser aux ischio-jambiers avec un mouvement d'extension rapide, comme taper dans une balle, ou un manque d'étirement et d'échauffement.

L'IMPORTANCE DE L'ÉTIREMENT

Je manquerais à mes devoirs si j'omettais de mentionner un autre facteur essentiel de la santé du genou. Ce chapitre est plutôt dédié au renforcement, mais des ischio-jambiers et des mollets trop raides limitent la capacité à tendre totalement le genou. Les deux groupes musculaires traversent en effet l'articulation. Si les tissus mous sont raccourcis et que le genou ne peut pas se tendre, alors il est impératif de s'étirer. Par exemple, le muscle tenseur du fascia lata fusionne avec l'épais tendon ilio-tibial et traverse la face externe du genou. Un tendon trop raide peut donc engendrer une douleur au genou. Souvent, les adolescents et/ou les personnes passant beaucoup de temps assis ou debout ont des muscles et tendons raccourcis, et ont BESOIN DE S'ÉTIRER. Je suis heureuse que mon fils de dix-sept ans prenne des cours de yoga avec sa petite amie, et ressente les bienfaits de l'étirement !

YOGATHÉRAPIE

En travaillant sur votre jambe, notez si la cuisse, le genou et le tibia sont bien dirigés vers l'avant. Observez votre bassin – fait-il face à l'avant ? Les deux côtés sont-ils à hauteur égale ? Le bassin est-il basculé ? Les fémurs sont-ils confortablement installés dans les cavités du bassin ? L'intérieur et l'extérieur des chevilles sont-ils bien dressés ? Si vous ressentez une douleur au genou durant n'importe laquelle de ces postures, abstenez-vous ou pratiquez-les de manière moins intense. Vous progresserez dans les postures à mesure que vos muscles s'allongeront et se renforceront. En réalisant cette séquence, ayez conscience de l'alignement vertical du bassin ; évitez l'antéversion ou la rétroversion. Si le genou est enflé ou douloureux, passer de la glace à l'avant et à l'arrière du genou va aider. L'un des bienfaits secondaires du yoga est d'accroître la stabilité de la cheville, car il se pratique pieds nus, promeut un alignement correct des articulations entre elles et nous fait tenir sur une jambe.

ASANAS

1. Supta Padangusthasana (Posture allongée de la main au gros orteil)

- Asseyez-vous sur un tapis, les pieds contre le mur.
- Vous aurez besoin de deux sangles de yoga. Effectuez une large boucle avec l'une d'entre elles.
- Placez l'extrémité de la boucle autour du talon gauche et allongez-vous.
- Pressez le talon gauche contre le mur et amenez le genou droit vers la poitrine.
- Placez l'autre extrémité de la boucle sur le haut de la cuisse droite et resserrez la sangle.
- Bien tendue, la sangle va entraîner l'extérieur de la hanche droite légèrement vers le bas et vers le mur.
- Placez l'autre sangle sur le talon droit et tenez-la des deux mains.
- Tendez la jambe droite vers le plafond.
- Poussez le pied gauche contre le mur et le pied droit dans la sangle.
- Étirez les deux jambes en gardant les hanches à la même hauteur.
- L'abdomen est rentré vers le bas du dos, et le bas du dos allongé vers l'arrière.
- Respirez et maintenez la posture pendant 60 à 90 secondes.
- Prenez à présent la sangle dans la main gauche (comme un bouquet de fleurs) et tendez le bras droit sur le côté.
- Amenez la jambe droite légèrement vers l'intérieur et vers l'épaule opposée.
- Ne vous laissez pas emporter par le poids du pied !
- Déployez la poitrine et veillez à ne pas recroqueviller l'abdomen.
- Respirez et maintenez la posture pendant 60 à 90 secondes.
- Ramenez la jambe droite à la verticale, puis lentement vers le sol.
- Inversez la position des jambes.

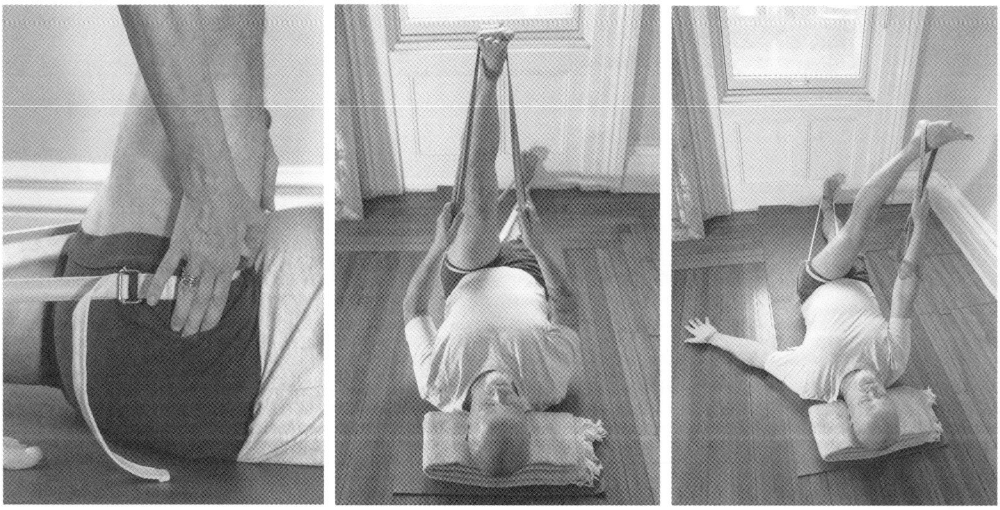

Notes : La première partie de la posture étire les muscles ischio-jambiers et la seconde étire l'extérieur de la hanche. Cette posture inculque aux muscles profonds du bassin et de l'abdomen à maintenir la stabilité de la sangle abdominale. La deuxième sangle est optionnelle ; une seule peut suffire.

2. Dandasana (Bâton) avec variation

Variation :

- Asseyez-vous au centre du tapis, jambes tendues.
- Si le bas du dos s'arrondit, asseyez-vous sur une ou plusieurs couvertures pliées.
- Les jambes sont écartées à largeur de bassin, avec les genoux et les orteils dirigés vers le plafond.
- Redressez la colonne et grandissez-vous à partir du bas du dos.
- Sentez les ischions sur le tapis ou les couvertures.
- Placez une couverture roulée serré sous les genoux.
- Posez les mains sur des briques de yoga de chaque côté du bassin.
- Pressez les genoux vers le bas, sur la couverture pliée.
- Les talons vont se décoller du sol.
- Tirez fortement les quadriceps vers les hanches.
- Continuez à bien redresser le bas du dos. Déployez la poitrine et descendez les épaules dans le dos.
- Maintenez la posture pendant 1 à 2 minutes.
- Répétez.

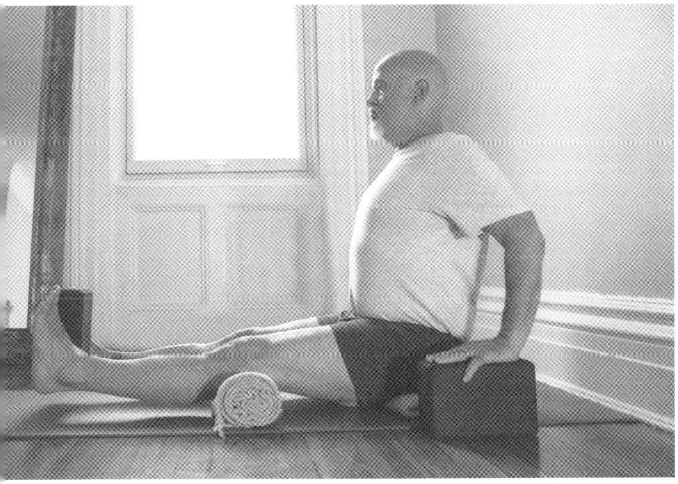

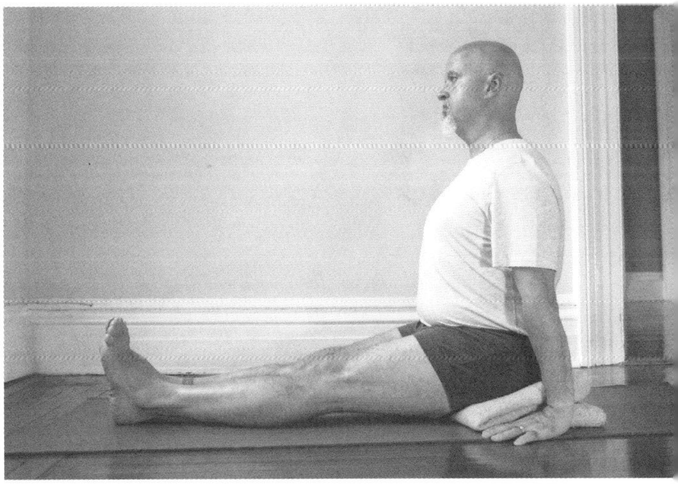

Dandasana :

- Retirez la couverture roulée sous les genoux.
- Asseyez-vous bien droit, les jambes écartées à largeur de bassin avec les genoux et les orteils dirigés vers le plafond.
- Posez les mains sur des briques de yoga ou sur le tapis de chaque côté du bassin.
- Pressez fermement l'arrière des genoux sur le tapis.
- Cette fois-ci, tâchez de garder l'arrière des jambes et les talons au sol.
- Continuez à bien redresser le bas du dos et tirez fortement les quadriceps vers les hanches.
- Déployez la poitrine et descendez les épaules dans le dos.
- Maintenez la posture pendant 1 à 2 minutes.

Notes : Ces exercices renforcent les quadriceps et alignent les jambes au bassin avec une puissante action descendante et symétrique. Si les genoux sont douloureux dans la seconde variation, ou s'ils se décollent vraiment du sol, placez une fine couverture sous les genoux pour combler le vide.

3. Lever de genoux allongé sur le ventre

- Allongez-vous sur le ventre, le front reposant sur les mains.
- Les jambes sont tendues et écartées à largeur de bassin.
- Étirez les orteils loin du bassin.
- Tournez les fessiers vers les chevilles pour allonger le bas du dos.
- Les genoux et les cous-de-pied sont au sol.
- Pressez les cous-de-pied sur le sol.
- Les jambes se tendent, les genoux se décollent du sol.
- Maintenez la posture jusqu'à 1 minute.
- Pliez ensuite un genou en amenant la plante du pied vers le plafond.
- Poussez la plante du pied vers le haut pour décoller le genou du sol.
- Les deux os pelviens restent au sol.
- Élevez et abaissez la jambe pliée 5 à 10 fois.
- Changez de jambe et recommencez.
- Ensuite, pliez puis élevez les deux jambes simultanément et comptez 5 à 10 temps.
- Gardez la colonne allongée.
- Répétez.

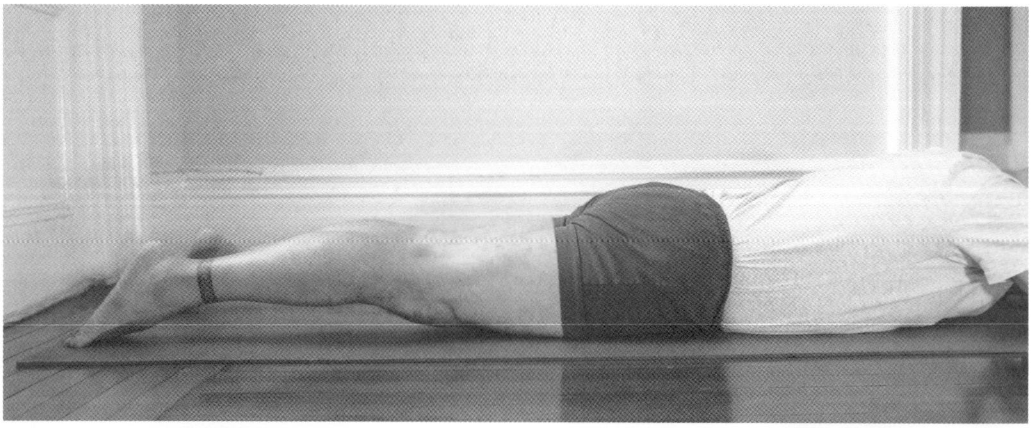

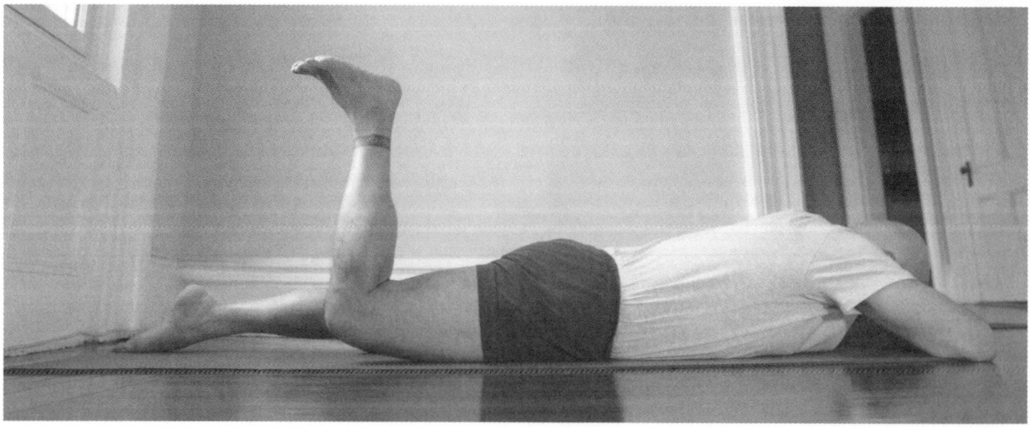

Notes : La posture travaille le bas du dos, les ischio-jambiers et les fessiers. La cuisse ne se décollera peut-être pas beaucoup du sol. Si vous ne pouvez pas lever les deux jambes en même temps ou si vous ressentez une tension dans le bas du dos, procédez uniquement une jambe à la fois.

4. Ardha Bhekasana (Demi-grenouille)

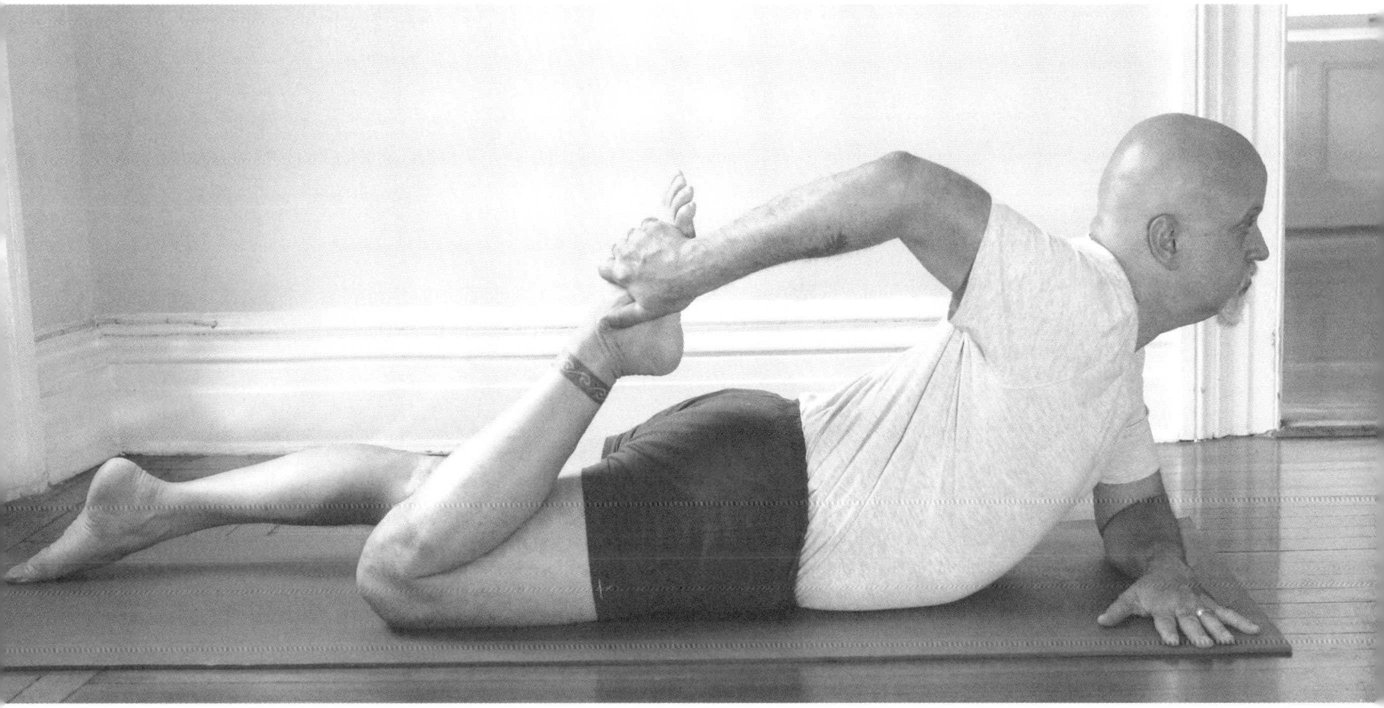

- Allongez-vous sur le ventre, les jambes écartées à largeur de bassin.
- Les genoux et les cous-de-pied sont sur le tapis.
- Étirez les orteils loin du bassin et dirigez les fessiers vers les chevilles pour allonger le bas du dos.
- Fléchissez un genou et saisissez l'extérieur de la cheville avec la main correspondante.
- Pressez l'intérieur du talon vers l'extérieur de la hanche.
- Le genou de la jambe pliée doit être dans le prolongement de la hanche (et non se diriger vers l'extérieur).
- Posez l'autre avant-bras sur le tapis, parallèle à la poitrine, paume vers le bas.
- Étirez la cage thoracique loin de la taille, vers l'avant, pour ouvrir et élever la poitrine.
- Les deux os pelviens restent sur le tapis tandis que l'avant de la cuisse s'étire.
- Relâchez doucement et poussez la cheville un peu plus vers l'extérieur de la hanche.
- Répétez 1 fois.
- Libérez le pied et laissez la jambe revenir lentement sur le tapis.
- Recommencez de l'autre côté.

Variation debout :

- Tenez-vous debout, le flanc face au mur.
- Posez la main sur le mur.
- Remontez le pubis vers le nombril et allongez la colonne.
- Basculez le poids du corps sur la jambe proche du mur et tendez le genou.
- Pliez l'autre jambe et saisissez la cheville (si besoin, utilisez une sangle).
- Dirigez le coccyx vers le pubis et grandissez-vous.
- Tirez la cheville vers la fesse ; le genou s'étire vers le sol.
- Relâchez doucement la pression, puis répétez cette action 2 fois.
- Libérez le pied et tenez-vous debout sur les deux jambes tendues, avant de changer de côté.

Notes : L'asana et la variation étirent fortement les quadriceps, particulièrement le muscle droit fémoral, qui traverse l'articulation de la hanche. Si le genou est douloureux, pratiquez la variation debout et/ou ne tirez pas autant sur la cheville. Il est important d'allonger le genou loin de la hanche dans les deux variations. Si votre genou n'apprécie aucune de ces deux variations, pratiquez une fente au mur et pliez et fléchissez la jambe tendue, ou essayez la variation au sol avec une couverture sous le genou.

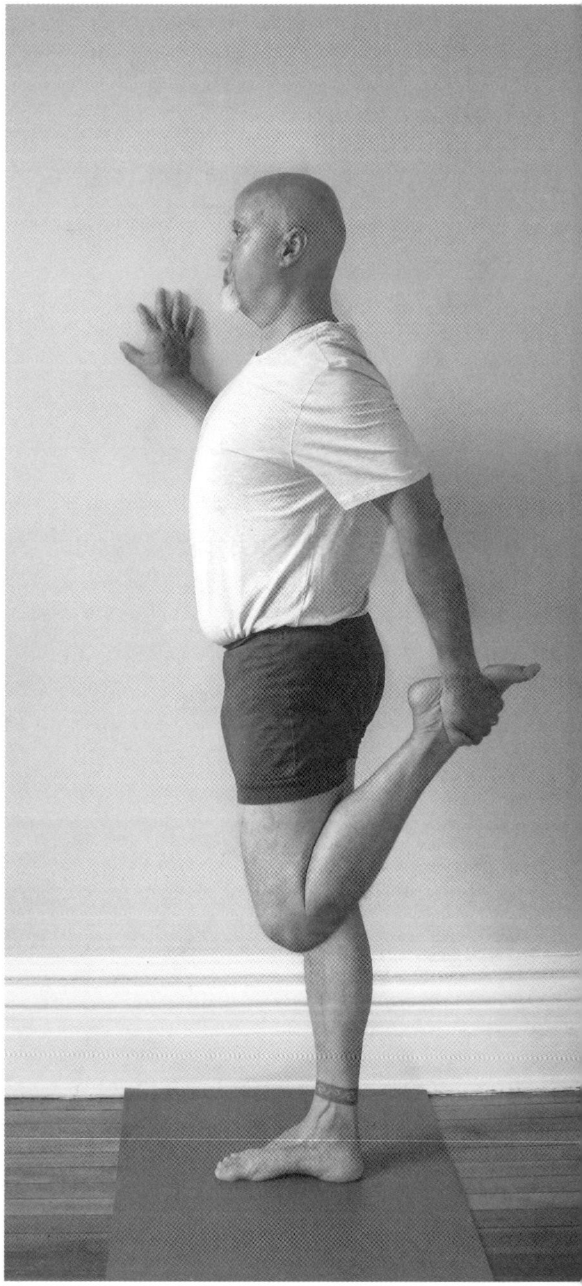

5. Ardha Paschimottanasana (Pince assise) avec étirement de la hanche

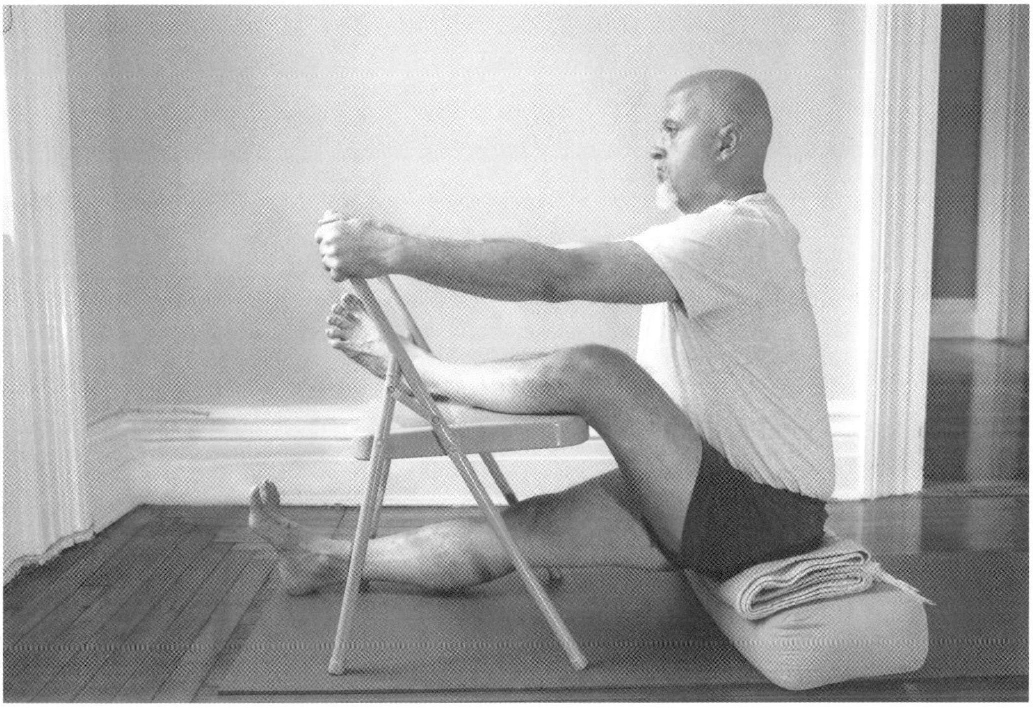

- Asseyez-vous sur un bolster au centre du tapis, face à une chaise.
- Allongez les deux jambes sous la chaise, les genoux et les orteils dirigés vers le plafond.
- Tenez-vous à la chaise et posez un tibia sur l'assise, la hanche et la cuisse en rotation externe.
- Essayez de placer le tibia parallèle à l'arrière de la chaise.
- Le tibia et le genou reposent entièrement sur la chaise.
- Redressez le bas du dos.
- Si le bas du dos s'arrondit, élevez votre assise en ajoutant une couverture.
- Remontez progressivement les mains sur le dossier de la chaise. Continuez à allonger la sangle abdominale et à redresser la colonne.
- Continuez à allonger la jambe au sol.
- Maintenez la posture pendant 1 à 2 minutes.
- Inversez la position des jambes.

Notes : L'exercice a pour but d'étirer la hanche; vous ne devez pas ressentir d'étirement au niveau du genou. Si le bas du dos s'arrondit, élevez votre assise. Si vous ne ressentez pas d'étirement dans la hanche, abaissez votre assise. En cas de douleur au genou, quittez la posture ou prenez une seconde chaise : asseyez-vous sur l'une, placez le tibia sur l'autre. Si vous le souhaitez, pivotez le buste vers la jambe en l'air pour amener la colonne en torsion.

6. Glissements sur le mur

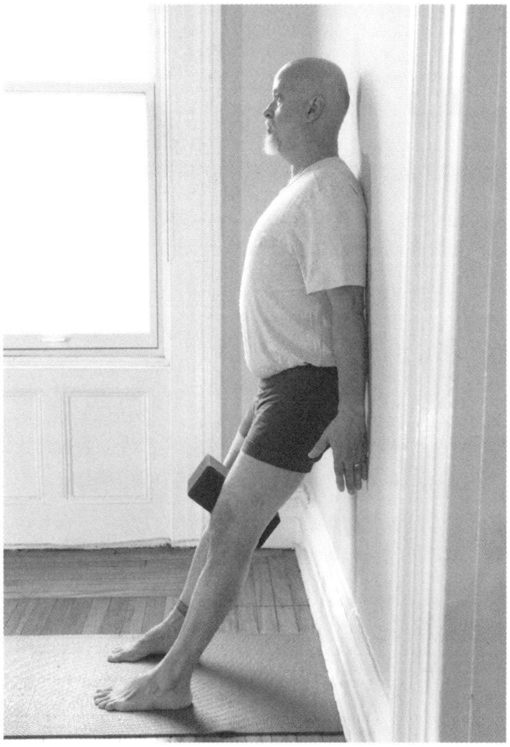

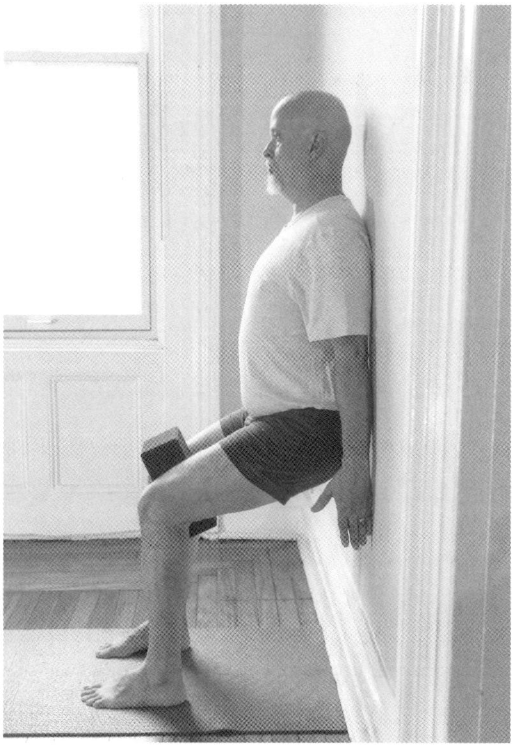

- Tenez-vous debout, le dos contre le mur et les pieds à au moins 30 centimètres du mur.
- Rentrez l'abdomen vers l'arrière de la taille, les lombaires plaquées au mur.
- Les genoux sont légèrement fléchis et écartés à largeur de bassin.
- Placez une brique de yoga entre les genoux.
- Glissez le dos sur le mur, vers le bas, pour amener les cuisses parallèles au sol et les genoux dans l'alignement des chevilles.
- Le bas du dos doit rester en contact avec le mur.
- Remontez en glissant le dos sur le mur.
- Répétez ces glissements vers le haut et le bas pendant environ 1 minute, ou 20 fois.
- Respirez profondément.
- Pratiquez la posture aussi longtemps que possible en tâchant de progresser vers 1 à 2 minutes.

Notes : En raison de sa vitesse et de sa répétition, l'asana mobilise les propriocepteurs des hanches, genoux et chevilles pour diriger le positionnement des articulations et des muscles. Les propriocepteurs sont des récepteurs sensoriels situés dans les articulations, les muscles et la peau : ils permettent à notre corps de bouger dans l'espace de manière coordonnée et naturelle. Ils appartiennent au système nerveux. Si les genoux restent bien alignés, pratiquez sans brique de yoga.

7. Renforcement de la hanche sur des briques de yoga

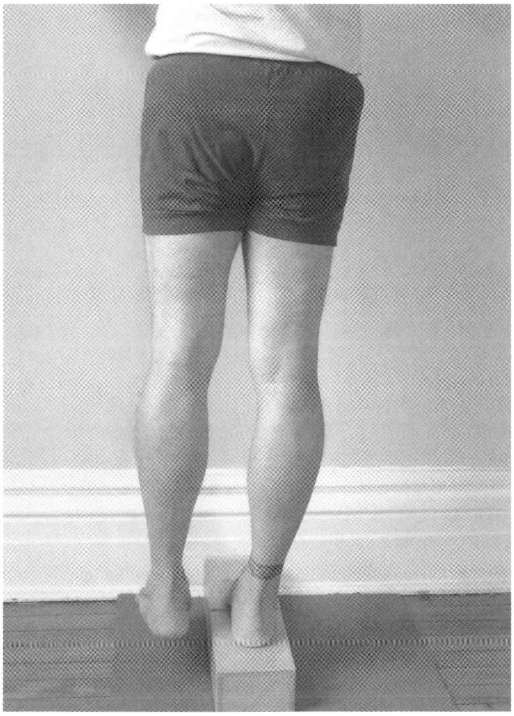

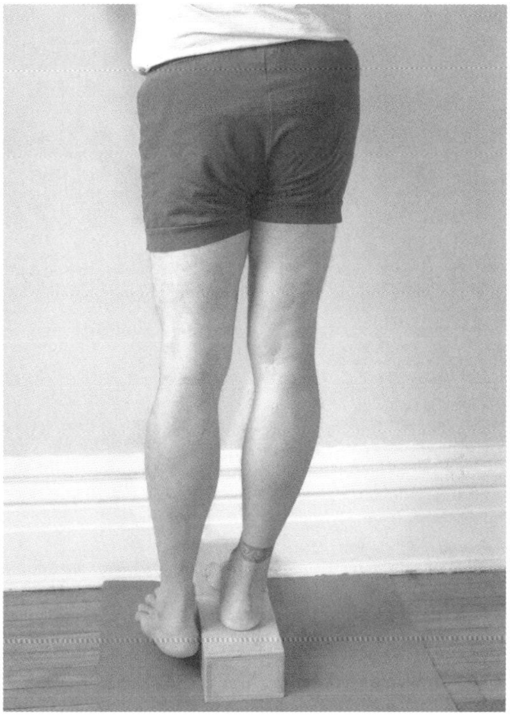

Variation :

- Placez une brique (ou deux) à 30-45 centimètres du mur.
- Face au mur, posez un pied sur la brique, l'autre en l'air.
- Assurez-vous de diriger les deux hanches vers le mur et allongez la colonne du coccyx jusqu'à la tête.
- Allongez le bas du dos.
- Pressez le pied sur la brique et tendez la jambe d'appui.
- Descendez l'autre pied vers le sol, jambe tendue.
- Ce mouvement descendant va basculer la hanche de la jambe d'appui vers le côté ; les deux hanches ne sont plus au même niveau.
- Ne pliez pas la jambe d'appui.
- Ramenez la hanche de la jambe d'appui dans son axe ; l'autre pied va remonter dans sa position initiale.
- Les deux hanches sont de nouveau au même niveau.
- Répétez 5 à 10 fois.
- Recommencez de l'autre côté.

Notes : *La variation mobilise les muscles (rotateurs médiaux) de l'extérieur de la hanche. La jambe d'appui doit rester tendue (elle peut avoir tendance à se fléchir). Plus le bassin bascule vers le côté, plus les muscles devront travailler pour ramener la hanche dans son axe. Vous devez ressentir l'exercice sur le côté externe de la cuisse de la jambe d'appui, et les deux jambes doivent rester tendues tout au long de l'exercice.*

Vrikshasana (Arbre) :

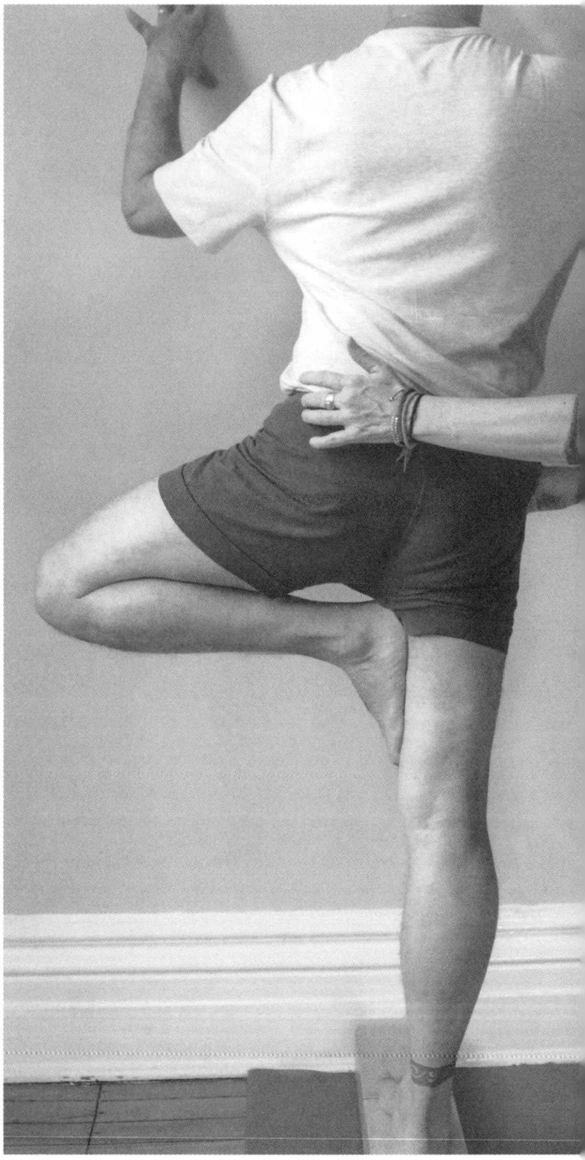

- Veillez à diriger les deux hanches vers le mur et allongez la colonne du coccyx jusqu'à la tête.
- Allongez le bas du dos.
- Pressez le pied sur la brique et tendez bien la jambe d'appui.
- En vous aidant d'une main, amenez l'autre pied sur la face interne de la cuisse, près de l'entrejambe.
- Pressez le pied sur la cuisse et inversement.
- Rapprochez les grands os de l'extérieur des hanches (les grands trochanters) l'un vers l'autre.
- Rapprochez les ischions l'un de l'autre.
- Si votre équilibre le permet, levez les bras au-dessus de la tête.
- Maintenez la posture pendant 1 à 2 minutes.
- Recommencez de l'autre côté.

Notes : Rapprochez l'extérieur des hanches l'un vers l'autre. Remontez le plancher pelvien et gardez autant que possible les hanches et les ischions au même niveau. Ne vous inquiétez pas si le genou ne s'ouvre pas totalement vers le côté ; maintenez le bassin dirigé vers le mur. Le pied peut presser n'importe où sur la face interne de la jambe d'appui, à l'exception du genou.

8. Virabhadrasana III (Guerrier III)

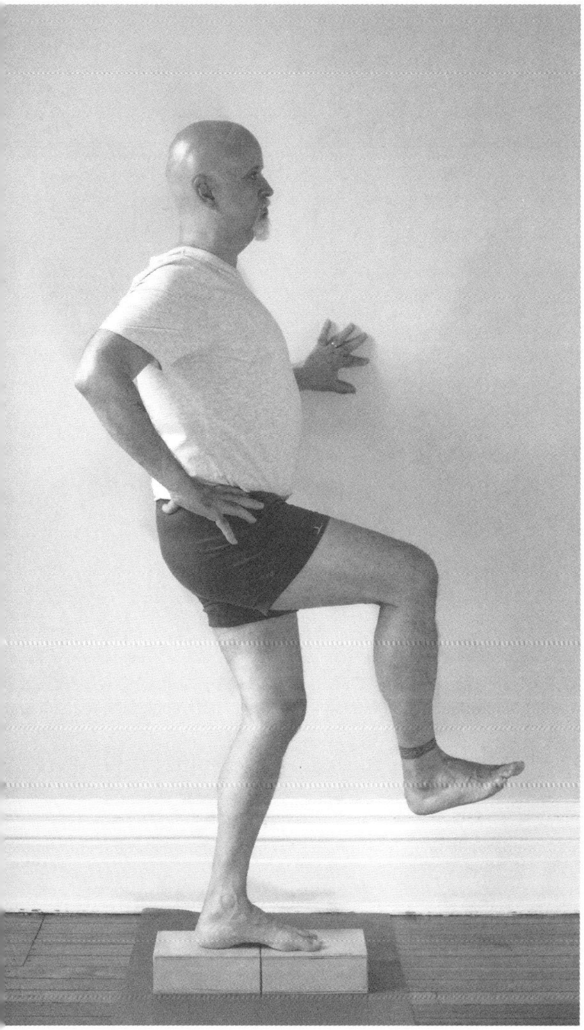

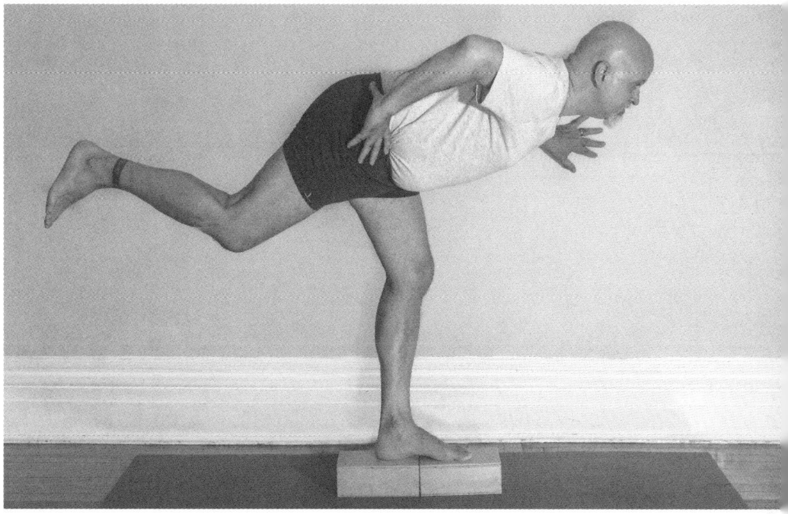

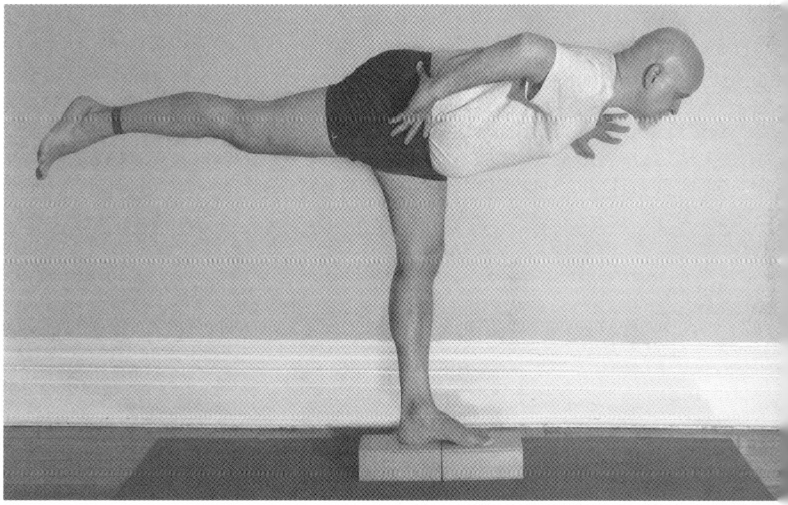

- Placez une ou deux briques l'une derrière l'autre à 30-45 centimètres du mur.
- Tenez-vous debout avec le flanc gauche face au mur, main gauche sur le mur.
- Montez sur la brique avec le pied gauche et tendez bien la jambe.
- Allongez la colonne du coccyx jusqu'à la tête et redressez le bas du dos.
- Ensuite, pliez la jambe gauche et amenez le genou droit à hauteur de la hanche (ou plus haut).
- Les deux jambes doivent être fléchies.
- Commencez à basculer le corps vers l'avant, sur la jambe d'appui, pour diriger le buste vers le sol.
- Le genou droit, fléchi, va se diriger vers le sol puis vers l'arrière : la poitrine et la cuisse se retrouvent face au sol.
- La jambe d'appui est fléchie tout au long du mouvement !
- Assurez-vous de stabiliser le genou de la jambe d'appui au-dessus de la cheville (il pourrait vaciller).

- Tendez lentement la jambe d'appui, en élevant l'extérieur de la hanche.
- Tendez lentement la jambe arrière, le genou face au sol.
- Le bassin doit se trouver au-dessus de la cheville gauche.
- Remontez le bas du ventre pour allonger le bas du dos et grandissez-vous du sommet du crâne jusqu'à la plante du pied.
- Respirez.
- Inversez le mouvement en pliant les deux genoux et en revenant lentement à la position initiale, debout, jambes tendues.
- Répétez 1 ou 2 fois, puis changez de côté.

Notes : L'exercice mobilise la musculature de l'extérieur de la hanche et du haut de la jambe des deux côtés du bassin. En travaillant les genoux pliés, les muscles de la jambe et les propriocepteurs des muscles et des articulations de la hanche, du genou et de la cheville apprennent à se contracter simultanément pour mieux stabiliser les articulations. Tâchez de ne pas laisser tomber l'extérieur de la hanche sur la jambe d'appui. Ne cambrez pas le bas du dos.

9. Upavistha Konasana (Flexion assise jambes écartées)

- Placez l'extrémité d'une couverture épaisse, roulée, contre le mur.
- Asseyez-vous sur la couverture roulée.
- Posez une brique de yoga derrière le sacrum pour soutenir l'élévation du bassin.
- Écartez et tendez les jambes.
- Les genoux sont dirigés vers le plafond, l'intérieur des cuisses en face l'un de l'autre.
- Tendez bien les jambes en poussant les talons loin du corps.
- Pressez fermement les cuisses vers le sol.
- Crochetez les pouces et tendez les bras et les doigts vers le plafond.
- Redressez la colonne des ischions au sommet du crâne.
- Allongez les flancs.
- Après 3 à 5 respirations, inversez le crochetage des pouces et recommencez.
- Pour quitter la posture, saisissez les genoux avec les mains et ramenez les jambes au centre.

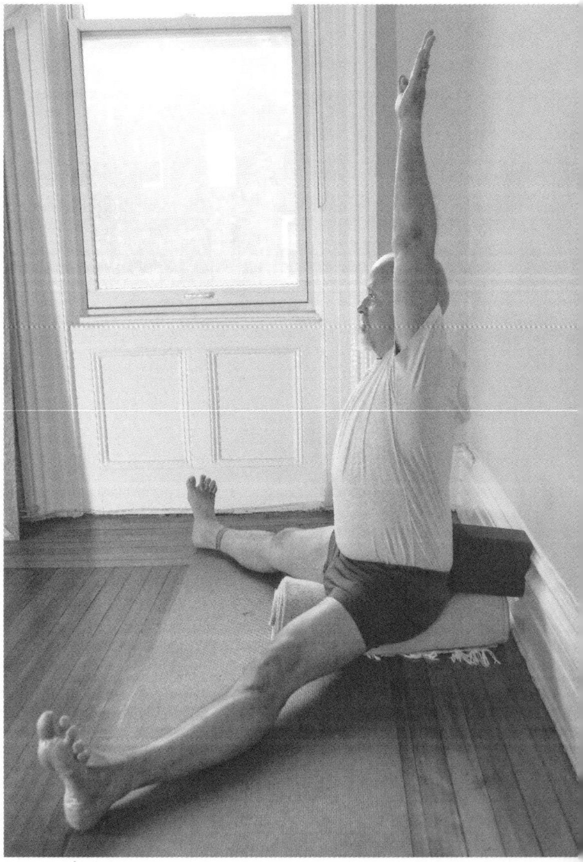

Notes : La brique de yoga doit aider le bassin à maintenir son alignement vertical, ce qui permettra aux ischio-jambiers, aux adducteurs et aux aines de s'étirer avec plus d'intensité.

10. Posture de repos

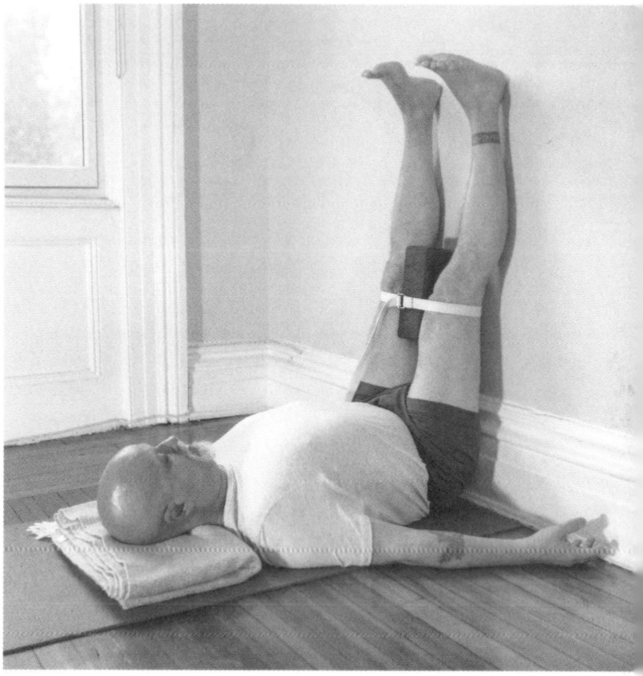

- Allongez-vous sur le dos, bassin contre le mur.
- Tendez les jambes à la verticale sur le mur.
- Placez une brique de yoga entre les tibias.
- Ceinturez les jambes pour maintenir la brique.
- Respirez et détendez-vous.
- Maintenez la posture pendant 5 à 10 minutes.

Notes : Décontractez totalement la colonne et les jambes. Si la posture est inconfortable, éloignez le bassin du mur, ou pliez les genoux et posez les mollets sur une chaise. Vous pouvez placer deux couvertures pliées ou un bolster sous le bassin pour pratiquer Viparita Karani, une légère inversion. Placez une couverture sous la tête si le menton pointe vers le plafond ou si vous en ressentez le besoin ; abstenez-vous si le bassin est surélevé.

FOCUS BIEN-ÊTRE FONCTIONNEL : TROUVEZ VOTRE MANTRA

Née dans les années 1960, la thérapie comportementale et cognitive (TCC) part du postulat que les personnes déprimées cultivent des pensées négatives et parfois erronées, et qu'il est possible de restructurer celles-ci en pensées plus constructives avec des stratégies cognitives spécifiques. En se fondant sur ce principe, l'ergothérapie a créé un cadre de référence auquel se référer pour soigner les patients sujets à des troubles mentaux, des douleurs chroniques, de graves problèmes de santé ou des troubles du stress post-traumatique. Le but est d'aider les patients à développer des stratégies d'adaptation plus lucides et de déjouer les schémas de pensée déformés par un trauma ou une douleur.

Arrêtez-vous un instant et songez aux personnes de votre entourage, ainsi qu'à vous-même. Percevez-vous la distorsion cognitive à l'œuvre, et comment celle-ci peut restreindre notre participation à la vie ? La TCC part du principe que nos comportements et notre perception de la vie sont largement façonnés par nos pensées : les mantras cadrent parfaitement avec cette idée. Tirés du sanskrit ancien, les mantras sont des mots, des sons ou des phrases employés pour approfondir l'expérience de la méditation, auxquels on attribue une résonance spirituelle. *Om* est l'un de ces mantras. Couramment employé par les professeurs de yoga pour débuter ou clôturer une séance, *Om* peut avoir le sens de « paix ». Mais au-delà de la signification qu'on lui attribue, la résonance du son est ressentie dans le corps de manière plus profonde que si l'on chantait, au hasard, *orange*.

Nos industries modernes du bien-être ont assimilé les mantras à des affirmations et des stratégies de pensée positive. J'y suis plutôt favorable car, à l'instar de la thérapie comportementale et cognitive, les mantras permettent de restructurer les pensées déformées et les croyances limitantes. Les affirmations positives peuvent déconstruire une spirale négative ou empêcher qu'elle n'empire. La stratégie est employée en ergothérapie comme dans la thérapie comportementale et cognitive pour « recâbler » le cerveau, suivant le concept de plasticité neuronale. Il y a des années, un studio de yoga de Brooklyn avait invité en conférence un moine bouddhiste renommé. À cette occasion, il partagea l'affirmation *I am enough* («Je suis assez»).

TROUVEZ VOTRE MANTRA

Asseyez-vous confortablement sur un coussin, au sol ou sur une chaise. Inspirez et expirez longuement, calmement, profondément. Sentez le souffle entrer dans vos poumons. Posez les mains sur le haut des cuisses ou joignez les bouts des doigts (en Hakini Mudra[1]). En vous installant plus profondément dans votre corps, repérez les mots qui émergent de manière récurrente. Repérez ces mots, simplement : cela vous donnera une idée de comment vous vous sentez, de ce qui occupe vos pensées. Y a-t-il un sentiment que vous souhaiteriez accentuer? Une impression que vous voudriez atténuer? Identifiez les phrases ou les mots qui se répètent. S'il s'agit de phrases négatives, transformez-les en affirmations positives. Par exemple, transformez «Je me sens fermé aux autres» en «Je laisse les autres entrer», et voilà votre mantra! Vous pouvez également choisir de manière intentionnelle une phrase qui résonne, comme «Je me sens bien», «Je mérite l'amour» ou «Rentrer à la maison». Ou une émotion que vous aspirez à ressentir, comme «Aujourd'hui, je vais ressentir de la joie». Sans jugement et avec curiosité, découvrez votre mantra et répétez-le chaque jour intérieurement.

[1] *Une mudra est un geste des mains.* Hakini Mudra *est la mudra associée au troisième œil, le « siège de la sagesse intérieure ».* Hakini Mudra *engendre un sentiment de « plénitude et d'intégration », et la forme des mains représente nos « plénitude et unité intrinsèques ».*

LES EXTRÉMITÉS

CHAPITRE 15 : LES PIEDS

CHAPITRE 16 : MAINS, AVANT-BRAS
ET SYNDROME DU CANAL CARPIEN

CHAPITRE QUINZE

LES PIEDS

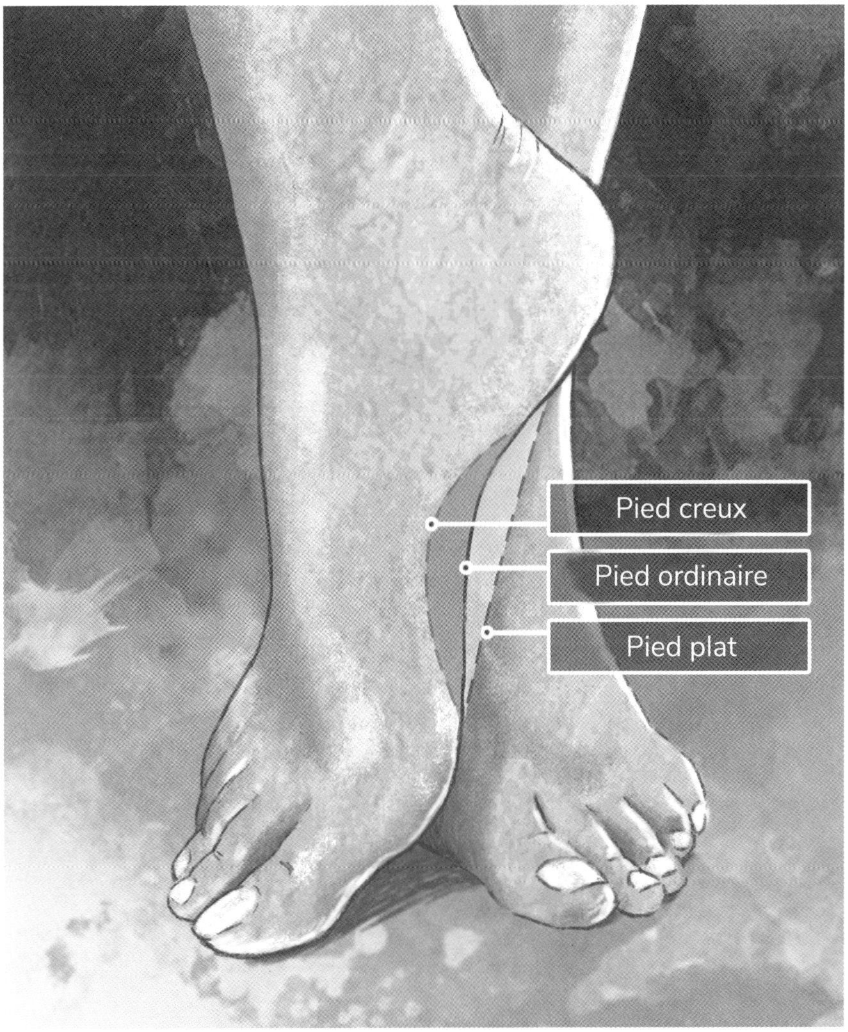

Que vous viviez dans une ville largement piétonne ou à un endroit où la voiture est la norme et où se promener ne se fait qu'à certains endroits bien délimités, marcher est bon pour la santé générale, mais aussi pour la force du pied et de la jambe. En débutant ma carrière dans les soins de santé, je fus surprise de constater ce qui arrive aux gens qui ne se tiennent plus sur leurs pieds. Au lieu d'être des parties du corps actives et intégrées, les chevilles et les pieds perdent leur capacité à fournir un ancrage essentiel à la mobilité. Un jour, je demandais à ma sœur ce qui était le pire dans son arthrose chronique et l'opération consécutive de son gros orteil. Sans hésiter, elle me dit : « Le psychologique ». Une restriction de notre mobilité se répercute à tous les niveaux de notre être. Un problème au pied, même s'il ne touche directement qu'une petite zone du corps, affecte notre être entier. Plus que toute autre partie du corps, nous prenons nos pieds pour acquis.

Les pieds comportent vingt-six os, trente-trois articulations, vingt muscles, et quatre voûtes (ou trois, selon les sources). Le fascia, situé à la base du pied, est épais et rembourré, ce qui fait du pied un instrument presque parfait. À l'instar des courbures de la colonne, la voûte plantaire absorbe les chocs et aide à répartir équitablement le poids du corps. Deux arches longitudinales courent sur la longueur du pied, et deux arches transversales sur la largeur. Les arches longitudinales relient le talon à la base des orteils. L'arche interne est grande et haute. L'arche externe, beaucoup plus basse, disparaît en posture debout. Une arche transversale (distale) parcourt la base des orteils, et une deuxième (médiale) traverse l'avant de la cheville. Les muscles, ligaments et tendons soutiennent et maintiennent les arches du pied.

Les deux grands muscles du mollet sont les gastrocnémiens et le soléaire, formant le complexe musculaire gastrocnémien et soléaire. Ils se partagent le fameux tendon d'Achille, le tendon le plus puissant du corps, et ces deux muscles pointent le pied pour propulser et soulever le poids du corps pendant la course, la marche, pour sauter ou faire des pointes comme une ballerine.

Les gastrocnémiens traversent l'articulation du genou. Lorsqu'ils sont raides, ils empêchent le genou de se tendre. Les muscles sont le plus fortement mobilisés quand les jambes sont tendues et qu'on se met sur la pointe des pieds, ou quand on pointe le pied, genou tendu. Le muscle soléaire (le poisson, la sole, possède la même racine latine *solea*, la « sandale ») est un muscle plat et large situé sous les gastrocnémiens. C'est la bête de somme de la flexion plantaire (c'est-à-dire quand on pointe les orteils) : il accomplit ce mouvement avec le genou fléchi ou tendu, sans traverser l'articulation du genou. Bâti pour l'endurance, le soléaire est constamment actif en position debout.

Le tibial antérieur est un muscle légèrement charnu situé à l'avant du tibia. Il mérite d'être connu pour deux raisons : il fléchit le pied vers le haut, de manière à relever les orteils lorsqu'on fait un pas ou qu'on monte une marche, et cette action empêche les chutes. Lorsque le pied ne peut pas accomplir ce mouvement, on parle de « pied tombant »; c'est courant après une attaque cérébrale ou un trouble nerveux au niveau de la colonne lombaire, et dans de rares cas après une perte de poids extrême ou une chirurgie bariatrique. Un pied tombant ou une démarche traînante accroît considérablement les risques de chute : il est urgent de consulter un kinésithérapeute !

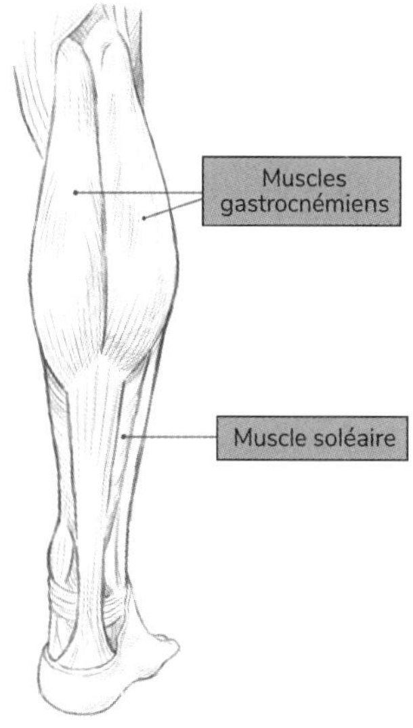

L'âge, l'activité physique, le mode de vie et le type de chaussures peuvent affecter les pieds de diverses manières. Par exemple, avec l'âge, le pied a moins de soutien car le rembourrage de la plante du pied s'amincit. Les personnes qui se tiennent tout le temps debout sont plus susceptibles d'avoir les pieds douloureux ou fatigués en fin de journée. Et, bien sûr, nous savons tous que porter des hauts talons de manière régulière met sous tension la partie antérieure de la plante du pied, raccourcit le tendon d'Achille et raidit les muscles du mollet. Les problématiques suivantes peuvent être, à un stade précoce, traitées par la yogathérapie et des changements d'habitudes.

- **Pied plat :** Une arche longitudinale médiale absente ou très peu marquée. Des chaussures très plates, type ballerines, sont dans ce cas déconseillées car elles peuvent exacerber le problème en amenant les chevilles et les pieds en pronation (ils tombent alors vers l'intérieur). Un soutien de la voûte plantaire et un petit talon (inférieur à 5 centimètres) sont recommandés.

- **Pied creux :** Une arche longitudinale plus prononcée que la moyenne est un facteur de risque pour la fasciite plantaire et une névralgie à la base des orteils. Des massages, des exercices spécifiques avec une balle de tennis et des étirements des mollets sont recommandés.

- **Plante du pied affaissée :** Les muscles et tendons du pied et du bas de la jambe s'affaiblissent et l'arche interne s'affaisse. La grossesse, la prise de poids, l'âge et les sports à impacts répétés comme la course à pied sont des facteurs des risques. Le repos, l'élévation et un soutien de la voûte plantaire placé dans la chaussure peuvent soulager les symptômes. Des exercices de pieds sont recommandés pour renforcer les muscles et accroître leur tonus.

- **Hallux valgus (oignons) :** La base du gros orteil dévie vers l'extérieur. Les tissus mous du côté externe de l'orteil sont surétirés et les tissus mous du côté interne sont raccourcis; l'articulation finit par être touchée. C'est une déformation progressive, donc des exercices avec une balle de tennis, des écarteurs d'orteils, des exercices de pieds et des chaussures suffisamment larges sont recommandées.

• **Orteils en marteau ou en griffe :** L'articulation médiane des orteils se contracte. À un stade précoce, des massages, des étirements dynamiques et des exercices avec une balle de tennis peuvent aider. Les talons hauts exacerbent le problème, à porter donc avec modération.

ÉTIRER

• **Séparateurs d'orteils :** Les séparateurs en silicone ou les chaussettes séparatrices maintiennent les orteils dans un alignement plus neutre, pour mieux équilibrer le tonus musculaire des orteils et empêcher que la situation ne s'empire. Accroître l'écartement des orteils et la longueur des tissus favorise la circulation et réduit la fatigue. Un meilleur alignement des orteils limite la progression de certaines pathologies du pied.

• **Exercices avec une balle :** Des balles de racquetball, de tennis, ou des balles spécifiquement conçues peuvent être roulées sous le pied pour favoriser une bonne circulation, réduire les gonflements et briser les adhérences tissulaires. Debout ou assis, roulez doucement la balle sur toute la plante du pied. Repérez les zones inconfortables et consacrez-leur plus de temps.

• **Étirement des mollets :** Tenez-vous debout avec les avant-pieds sur une marche d'escalier et laissez descendre les talons vers la marche inférieure. L'exercice jambes tendues étire le complexe musculaire gastrocnémien et soléaire. Pour étirer uniquement le soléaire, pratiquez une fente contre un mur, talon arrière au sol, et fléchissez le genou.

RENFORCER

• **Gant de toilette :** Pour renforcer les muscles intrinsèques du pied et accroître le soutien de la voûte plantaire, ramassez un gant de toilette avec les orteils 10 à 20 fois par jour.

• **Bande de résistance :** Pour renforcer le pied et la cheville, placez une bande de résistance sous les orteils et tracez doucement en l'air les lettres de l'alphabet, en majuscules puis en minuscules, en utilisant le gros orteil comme « crayon ». Faites l'exercice jambe tendue puis jambe pliée. Tâchez de ne pas bouger le genou en bougeant le pied !

• **Soulever les talons :** Jambes tendues, tenez-vous debout et prenez appui sur une surface solide, puis soulevez les talons aussi haut que possible et abaissez-les doucement. Répétez 10 fois. L'exercice travaille les gastrocnémiens.

YOGATHÉRAPIE

Le yoga est un excellent remède à la faiblesse du bas des jambes et des pieds. Pratiquer pieds nus accroît la force et la réactivité des muscles intrinsèques du pied. Des problèmes dans le bas des jambes et dans la démarche se répercutent dans l'alignement du bassin ; développer la puissance des chevilles et des pieds peut donc résoudre des soucis non diagnostiqués au niveau des hanches, des genoux ou du bas du dos. Il ne faut pas surestimer le rôle des chaussures comme l'unique cause et/ou remède à des problèmes de pieds et de jambes.

ASANAS

1. Tadasana (Montagne) avec sangle

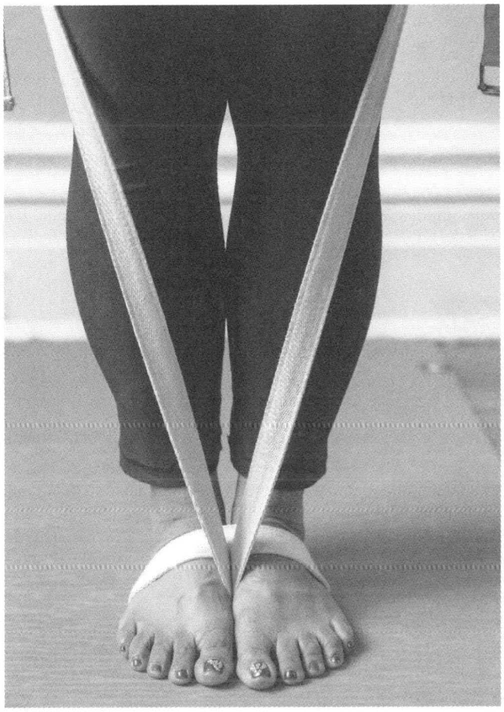

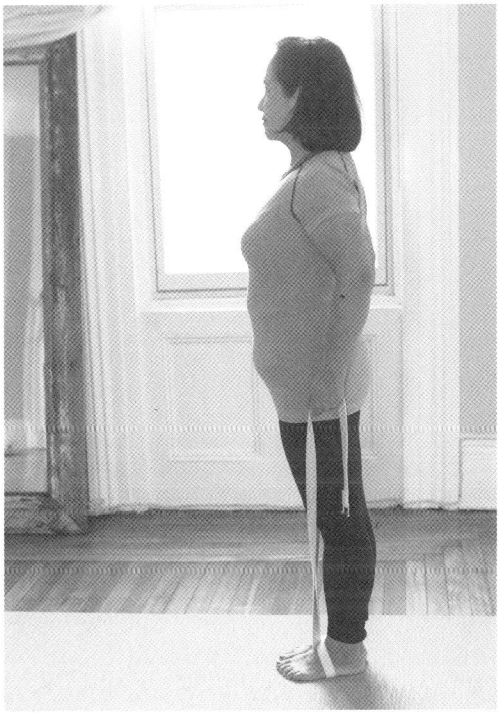

- Tenez-vous debout, les pieds écartés à largeur de hanches et les orteils dirigés vers l'avant.
- Placez le milieu d'une sangle de yoga par-dessus les pieds.
- Un pied à la fois, passez la sangle autour du pied, à partir du bas et de l'extérieur vers le haut et l'intérieur.
- Saisissez les deux extrémités de la sangle de chaque main et redressez-vous.
- Pressez les pieds sur le sol et tendez bien les jambes.
- En maintenant une certaine tension dans la sangle, allongez la colonne du coccyx jusu'à la tête.
- Tirez les coudes vers l'arrière et ouvrez la poitrine.
- Écartez et abaissez les omoplates dans le dos.
- Pressez l'articulation des gros orteils et la partie externe des talons sur le tapis tandis que les arches internes s'élèvent dans la sangle.
- Le poids du corps doit se trouver au-dessus des talons, les orteils étirés.
- Respirez profondément pendant 1 à 2 minutes.

Notes : Gardez les coudes fléchis tout au long de l'exercice en rétractant le haut des bras vers l'arrière. La sangle doit être tendue, la poitrine ouverte. Sentez comme les pieds et les jambes soutiennent l'élévation de la colonne.

2. Variations de Supta Padangusthasana (Posture allongée de la main au gros orteil)

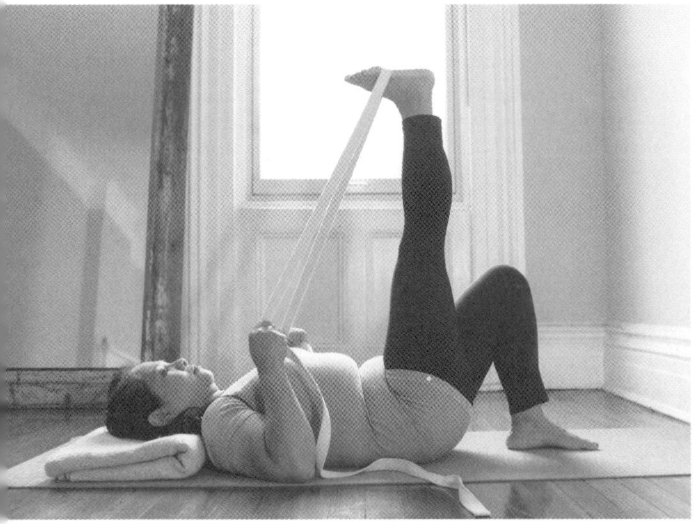

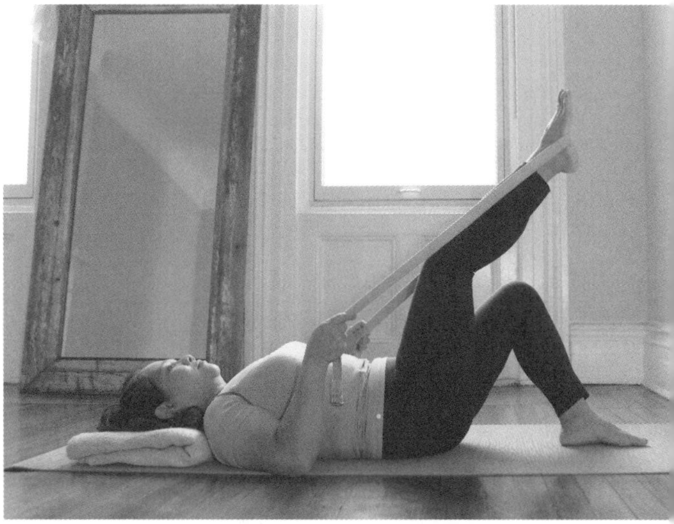

- Allongez-vous sur le dos, les genoux fléchis et les talons près des ischions.
- Engagez les muscles du bas du ventre vers le cœur.
- Amenez un genou vers la poitrine et placez une sangle de yoga sous les orteils.
- Tendez la jambe, pied vers le plafond.
- Lentement, pointez les orteils vers le plafond.
- Lentement, fléchissez le pied, orteils vers le sol.
- Répétez 5 fois.
- Ensuite, fléchissez le genou à environ 45 degrés. Conservez cette flexion pour la suite de l'exercice.
- Répétez le mouvement pointe-flexion du pied avec le genou fléchi.
- Recommencez l'exercice avec l'autre jambe.

Notes : Lorsque la jambe est pliée, le soléaire est davantage sollicité ; jambe tendue, c'est les gastrocnémiens. En pratiquant la variation jambe pliée, tâchez de ne pas bouger le genou pour faire travailler les muscles de la cheville et du bas de la jambe.

3. Étirement des mollets sur une chaise

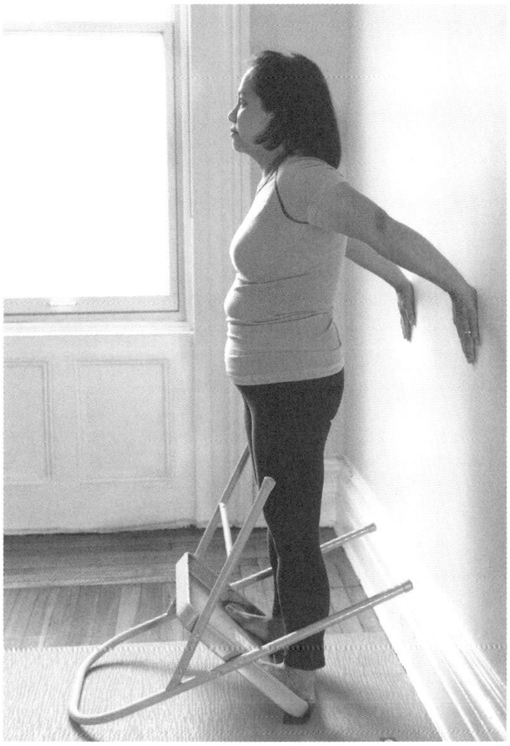

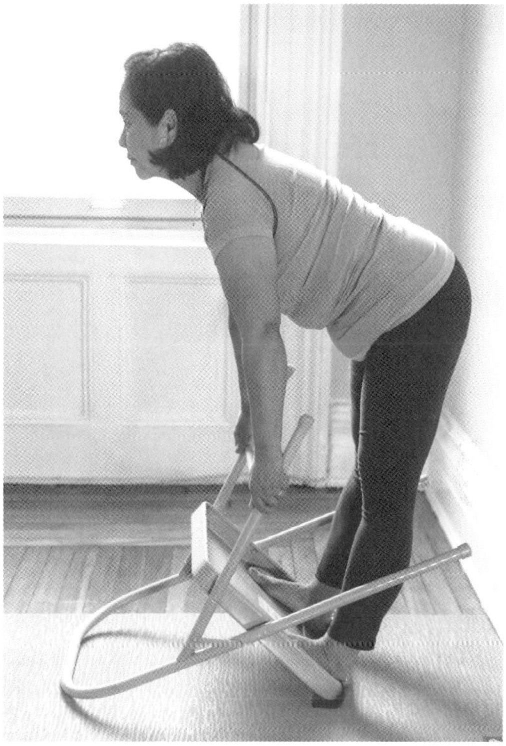

- Renversez une chaise de yoga et placez-la à environ 30 centimètres du mur.
- Posez une couverture, un tapis de yoga ou une serviette sur le rebord de l'assise pour plus de confort.
- Un pied à la fois, placez les deux pieds sur le dessous de l'assise, les talons tout au bord.
- Posez les mains sur le mur derrière vous et redressez-vous, le corps formant une ligne droite.
- Grandissez-vous des talons jusqu'à la tête.
- Essayez de garder les talons sur la chaise !
- Maintenez la posture pendant environ 1 minute, en tâchant de vous tenir droit.
- Lorsque vous vous sentez prêt, décollez les mains du mur et fléchissez le buste vers l'avant.
- Descendez progressivement les mains sur les pieds de la chaise.
- Gardez la colonne allongée vers l'avant, ou inclinez le buste vers le sol.
- Maintenez l'étirement au moins 90 secondes !

Notes : C'est un bon étirement pour les mollets. Pour cibler les soléaires, fléchissez les genoux. Si vous n'avez pas de chaise appropriée, roulez serré une couverture : posez l'avant des pieds (et la moitié de la voûte) sur la couverture, les talons au sol, et pratiquez le même exercice, les mains posées sur des briques de yoga dressées à la verticale.

4. Variation de Vajrasana (Posture agenouillée)

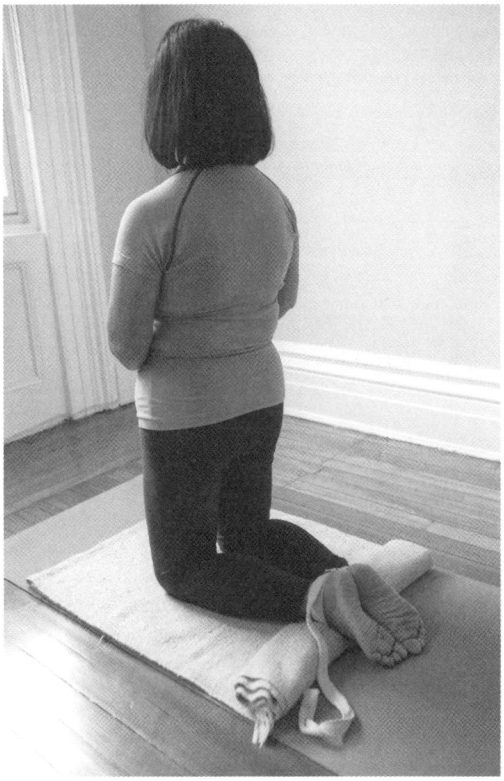

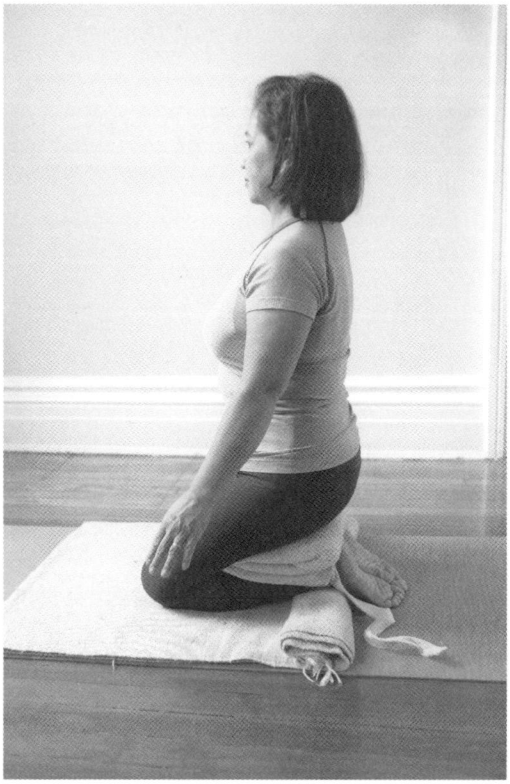

- Posez une couverture à plat sur un tapis de yoga.
- Roulez l'arrière de la couverture de manière à former un support assez bas.
- Asseyez-vous et ceinturez vos chevilles avec une sangle de yoga.
- En vous agenouillant, tibias au sol, placez le dessus des chevilles sur le petit rouleau de couverture.
- Asseyez-vous avec une couverture pliée, un coussin ou un bolster placé entre les cuisses et les mollets.
- Redressez le buste, les épaules dans l'alignement du bassin.
- Allongez la colonne du coccyx jusqu'à la tête.
- Ouvrez la poitrine et éloignez les épaules des oreilles.
- Maintenez la posture pendant 2 à 3 minutes.

Notes : C'est une posture thérapeutique pour aligner les articulations et allonger les muscles des jambes. L'asana aide à développer les voûtes plantaires en cas de pieds plats. Si vous ressentez une douleur dans les genoux, élevez votre assise avec davantage de support sous le bassin ou pratiquez l'asana allongé sur le dos, en repliant les jambes vers la poitrine. Si vous le sentez, levez les bras au-dessus de la tête.

5. Baddha Konasana (Angle lié)

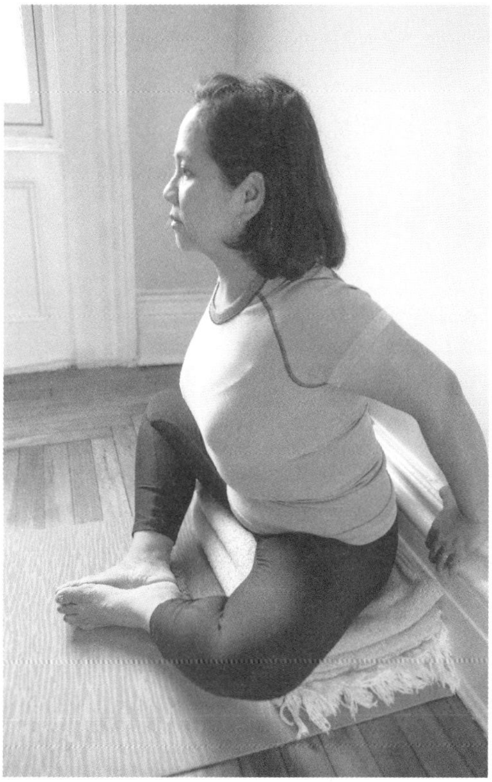

- Placez une ou deux couvertures pliées contre un mur.
- Asseyez-vous avec les ischions bien en arrière, en contact avec le mur !
- Joignez les pieds et laissez les genoux s'ouvrir.
- Placez une serviette roulée sous les talons pour les surélever légèrement.
- Pressez les plantes de pied l'une contre l'autre.
- À partir du centre des voûtes plantaires, étirez les talons vers le pubis.
- À partir du centre des voûtes plantaires, étirez les avant-pieds vers les orteils.
- Continuez à presser les plantes de pied l'une contre l'autre.
- La colonne allongée, placez les mains sur le mur et inclinez la colonne vers l'avant ; les pieds et jambes restent engagés.
- Le bassin est en position neutre ou en légère antéversion.
- Maintenez la posture pendant 1 à 2 minutes.

Notes : En cas d'inconfort dans les genoux ou dans les hanches, placez un support sous les genoux. Continuez à presser les pieds l'un contre l'autre en fléchissant les hanches et en allongeant la colonne. Si l'exercice est trop facile, placez une brique de yoga sous les pieds pour solliciter davantage les muscles de l'aine et du bassin. La posture aide à renforcer et à aligner les pieds, les voûtes plantaires et le bas des jambes.

6. Lever de talons avec briques de yoga

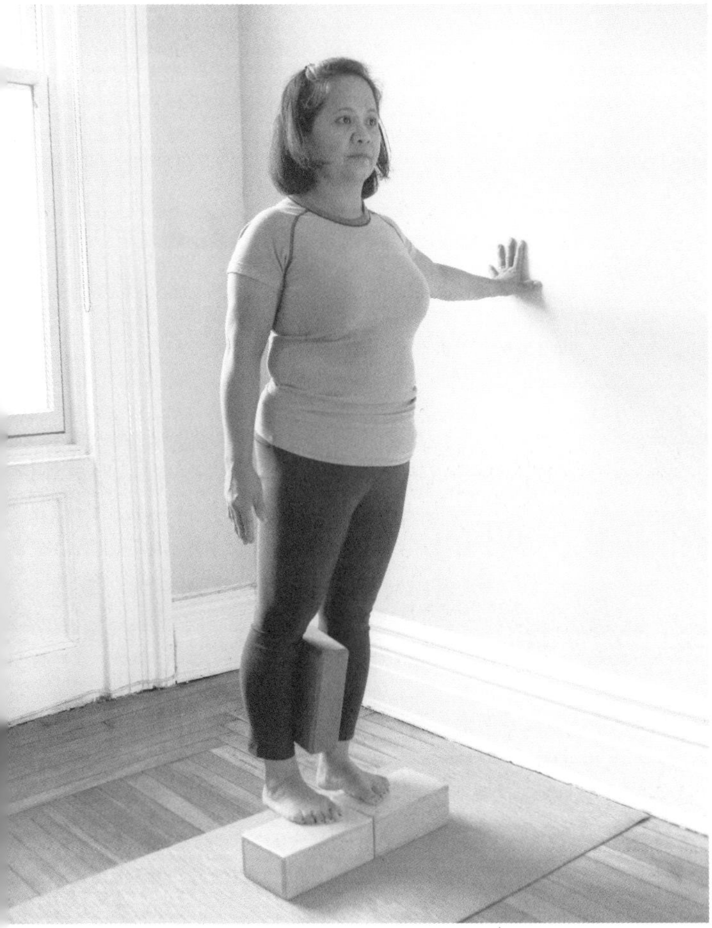

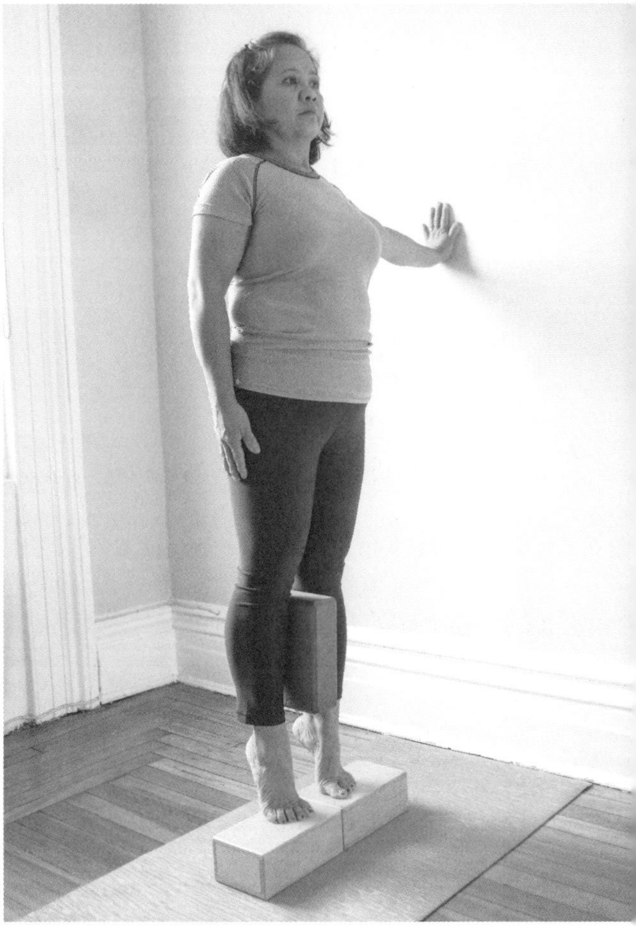

- Placez une ou deux briques au sol, à proximité du mur.
- Grimpez sur la/les briques avec les avant-pieds, talons en l'air.
- Posez une main sur le mur.
- Grandissez-vous des pieds jusqu'à la tête.
- Tendez bien les jambes, remontez les quadriceps et dirigez les fessiers vers le bas.
- Soulevez lentement les talons aussi haut que possible (en direction des mollets), en gardant les genoux tendus.
- Déployez la partie antérieure de la plante du pied et étirez les orteils.
- Descendez lentement les talons pour les ramener au niveau de la brique.
- Gardez les genoux tendus.
- Pratiquez 10 fois le mouvement.

Notes : Le mouvement descendant étire les mollets et les tendons d'Achille, tandis que le mouvement ascendant renforce particulièrement les gastrocnémiens. L'exercice permet également de renforcer et d'aligner le pied, la cheville et la jambe.

7. Garudasana (Aigle)

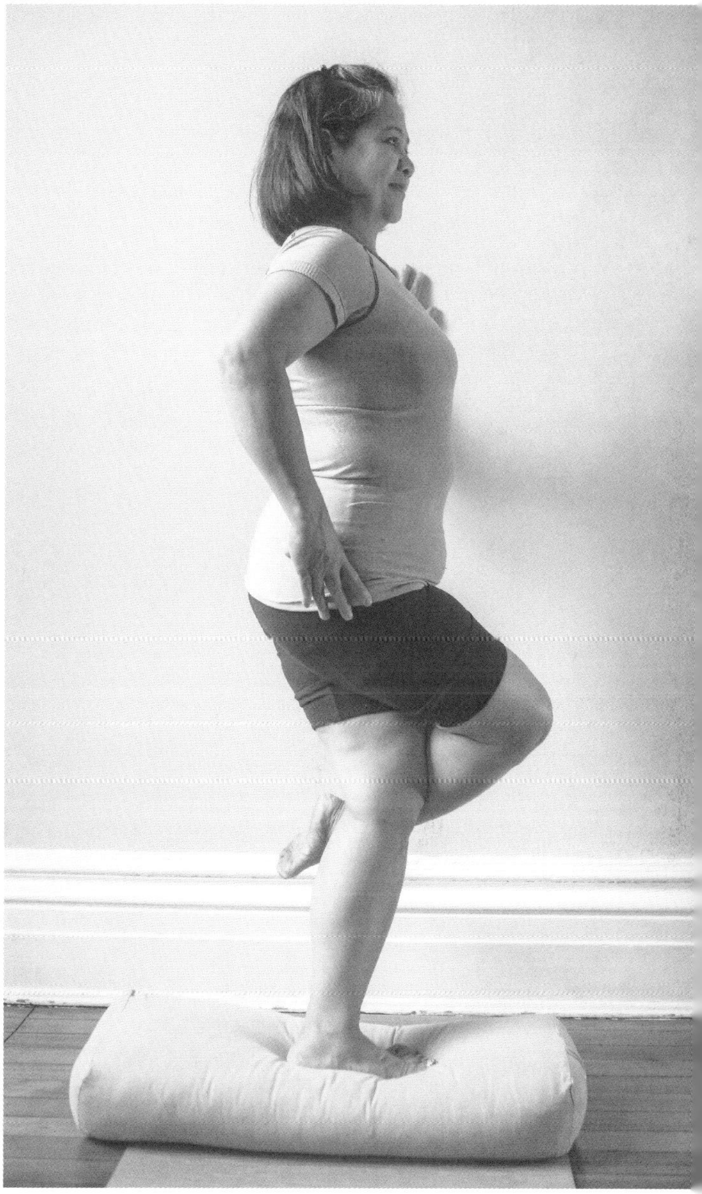

- Placez un bolster ou deux couvertures pliées à une trentaine de centimètres du mur.
- Un flanc face au mur, grimpez sur le bolster avec le pied se trouvant le plus proche du mur.
- Tendez la jambe d'appui et allongez la colonne du coccyx jusqu'à la tête.
- Pliez l'autre jambe et levez le genou à hauteur de hanche.
- Ensuite, pliez la jambe d'appui et croisez l'autre jambe par-dessus la cuisse.
- Les deux tibias sont parallèles (comme si vous étiez assis jambes croisées).
- Si possible, crochetez le pied à l'arrière de la jambe d'appui.
- Tâchez de garder la hanche, le genou et la cheville de la jambe d'appui dans un même alignement.
- Redressez-vous, du pubis au nombril, et dirigez les deux hanches vers l'avant.
- Allongez le bas du dos et dirigez les fessiers vers les chevilles.
- Grandissez-vous et ouvrez la poitrine.
- Décollez la main du mur et voyez si vous pouvez garder l'équilibre !
- Maintenez la posture pendant 1 à 2 minutes.

Notes : Des actions de cocontraction musculaire au niveau du pied, de la cheville, du genou et de la hanche sont requises parce que les articulations de la jambe d'appui sont en flexion, non en extension. Les articulations doivent donc se mobiliser pour rester alignées. L'équilibre est challengé par le support plutôt mou, ce qui permet aussi de renforcer le pied.

8. Ananda Balasana (Bébé heureux)

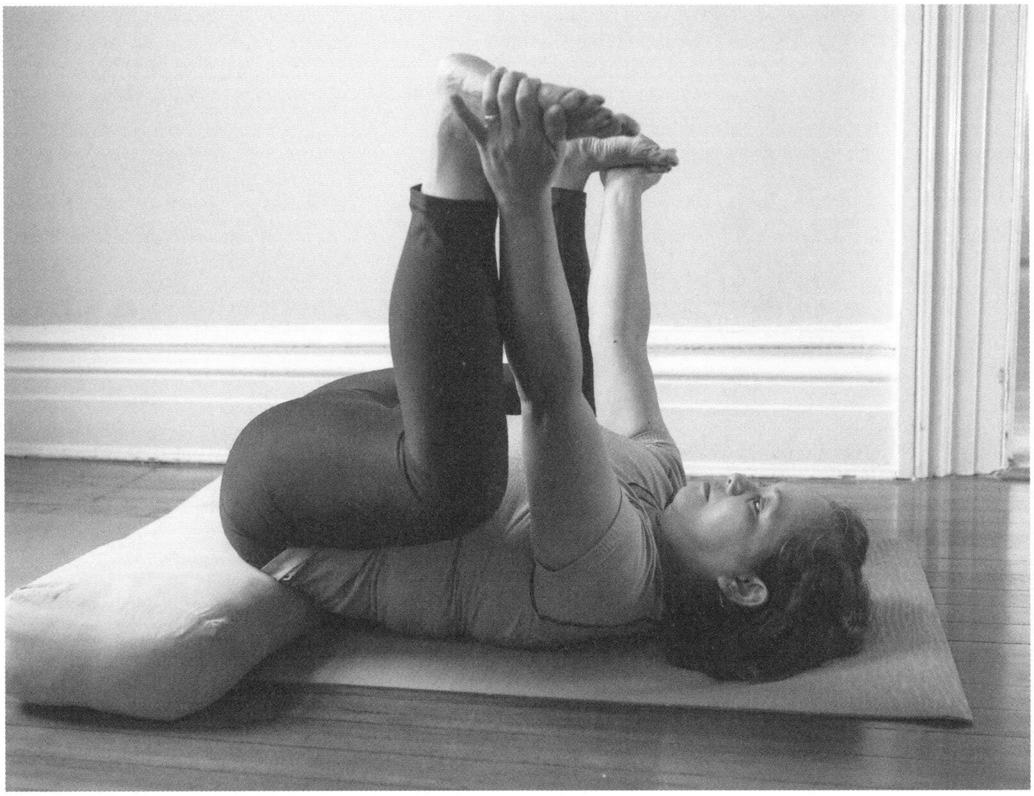

- Placez deux couvertures pliées ou un bolster sur le tapis.
- Allongez-vous sur le dos avec le bolster ou les couvertures pliées sous le bassin.
- Pliez et écartez les genoux ; saisissez l'arrière des genoux.
- Détendez les muscles du bassin et du ventre.
- Amenez les pieds vers le plafond.
- Les cuisses se trouvent de chaque côté du corps.
- Les deux pieds sont étirés, les plantes des pieds regardent vers le plafond.
- Les genoux restent à proximité de la poitrine, le bassin détendu.
- Tendez les bras et attrapez le côté externe des pieds.
- Détendez le bas du dos, le ventre, ainsi que la zone des hanches et du haut des jambes.
- Maintenez la posture pendant 1 à 2 minutes.

Notes : La posture étire en profondeur les muscles du bassin, du bas du dos et des jambes. Si vous ne pouvez pas attraper les pieds, utilisez une sangle de yoga. Veillez à bien étendre les pieds et à redresser les côtés interne et externe des chevilles. Si vous ressentez une tension au niveau des tendons entourant les genoux, abaissez légèrement les pieds ou élevez davantage les genoux.

FOCUS BIEN-ÊTRE FONCTIONNEL : NON, LE TEMPS DE LOISIRS N'EST PAS NÉGOCIABLE !

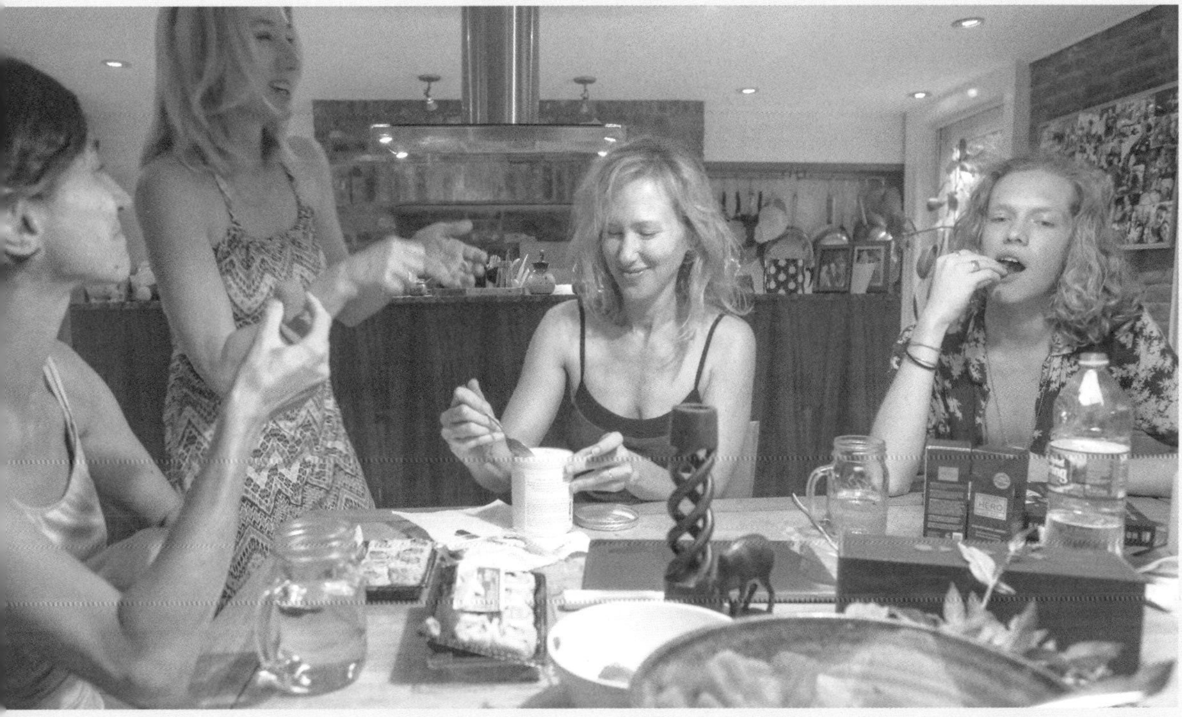

Franchement, à quand remonte la dernière fois où vous êtes sorti et avez ressenti ce genre d'insouciance qui nourrit l'âme ?

Des loisirs de qualité sont essentiels à notre bien-être. Le concept de loisir n'existe pas chez les enfants, puisqu'ils apprennent et explorent en jouant. En grandissant, les jeux d'enfant se transforment en centres d'intérêt, qui évoluent, à l'âge adulte, en loisirs. Mais que veut dire « loisir » ? Le loisir est ce à quoi nous choisissons de consacrer notre temps lorsque nous ne sommes pas occupés aux tâches quotidiennes : travail, transports, préparation des repas, etc. Nous avons toujours des centres d'intérêt – la musique, l'art, les activités de plein air… –, mais adultes, nous leur accordons beaucoup moins de temps. Des études prouvent qu'une composante essentielle du loisir est le choix – on le fait parce qu'on veut le faire, non parce qu'on doit le faire. Et la plupart du temps, nous nous en privons.

Des recherches démontrent que les activités de loisir améliorent l'humeur, les capacités sociales, réduisent la dépression, favorisent une bonne santé et accroissent le sentiment de satisfaction. Les loisirs permettent d'exercer notre capacité de choix : c'est essentiel, parce que le sentiment de perdre le contrôle est un indicateur important du stress et de la dépression. Continuer à nourrir les centres d'intérêt des stades de vie antérieurs (notamment ceux de l'enfance) est également très sain d'un point de vue émotionnel. Cela permet de relier votre vous passé à votre vous présent, unifiant les différentes versions de votre être au fil des ans. Participer à des loisirs collectifs est aussi important. Les activités de groupe aident à construire l'empathie et à s'accorder aux autres humains. Comme le conclut un article traitant du handicap et de l'inclusion sociale paru dans l'*American Journal of Recreation Therapy* : « partager des intérêts communs contribue de manière primordiale à des interactions sociales positives ».

Les loisirs peuvent être dirigés vers l'extérieur ou vers l'intérieur. Les activités dirigées vers l'extérieur, comme l'escalade, la randonnée ou les sports d'équipe, se pratiquent dans un environnement changeant. Celles dirigées vers l'intérieur, souvent pratiquées seul, sont destinées à provoquer des changements internes : elles incluent la méditation, la pleine conscience, la natation, la marche. Certaines activités de loisir combinent la pleine conscience de l'intérieur et le partage d'expérience de l'extérieur. Par exemple, les cours de yoga, les clubs de lecture, ainsi que certaines activités de plein air comme la course à pied, le cyclisme, la randonnée.

La quasi-totalité des loisirs volontaires peuvent améliorer notre météo intérieure et accroître notre sentiment de connexion à nous-même et aux autres. Honnêtement, cela ne mérite-t-il pas qu'on leur consacre un peu de temps ?

CHAPITRE SEIZE

MAINS, AVANT-BRAS ET SYNDROME DU CANAL CARPIEN

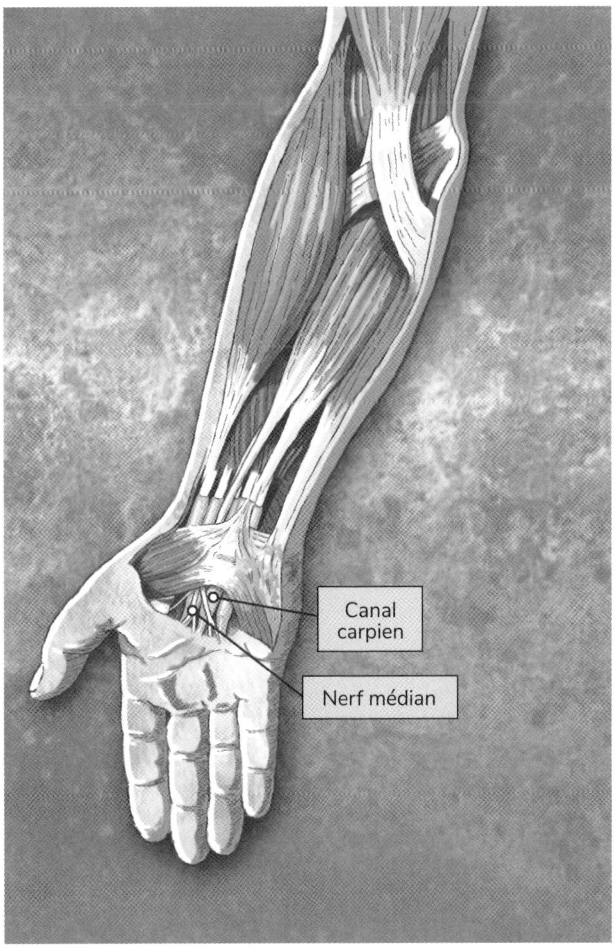

« Le pouce opposable est ce qui distingue les humains des autres mammifères » ; je me revois sur les bancs du lycée, écoutant mon professeur de sciences humaines. Ce souvenir reste gravé dans ma mémoire ! Depuis lors, j'ai appris que les primates, les oiseaux, et même les grenouilles étaient capables d'opposer leur pouce et de saisir avec les doigts – et même avec leurs orteils pour certains. Que cela soit un critère majeur de distinction entre les humains et les autres mammifères est donc probablement sujet à débat, mais il est vrai qu'une zone étonnamment grande du cortex moteur et sensoriel du cerveau humain est consacrée à la fonction de la main. Trente-quatre muscles agissent sur la main, et neuf d'entre eux sont consacrés aux mouvements du pouce. En l'absence de handicap, nous utilisons nos mains à longueur de temps. La plus grande partie de notre fonctionnement quotidien en dépend : nos mains nous nourrissent, nous vêtissent, nous aident à réfléchir. Elles virevoltent au fil de la journée avec une telle aisance que l'idée de les perdre, ne serait-ce qu'une heure, nous tétanise. Nous les utilisons constamment : nos mains et avant-bras doivent avoir la force d'ouvrir un bocal, de nous brosser les dents, de tourner le robinet, d'ouvrir la porte.

Les doigts possèdent une grande agilité. Ils ont besoin de muscles et de tendons assez longs : les avant-bras ne suffisent pas. Dix-huit muscles parcourent donc les mains, se prolongent dans les avant-bras et traversent l'articulation du coude. On pourrait penser que ce sont les muscles des avant-bras… mais ils agissent en réalité sur les mains. Curieusement, les doigts eux-mêmes n'ont pas de muscles ; ce sont les tendons et ligaments de ces dix-huit muscles qui animent habilement les doigts. Bougez les doigts et regardez vos avant-bras : voyez-vous ces derniers s'animer ? Ces muscles sont dits « extrinsèques » et aident à pratiquer des mouvements de mains puissants, comme saisir, tenir et pincer. Les mains possèdent aussi dix-sept muscles « intrinsèques » : situés dans la main elle-même, ils effectuent des mouvements de doigts plus légers comme la flexion, l'extension et l'opposition. Les muscles intrinsèques nous aident à taper sur un clavier, à écrire, à ouvrir le tube de dentifrice ou à jouer de la flûte. Ils sont situés dans le pouce et le petit doigt, entre les os de la main, et en profondeur, au centre de la main. Déséquilibres et blessures peuvent concerner aussi bien les muscles extrinsèques qu'intrinsèques.

Le coude est une articulation ginglyme qui fléchit et étend le bras. Son mouvement dirige le positionnement de l'avant-bras et de la main dans l'espace. Les muscles situés sur la face interne de l'avant-bras sont « fléchisseurs » : ils permettent de saisir et d'amener des objets vers soi. Les muscles sur la face externe de l'avant-bras sont « extenseurs » : ils permettent à la main et au poignet de s'éloigner pour saisir des objets, comme la nourriture. Les fléchisseurs sont plus défensifs (ils attirent à soi) et les extenseurs plus agressifs (ils repoussent). Lorsque la main est tendue dans l'alignement du poignet, celui-ci est en position neutre. Lorsque les doigts pointent vers le haut, le poignet est en extension, et lorsqu'ils pointent vers le bas, il est en flexion. L'amplitude moyenne de flexion est de 80 degrés ; celle d'extension est de 70 degrés (une information précieuse si vous devez gérer un syndrome du canal carpien).

Le syndrome du canal carpien est une affection du poignet courante et douloureuse. Il survient lorsque le nerf médian (ainsi que neuf tendons !) est comprimé dans l'étroit passage entre les deux os carpiens (de la main) sur la face interne et en haut du poignet. Le syndrome du canal carpien peut être provoqué par des gestes répétitifs, par exemple avec une souris d'ordinateur, ainsi que par une tension excessive ou un mauvais positionnement du poignet, en poussant une poussette, en dormant, en pratiquant le yoga. Un gonflement causé par une augmentation des fluides corporels, notamment durant la grossesse ou en cas de diabète ou de polyarthrite rhumatoïde, peut également comprimer le canal nerveux. Le syndrome peut empirer la nuit, le poignet étant souvent fléchi dans le sommeil. Un engourdissement, une faiblesse, des fourmillements ainsi que le fait de lâcher des objets sont des symptômes courants.

Si le syndrome est diagnostiqué, le poignet doit être autant que possible maintenu en position neutre. Cela peut être compliqué, mais il est primordial d'éviter les flexions et extensions extrêmes durant la journée. Si le syndrome du canal carpien est provoqué par des gestes de travail répétitifs, le simple fait de changer de clavier et/ou de souris peut résoudre le problème. On déconseille également de placer un poids sur le poignet, surtout lorsqu'il est en flexion ou en extension. Cela implique malheureusement d'éviter les versions traditionnelles des postures telles que le Chien tête en bas, la Planche, la Pompe, les Posture sur les mains ou les flexions arrière (pour ne citer qu'elles), et cela jusqu'à ce que les symptômes se soient estompés. Porter une attelle la nuit peut être utile. Si la douleur persiste, consultez un professionnel de santé ; parfois, une intervention chirurgicale est nécessaire.

YOGATHÉRAPIE

Travailler de manière thérapeutique sur les mains peut permettre d'identifier de légers problèmes. Si vous travaillez beaucoup avec les mains et qu'elles vous semblent contractées, les étirer, malaxer de la pâte à modeler (ou de la pâte à pain), pratiquer le yoga ou vous faire masser peut aider à équilibrer la force et la souplesse des muscles des mains, poignets et avant-bras. Si vous avez du mal à effectuer certains gestes du quotidien, comme tourner les robinets ou ouvrir une bouteille, consultez un professionnel de santé. Notez bien que les asanas impliquant une flexion ou une extension complète du poignet ainsi que ceux plaçant un poids sur les poignets sont absolument déconseillés aux personnes souffrant du canal carpien.

ASANAS

1. Ouverture de poitrine

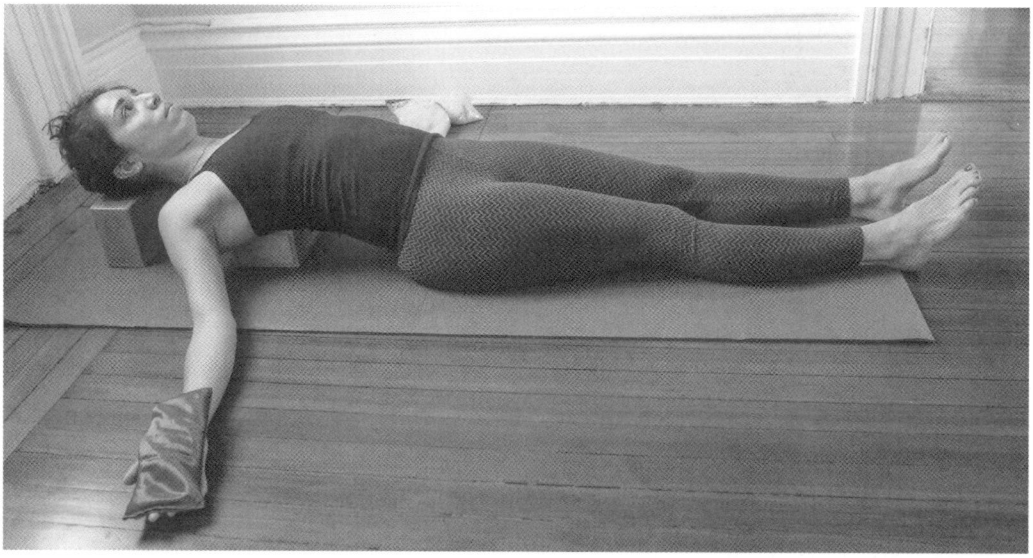

- Placez deux briques de yoga sur le tapis : la première à l'horizontale, la seconde verticale derrière la première.
- Allongez-vous sur le dos.
- Le milieu et le bas des omoplates reposent sur la brique horizontale de manière à ouvrir la poitrine.
- La tête repose sur la brique verticale, la nuque dans le prolongement de la colonne.
- Rentrez légèrement les omoplates et tournez l'extérieur des épaules vers le sol.
- Tendez les bras sur les côtés, paumes vers le haut.
- Glissez les mains sous un objet mou mais assez pesant (voir dans les notes ci-dessous).
- Allongez et détendez les jambes.
- Les pieds peuvent s'ouvrir vers les côtés ou rester parallèles.
- Inspirez dans la poitrine et la zone des aisselles ; expirez à partir des paumes.
- Le poids reposant sur les mains les aide à s'enfoncer dans le sol.
- Respirez et maintenez la posture pendant 5 à 10 minutes.

Notes : Yva a un coussin pour les yeux sur la main droite et un sachet de riz sur la gauche. Soyez créatif : vous trouverez sans doute chez vous deux petits objets confortables et suffisamment pesants. Une pression continue sur la peau encourage le système nerveux à se détendre en générant une stimulation proprioceptive sur les récepteurs sensoriels cutanés. Cela contribue à la réduction du stress.

2. Horloge murale

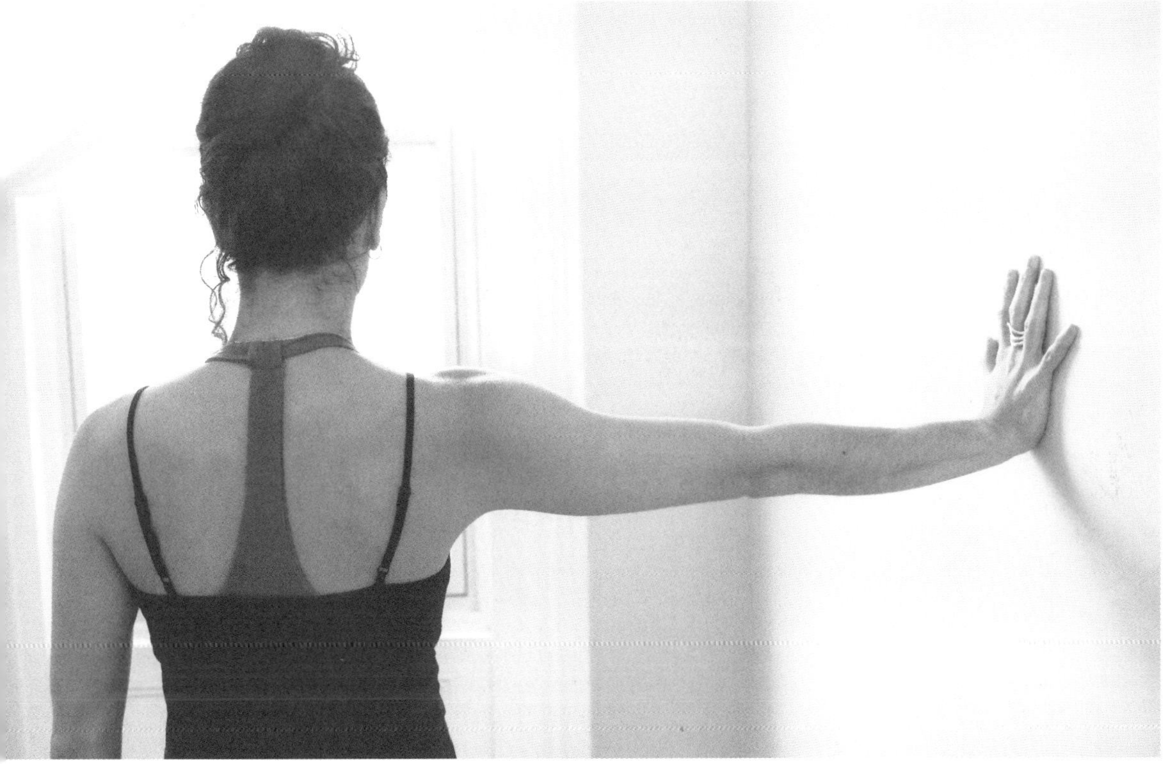

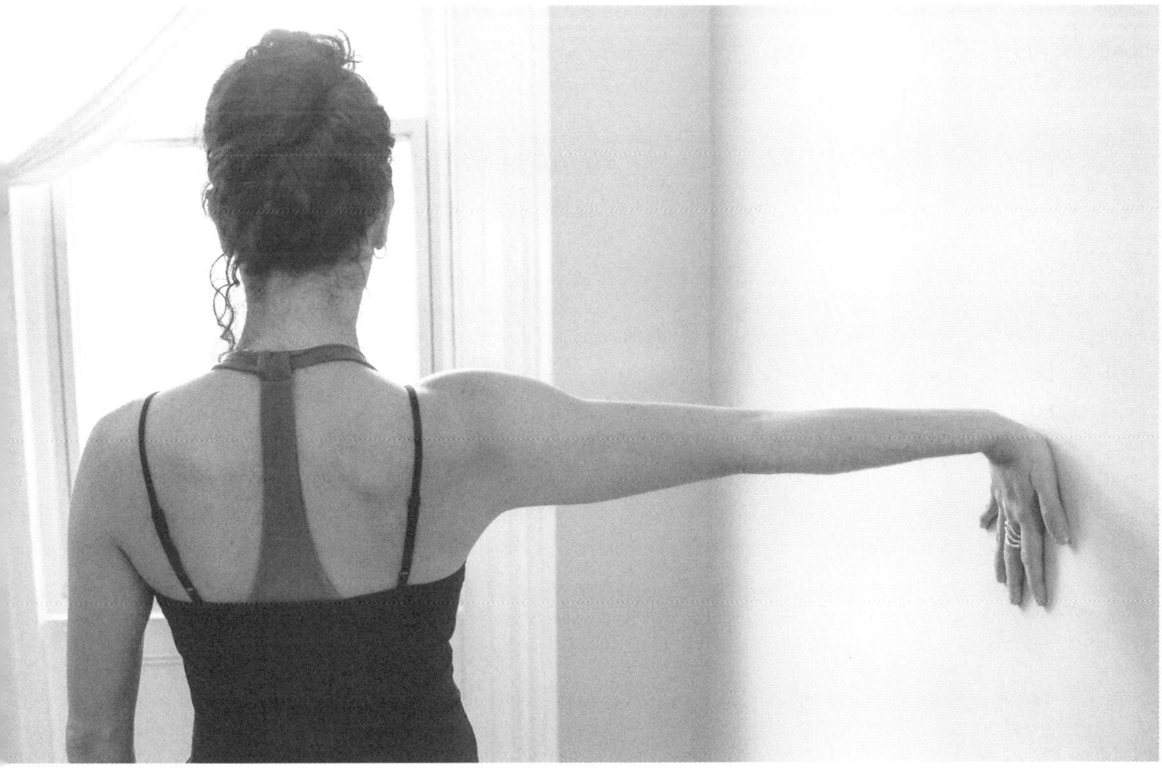

- Tenez-vous debout, flanc vers le mur, à un bras de distance du mur.
- Les pieds sont écartés à largeur de hanches, les orteils dirigés vers l'avant.
- Tendez les jambes, pressez les pieds au sol et allongez la colonne du coccyx jusqu'à la tête.
- Élevez et ouvrez la poitrine.
- Posez la main sur le mur, les doigts écartés, le bras dans l'alignement de l'épaule.
- Les doigts pointent vers le plafond.
- Regardez le bras tendu vers le mur et tâchez d'aligner les articulations de l'épaule, du coude et du poignet.
- Éloignez l'omoplate de l'oreille et rentrez-la dans le dos.
- Poussez la main sur le mur et tirez le bord interne de l'omoplate loin de la colonne et vers la main.
- Maintenez la posture le temps de plusieurs respirations.
- Ensuite, en amorçant le mouvement avec le haut du bras, tournez les doigts à 90 degrés pour qu'ils pointent vers l'arrière.
- Continuez à activer l'omoplate et à repousser le mur.
- Maintenez la posture le temps de plusieurs respirations.
- Ensuite, en amorçant le mouvement avec le haut du bras, tournez les doigts à 90 degrés pour qu'ils pointent vers le sol.
- L'omoplate et le bras restent engagés.
- Maintenez la posture le temps de plusieurs respirations.
- Relâchez lentement le bras et notez vos sensations au niveau de l'épaule et du bras.

Notes : C'est un étirement puissant pour le poignet et l'avant-bras. En cas de douleur au poignet, placez un gant de toilette ou un morceau découpé dans un vieux tapis de yoga entre le poignet et le mur afin d'atténuer l'extension du poignet. Restez concentré sur l'omoplate tout au long de l'exercice. Si le coude est en hyperextension, pliez-le légèrement pour qu'il ne s'étire pas de manière excessive. Les personnes souffrant du canal carpien ou de douleur au poignet peuvent pratiquer l'exercice en posant le bout des doigts sur le mur, et non la paume de la main. Notez bien que la variation intermédiaire n'est pas illustrée.

ÉTIRER LES MUSCLES EXTRINSÈQUES

3. Baddhanguliyasana (Doigts entrelacés) au mur

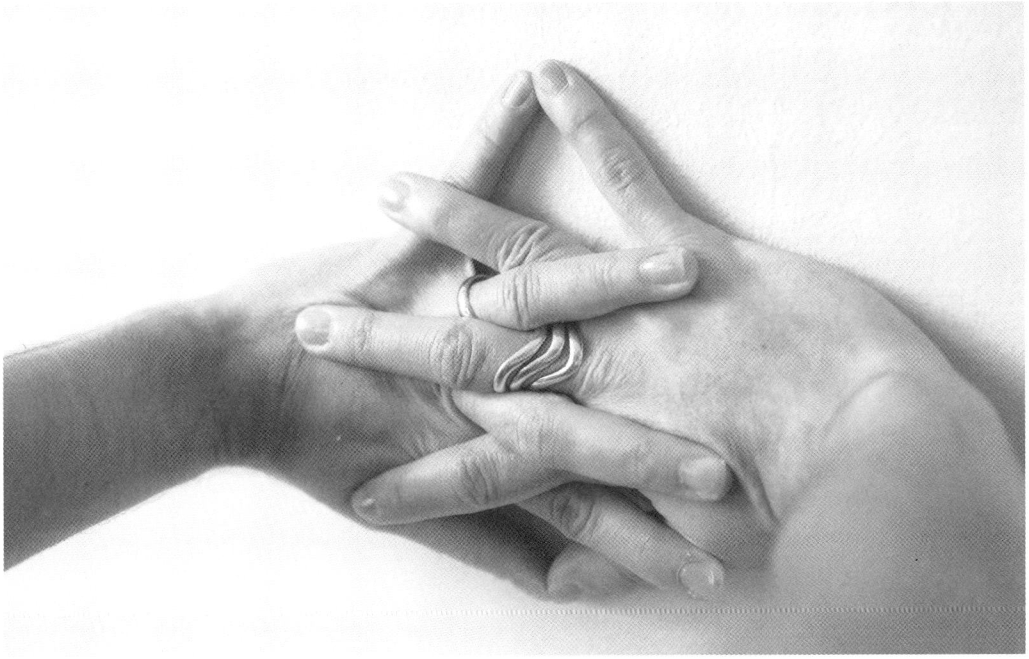

- Tenez-vous debout face au mur, les pieds joints ou écartés à largeur de hanches et les orteils dirigés vers l'avant.
- Posez les paumes sur le mur, les mains écartées à largeur d'épaules.
- Tirez les omoplates vers le bas du dos et ouvrez la poitrine.
- Tendez bien les jambes, pressez les pieds au sol et allongez la colonne du coccyx jusqu'à la tête.
- Entrelacez les doigts (sauf les pouces) jusqu'à leur base.
- Tournez les paumes et les poignets vers l'avant et placez les mains sur le mur à hauteur d'épaules.
- Tendez les coudes.
- Écartez les paumes et repoussez doucement le mur.
- Tirez les omoplates vers le bas du dos et les humérus dans les cavités de l'épaule.
- Grandissez-vous des pieds à la tête.
- Respirez et maintenez la posture pendant 1 à 2 minutes.
- Inversez le croisement des doigts et recommencez.

Notes : Les pouces et auriculaires s'écarteront peut-être, mais le but est de garder tous les autres doigts étroitement entrelacés. Soyez attentif à l'alignement des poignets et allongez-les loin des mains. L'asana est contre-indiqué en cas de syndrome du canal carpien.

4. Étirement des avant-bras

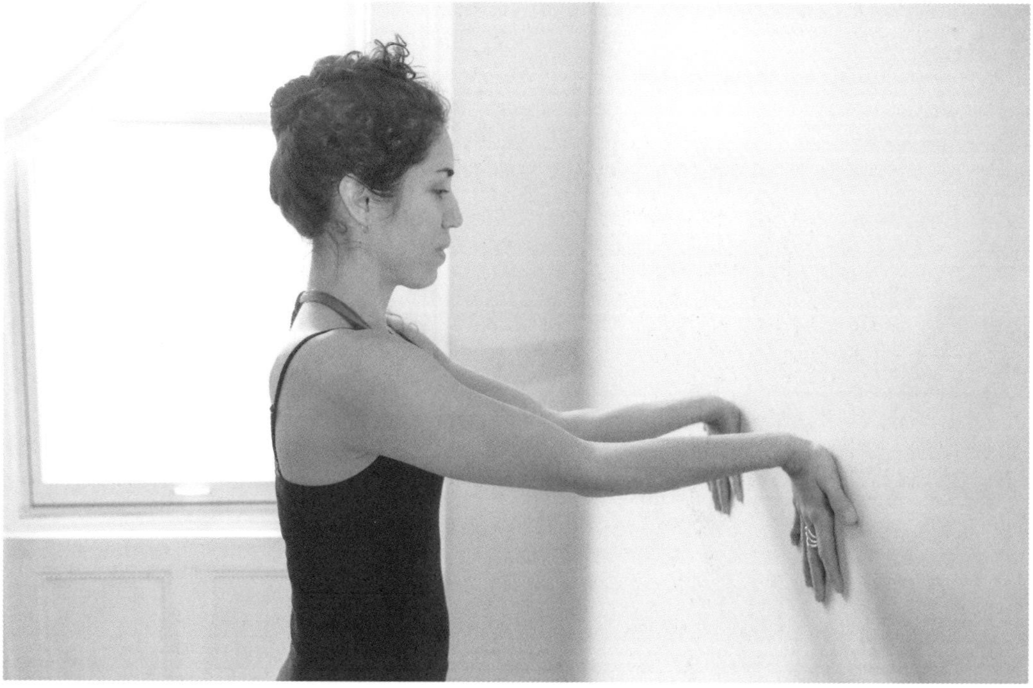

- Tenez-vous debout face au mur, les pieds joints ou écartés à largeur de hanches et les orteils dirigés vers l'avant.
- Posez les paumes sur le mur, à hauteur de poitrine.
- Les mains sont écartées à largeur d'épaules, les doigts pointés vers le sol.
- Tirez les omoplates vers le bas du dos et ouvrez la poitrine.
- Tendez bien les jambes, pressez les pieds au sol et allongez la colonne du coccyx jusqu'à la tête.
- Pressez les mains sur le mur et fléchissez doucement les coudes, en veillant à ce qu'ils restent dans l'alignement des poignets.
- Les coudes pointent vers le sol, l'intérieur des poignets vers le plafond.
- Tâchez de garder la base des mains au mur.
- Les doigts sont écartés et détendus.
- Si la base d'une main se décolle du mur, essayez de l'y ramener.
- Continuez à fléchir davantage les coudes.
- Maintenez la posture pendant environ 1 minute, puis laissez les bras se reposer le long du corps.

Notes : C'est un étirement puissant pour les fléchisseurs des avant-bras. La sensation est ressentie sur l'intérieur des avant-bras. Vous pouvez pratiquer la posture en cas de syndrome du canal carpien, mais laissez les paumes se décoller du mur pour atténuer l'extension du poignet.

5. Padahastana (Les mains sous les pieds)

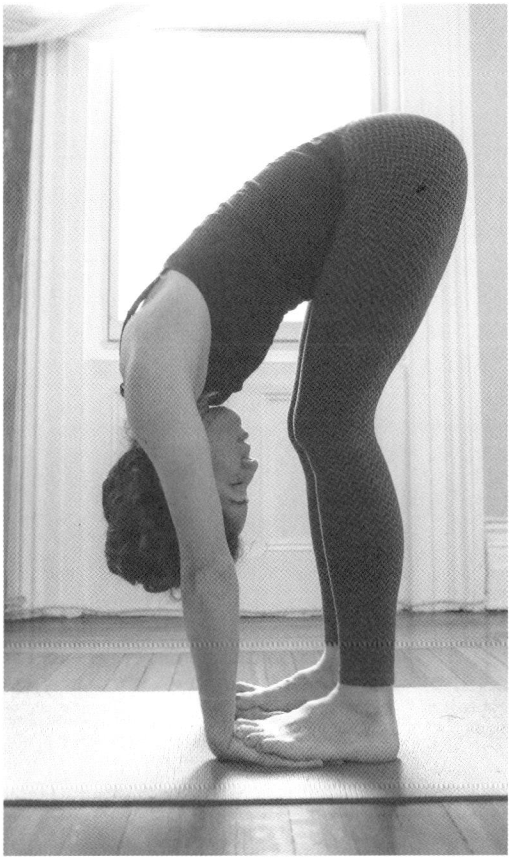

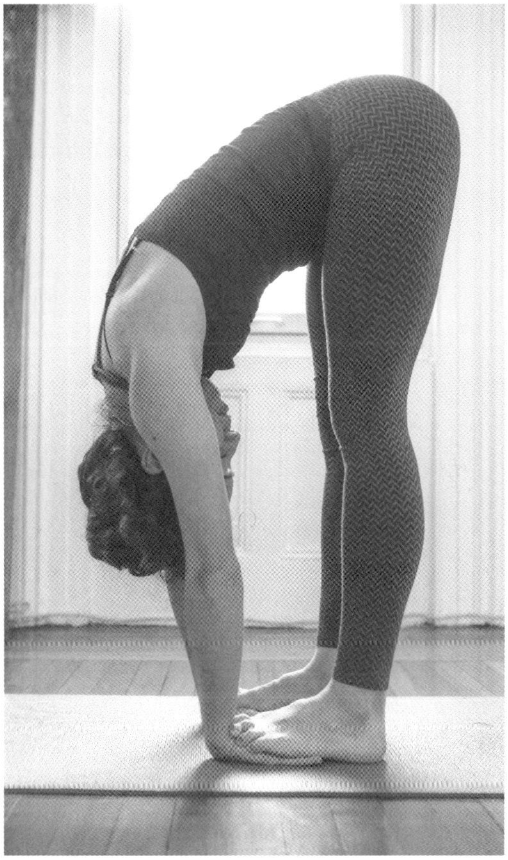

- Tenez-vous debout, les pieds écartés à largeur de hanches et les orteils dirigés vers l'avant.
- Pliez les genoux, inclinez le buste vers les jambes, et glissez les paumes des mains sous les pieds.
- Détendez la tête, la poitrine, les bras et les mains.
- Sentez le poids des pieds sur les mains et écartez les orteils.
- Tendez doucement et progressivement les jambes.
- Pliez et tendez successivement les jambes jusqu'à ce qu'elles soient aussi tendues que possible.
- Respirez et maintenez la posture pendant 1 minute.
- Redressez-vous lentement.

Notes : Si les jambes ne parviennent pas à se tendre, ce n'est pas grave. Continuez simplement à fléchir et à tendre les genoux, ce qui va aider l'arrière des jambes à s'étirer. Gardez les bras, les mains et la tête détendus. Si l'extension des genoux provoque une douleur au dos, gardez les jambes pliées. En cas de syndrome du canal carpien, ne fléchissez pas les poignets, ne les amenez pas complètement sous les orteils.

RENFORCER LES MUSCLES INTRINSÈQUES

6. Traction des doigts

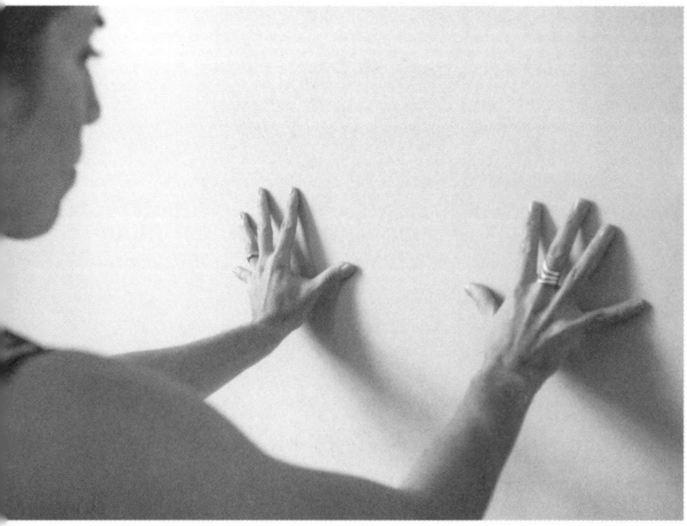

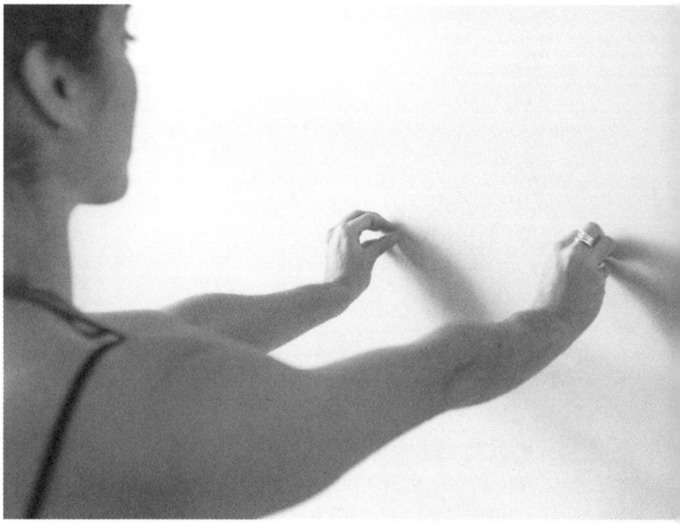

- Tenez-vous debout face au mur, les pieds écartés à largeur de hanches et les orteils dirigés vers l'avant.
- Tendez bien les jambes, pressez les pieds sur le sol et allongez la colonne du coccyx jusqu'à la tête.
- Ouvrez la poitrine en tirant les omoplates vers le bas du dos, loin des oreilles.
- Posez le bout des doigts sur le mur, les mains écartées à largeur d'épaules.
- Regroupez les doigts vers le centre et faites des petits cercles.
- Inversez le mouvement et écartez les doigts, faites des cercles plus grands.
- Tâchez de bouger tous les doigts à la même vitesse et gardez-les légèrement pliés.
- Gardez les paumes en forme de coupe et les bouts de chaque doigt en contact avec le mur.
- Répétez 5 fois l'exercice.

Notes : Si vous voulez ajouter de la résistance, placez un élastique autour des doigts, au niveau du tiers inférieur.

ÉTIRER LES MUSCLES INTRINSÈQUES

7. Utthita Hastasana (Bras tendus)

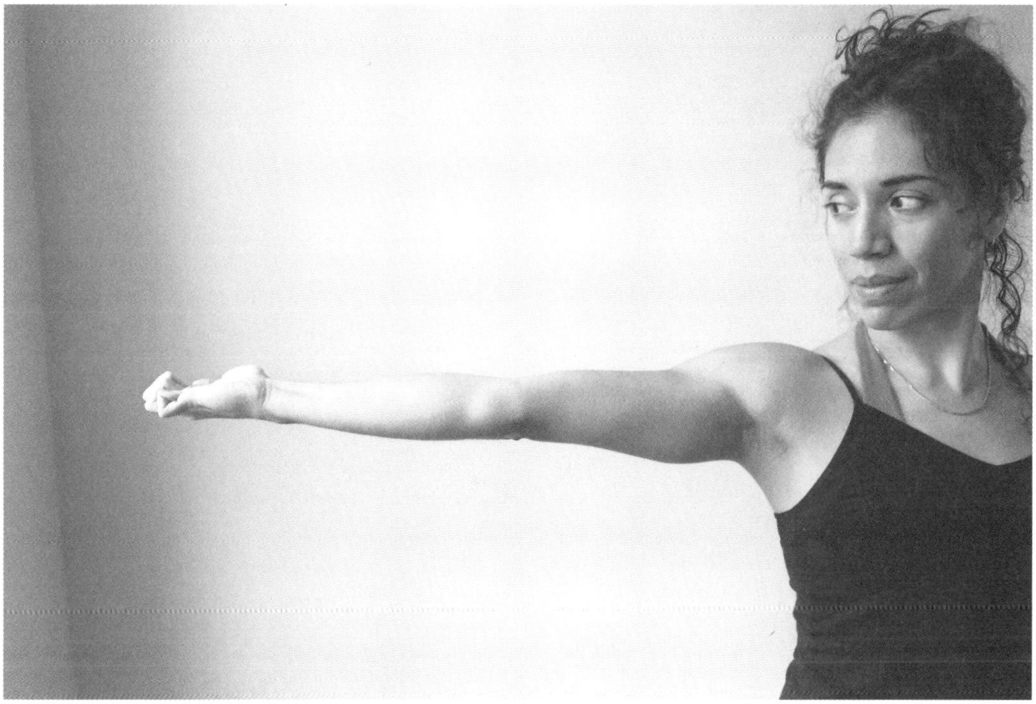

- Tenez-vous debout face au mur, les pieds joints ou écartés à largeur de hanches et les orteils dirigés vers l'avant.
- Tendez bien les jambes, pressez les pieds sur le sol et allongez la colonne du coccyx jusqu'à la tête.
- Ouvrez la poitrine en tirant les omoplates vers le bas du dos, loin des oreilles.
- Tendez les bras latéralement à hauteur des épaules.
- Les épaules, coudes, poignets et doigts sont alignés.
- À partir des omoplates, tournez les paumes vers le plafond.
- En gardant les poignets et les paumes tendus, repliez les doigts vers la paume.
- Pliez les doigts au niveau des articulations entre les premières et deuxièmes phalanges ; le bout des doigts repose sur la paume de la main.
- Gardez la paume ouverte, étendue, large.
- Maintenez la posture pendant 1 minute.

Notes : Fléchir les deux phalanges supérieures des doigts vers la paume étire les muscles intrinsèques de la main. Veillez à ne pas fléchir les jointures à la base des doigts. Cela peut sembler étrange et bizarre au premier abord, mais quel soulagement par la suite !

RENFORCER LES MUSCLES EXTRINSÈQUES

8. Renforcement des poignets

- Positionnez-vous à quatre pattes, les mains sous les épaules et les genoux dans l'alignement des hanches.
- Tirez les omoplates vers le bas du dos et élargissez la poitrine.
- Remontez le bas du ventre vers les lombaires et retournez les orteils sur le tapis.
- Pressez les paumes au sol et écartez les doigts.
- Tâchez de garder les épaules au-dessus des poignets en soulevant la base des mains à environ 1 centimètre du sol.
- Répétez 5 à 10 fois.
- Ensuite, pressez les paumes sur le sol et fléchissez légèrement les coudes vers l'extérieur, en gardant les doigts écartés et la base des mains au sol.
- Répétez 5 à 10 fois.
- Ensuite, les paumes au sol, fléchissez légèrement les coudes vers l'arrière, vers les cuisses, en gardant les doigts écartés et la base des mains au sol.
- Répétez 5 à 10 fois.
- Pour vous reposer : amenez le bassin sur les talons (posture de l'Enfant) et tendez les bras vers l'avant, paumes au sol.

Notes : Ces exercices de renforcement des poignets m'ont été enseignés il y a plusieurs années par mon ami Mark Robinson. Il dansait à l'époque avec Elizabeth Streb et pratiquait ces exercices tous les jours pour garder des poignets forts, indispensables à tous les portés qu'ils faisaient ! Alors oui, on peut affirmer que ces exercices fonctionnent !

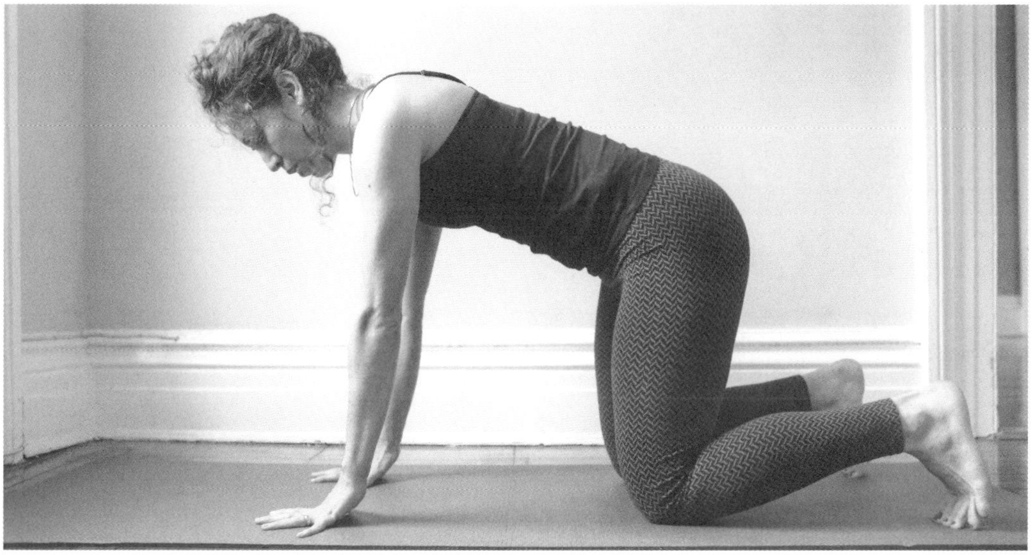

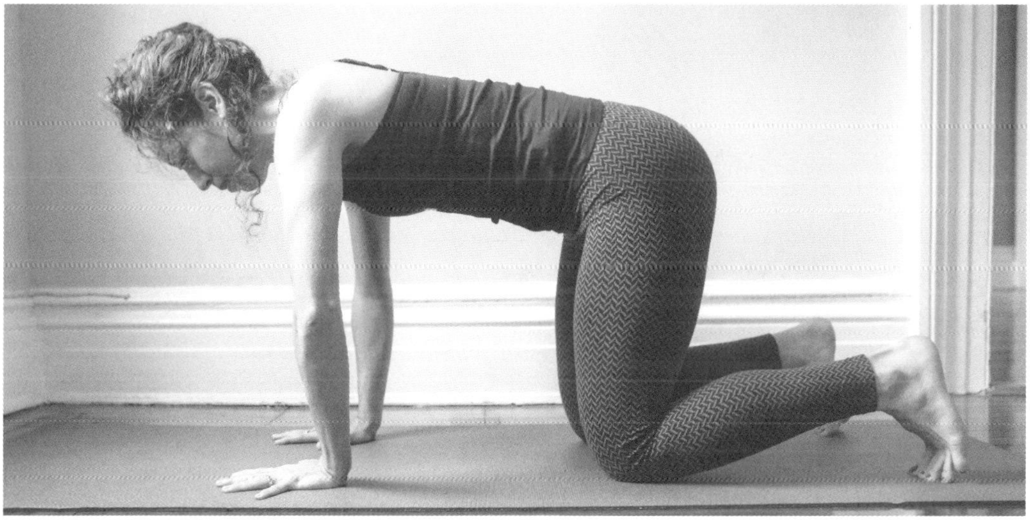

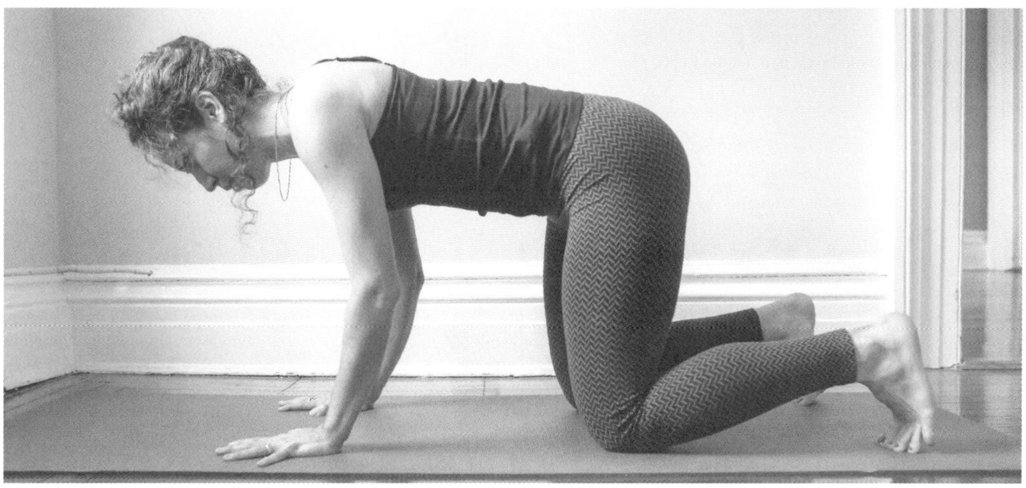

9. L au mur (préparation à la Posture sur les mains)

- Positionnez-vous à quatre pattes, les pieds au mur.
- Placez les mains sous les épaules et les genoux dans l'alignement des hanches.
- Tirez les omoplates vers le bas du dos et élargissez la poitrine.
- Amenez le haut des bras en rotation externe.
- Poussez les paumes sur le sol et écartez les doigts.
- Tendez les bras.
- Remontez le bas du ventre vers les lombaires et retournez les orteils sur le tapis.
- Marchez avec les pieds sur le mur jusqu'à former un L avec votre corps, ou un peu plus haut.
- Poussez fortement les mains sur le sol et les pieds sur le mur.
- Allongez la colonne et éloignez le bassin de la taille.
- La tête se trouve entre les bras, le regard se porte sur le mur.
- Respirez profondément.
- Maintenez la posture le plus longtemps possible, puis ramenez les pieds au sol en marchant ou en sautant.
- Restez en flexion avant, jambes tendues, le temps de quelques respirations, puis redressez le buste.

Notes : Pliez et tendez successivement les jambes si les ischio-jambiers sont raides. Si cette variation est impossible, inversez le L en plaçant les mains sur le mur, les pieds au sol. Si vous ne pouvez pas tendre les bras, placez une sangle autour des coudes pour les soutenir. Ne pratiquez pas cette posture sans supervision si c'est votre première tentative ! Si les jambes sont à plus de 90 degrés par rapport au buste, la posture semble plus facile.

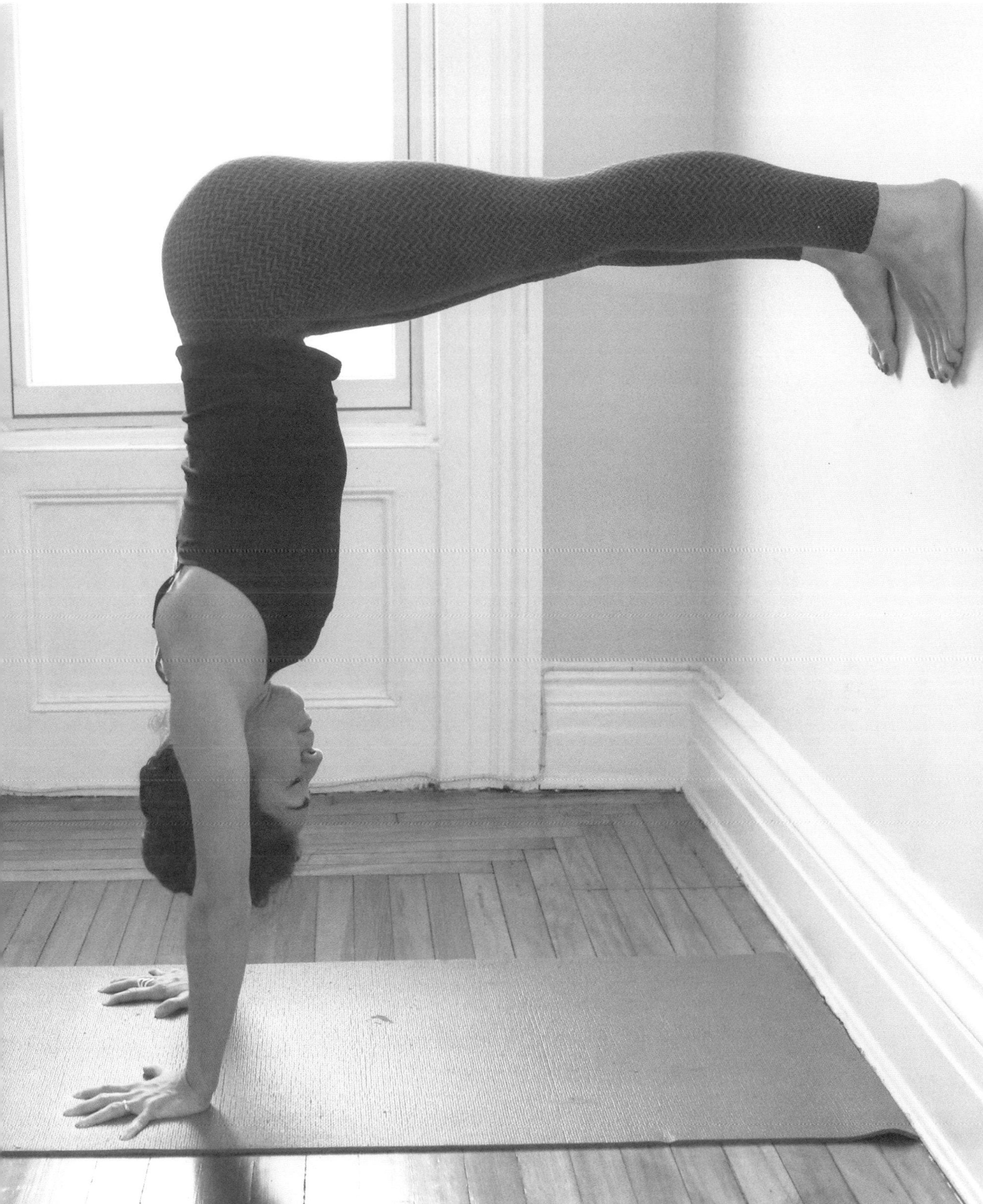

TOUT RASSEMBLER !

10. Adho Mukha Vrikshasana (Posture sur les mains)

- Positionnez-vous à quatre pattes, les orteils retournés sur le sol.
- Placez les paumes sous les épaules et les genoux dans l'alignement des hanches.
- Pressez les paumes sur le sol et écartez les doigts.
- Amenez le haut des bras en rotation externe et tendez les bras.
- Tirez les omoplates vers le bas du dos et élargissez la poitrine.
- Élevez-vous puissamment à partir des poignets et tendez les doigts.
- Décollez les genoux du sol et tendez les jambes.
- Marchez les pieds en direction des mains, jusqu'à ce que les épaules se retrouvent au-dessus des mains.
- Repoussez le sol des mains, déployez les clavicules et éloignez les épaules des oreilles.
- Soulevez une jambe à hauteur de hanche et fléchissez l'autre.
- Donnez un coup de pied au sol avec la jambe pliée pour amener la jambe tendue vers le plafond.
- L'autre jambe suit le mouvement, les deux genoux dirigés vers l'avant.
- Élargissez la poitrine.
- Élevez le bassin et étirez les fessiers vers les talons.
- Remontez les talons sur le mur et poussez les plantes de pied vers le plafond pour vous grandir.
- Grandissez-vous des mains jusqu'aux pieds.

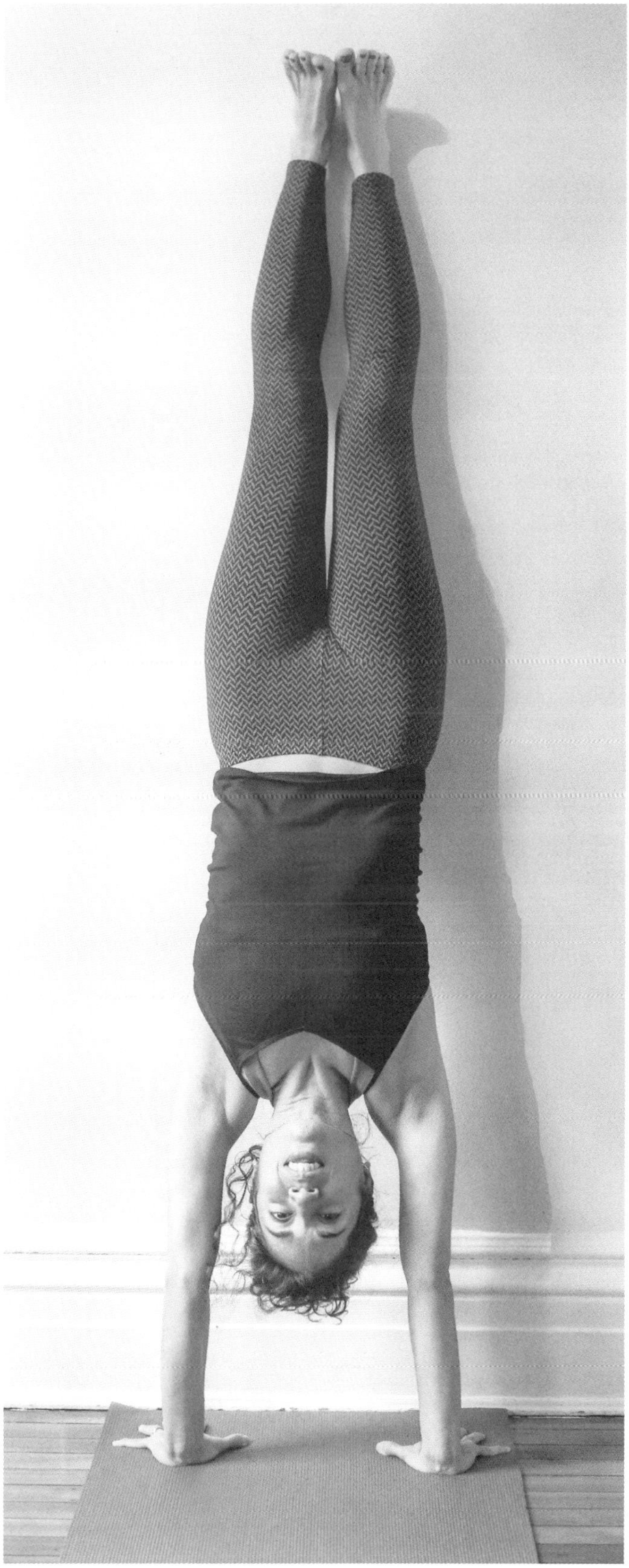

Notes : C'est une posture avancée. Pratiquez-la uniquement si elle fait partie de votre pratique régulière. La Posture sur les mains renforce les mains, les poignets, la ceinture scapulaire, le tronc… à peu près tout le corps ! Si c'est difficile, pratiquez la préparation à la Posture sur les mains (décrite dans le point précédent).

COLLABORATEURS ET CONTRIBUTEURS

Alexis, Eve, Windsor, Michele, Brooke, Camille, Sarah, Sasha et Joie (et nous travaillons toujours avec Dylan !) ont tous fait appel au yoga, le combinant à d'autres approches, pour se remettre des pathologies présentées dans *Le Yoga antidouleur*.

Chapitre 2 : Alexis Akre vit à Brooklyn. Si elle n'est pas à la librairie Greenlight, vous pouvez la trouver en train de promener son dogue iranien, Arto, ou parfois en train de courir dans le Prospect Park.

Chapitre 3 : Eve Holbrook a commencé le yoga en 1994 pour soulager des douleurs dorsales provoquées par une chute de cheval ; le yoga est ensuite devenu une manière d'explorer la vie. Elle est professeure de yoga Iyengar à l'Iyengar Institute de New York et Brooklyn, et copropriétaire du Samamkaya Yoga Back Care & Scoliosis Collective à Manhattan (evesyogaspace.com).

Chapitre 4 : Laura Staton.

Chapitre 5 : Windsor Pichipongha est né en Thaïlande. Il emménage à New York pour étudier au Fashion Institute of Technology, où il obtient une licence en Merchandising Management. En 2015, à la suite d'une blessure au genou, il débute le yoga avec Laura.

Cette découverte l'entraîne à suivre une formation de professeur au Sacred Sounds Yoga, avec une spécialisation en Yin Yoga. Il travaille dans le secteur de la vente au détail à New York, et les ischio-jambiers raides, ça le connaît.

Chapitre 6 : Lucienne Vidah étudie et enseigne le yoga Iyengar à New York. Elle a fondé le Studio Spine en 1999 à Soho et enseigne actuellement en ligne. Elle garde de bons souvenirs des discussions postséances de yoga dans la voiture de Laura, sur le trajet de retour Manhattan-Brooklyn (studiospine.com).

Chapitre 7 : Michele Gennaoui, native de Brooklyn, est une professeure à la retraite ; elle enseignait la lecture et les arts du langage aux sourds et malentendants. Elle pratique le yoga depuis dix ans. Elle a développé sa pratique avec Laura Staton et est convaincue que c'est le yoga qui la maintient forte.

Chapitre 8 : Teri Gandy-Richardson est professeure de yoga, artiste et écrivaine. Elle aspire à harmoniser les propriétés de l'art, des mathématiques, du mouvement et leur pertinence spatiale combinée. Parmi les projets les plus récents de Teri, il y a le développement d'une application de yoga gratuite, *Practice U : Basic Yoga Guide*, ainsi qu'un livre de mathématiques pour enfants, *One Pointy Triangle*. Son tempérament créatif encourage ses élèves dans la découverte d'eux-mêmes (terigandyrichardson.com).

Chapitre 9 : Camille L'Insalata est physiothérapeute pédiatrique et professeure de yoga. Elle vit et travaille à Staten Island, à New York, avec son mari et ses deux filles. Elle est passionnée de voyages et de cuisine, et le yoga lui a offert une méthode holistique et vivifiante de gérer son diabète ainsi que deux épaules gelées.

Chapitre 10 : Brooke Myers est professeure de yoga Iyengar au New York Yoga Institute. Auparavant artiste de scène de danse et de théâtre, elle a trouvé dans le yoga tel qu'enseigné par B.K.S. Iyengar un moyen de guérir les nombreuses blessures inhérentes à sa profession.

Chapitre 11 : Dylan Parker est étudiant en anthropologie. Il a grandi à Brooklyn, New York. Lorsqu'il ne sert pas de modèle de postures de yoga pour sa mère, il aime faire et écouter du hip-hop avec ses amis.

Chapitre 12 : Sarah Perron est professeure de yoga Iyengar. Elle réside et travaille à New

York. Elle enseigne et pratique le yoga depuis 1992 : il l'a soutenue et encouragée dans sa carrière de danseuse professionnelle. Sarah a coécrit, avec Laura, le livre *Baby Om : Yoga for Mothers and Babies*.

Chapitre 12 : Sasha Silverstein est une artiste peintre et sculptrice vivant à Brooklyn. Toute sa vie, elle a dansé et joué de la musique. Sasha a enseigné l'art, le yoga, et la respiration transformationnelle au NYC Department of Education pendant plus de vingt ans. Elle pratique le yoga depuis ses quatorze ans et a employé des techniques yogiques pour se remettre de sa récente prothèse de hanche (sashasilverstein.com).

Chapitre 13 : Laura Staton.

Chapitre 14 : Arnaldo Gonzáles-Aviles est psychiatre. Âgé de soixante ans, il travaille à New York et pratique le yoga Iyengar depuis sept ans pour prendre soin de sa santé et atténuer son stress.

Chapitre 15 : Joie Tubianosa est née aux Philippines et a passé les vingt-cinq dernières années à New York. Elle réside dans le Queens avec son époux et son fils. Autrefois sage-femme, elle travaille actuellement en tant que spécialiste indépendante de soins à domicile dans de nombreux foyers de Brooklyn.

Chapitre 16 : Yvanhova Figueroa est originaire du Venezuela. Yva a reçu son diplôme de danse moderne du Taller de Danza de Caracas en 2004. Elle est aussi titulaire d'une licence en gestion d'entreprise de la Universidad Central de Venezuela. Elle a créé le studio YvaYoga, dont l'équipe ne fait que croître, et réside à Brooklyn, New York (yvayoga.com).

Le plancher pelvien : Dr. George Russell est thérapeute, professeur et chiropracteur à New York. Il a enseigné l'anatomie fonctionnelle à la Wesleyan University, à la New York University, ainsi qu'à ses clients, danseurs, acteurs, professeurs de yoga et massothérapeutes, au cours des trente-cinq dernières années (george@georgerusselldc.com).

L'alimentation anti-inflammatoire : Brian David Altman, titulaire d'une maîtrise, possède un double champ de compétences en médecine physique et rééducation, et en électrodiagnostic. Spécialisé dans la colonne et la médecine du sport, il exerce actuellement à Denver, dans le Colorado.

La respiration sur le ventre : Alison Matous, titulaire d'une maîtrise, ergothérapeute spécialisée dans les lésions cérébrales, a grandi à Torrington, dans le Connecticut, puis a emménagé à New York où elle a étudié à la Stony Brook University. Elle est une ergothérapeute chevronnée, avec de l'expérience en hospices, soins intensifs et rééducation. Elle dédie à présent sa carrière à sa vraie passion : ramener des patients gravement atteints à une vie fonctionnelle.

Michael Cashmore-Hingley illustre depuis qu'il est diplômé (avec distinction) du Exeter College of Art and Design, en 1988, au Royaume-Uni. Il a travaillé pour de nombreux clients dans le monde et a écrit et illustré plusieurs livres dont *Reigning Cats and Dogs et Cartoons 2016*, pour ne citer que ceux-là. De temps en temps, il est numéro un du classement chanteurs-interprètes locaux dans son village du sud de l'Espagne (Torrox) et aime passer du temps avec ses deux filles en Nouvelle-Zélande (cartoonalot.com).

REMERCIEMENTS

De la première à la dernière ligne, il m'aura fallu trois ans pour construire ce livre. De nombreuses personnes y ont contribué, chacune à leur échelle. D'une manière extraordinaire, Julie Lemberger fut une photographe infatigable, calme et rigoureuse. Par sa bienveillance, elle a rendu chaque séance photo confortable. Ce livre n'aurait pas pu voir le jour sans elle. Depuis la Nouvelle-Zélande et l'Espagne, Michael Cashmore-Hingley a prodigué ses sublimes et joyeuses illustrations sans jamais se plaindre, et toujours dans les temps ! Brian Altman et moi avions discuté du fait de créer un livre ensemble lorsqu'il résidait (et pratiquait le yoga !) au SIUH. Il a collaboré au projet initial du *Yoga antidouleur* et a participé à l'écriture et l'édition des chapitres sur la colonne et la sangle abdominale. Mon collège George Russell a généreusement relu et questionné ; il a enrichi cet ouvrage avec des réflexions pertinentes et des concepts de mouvement. Un grand merci aux professeurs et élèves de yoga qui ont gracieusement offert leur temps, leur talent et leur expérience pour les photographies – de nombreuses personnes ont donné leur avis durant les séances, ce qui fut très utile et collaboratif. Namasté ! Merci à Brooke Meyers et Lucienne Vidah pour leurs commentaires judicieux à propos du chapitre sur la respiration et à Naghmeh Ahi et Eve Holbrook pour notre toute première séance photo ! Merci à mon premier agent, Ashley Collom, dont la foi en ce projet a donné vie au *Yoga antidouleur*, et à mon éditeur, Dan Ambrosio, dont le premier commentaire fut : « Je ne peux pas concevoir que ce livre ne soit pas utile à tout un chacun ». Merci à ma directrice, Nora Goldberg, fervente défenseuse du yoga au sein de notre département d'ergothérapie, ainsi qu'au directeur de la rééducation, le Dr Jeffrey Weinberg, précieux allié du yoga thérapeutique au SIUH. Merci à Paul Nasri, qui a passé du temps à éditer et vérifier plusieurs chapitres relatifs à la physiothérapie, et à Alison Matous, qui a rédigé une section inspirée par ce que nous apprenons en temps réel sur le traitement de la Covid19. Un grand merci encore aux yogis du temps de midi au SIUH, dont Anne Marie Mc Donough, Eileen Courtien, Nora Goldberg, Camille L'Insalata, et Monika Wrzolek. Tous m'ont donné une opportunité amusante de mi-journée de résoudre des problèmes et douleurs corporels depuis maintenant quelques années (qui peut les compter ?). Mes deux fils furent tour à tour critiques enthousiastes, éditeurs de contenu et consultants. Le plus âgé, Dylan, a participé aux séances photo, et Miles m'a fourni une perspective intéressante en me conseillant d'écrire les instructions de postures comme si « Ben Affleck dans Will Hunting était mon élève » – c'est ainsi que lui et sa petite amie, Flora Keen, devinrent mes lecteurs. Merci à Simone Inns, ma professeur de yoga dynamique et amie australienne, qui me rendait visite à New York et qui un beau jour est sortie de sa douche en disant que le livre devrait s'appeler « un truc comme *Le Yoga antidouleur* ». Un immense merci à mes merveilleux élèves, qui m'ont soutenue au fil des années et m'ont donné leur avis sur les séquences à mesure que je les créais ! Je suis reconnaissante envers mes patients au SIUH, qui m'ont inspiré ce livre, et envers mes talentueux collègues, de qui j'apprends continuellement. Un merci tout particulier à mes professeurs de yoga passés et présents : ils m'ont tant appris. D'autres encore ont contribué et m'ont soutenue au long du chemin, dont Hillary Ellison, Rebecca Gradinger, Ellen Kaye, Jonathan Musgrave, Ted Culotta, Anthony Cappo, Rachel Lynch-John, Fuensanta Gutierrez, mes collègues Anne Watters and Mark Mendez, mes sœurs, Jennifer et Johanna, et mon père, Dennis. Enfin, merci à l'équipe Hachette pour leur travail attentif et minutieux, et à mon agent, Meg Thompson. Merci à vous.

RETROUVEZ NOTRE COLLECTION DE LIVRE DE YOGA

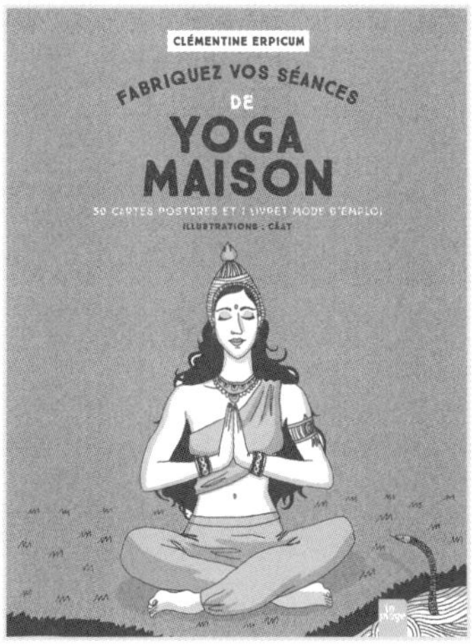

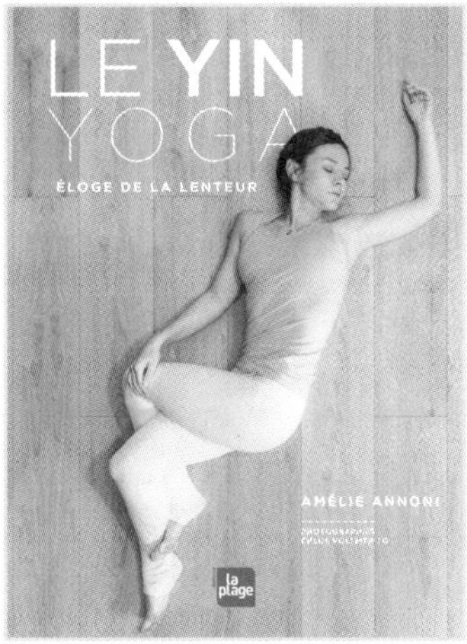

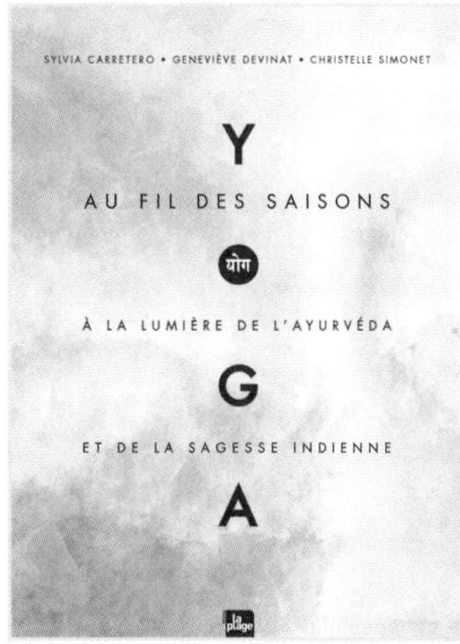

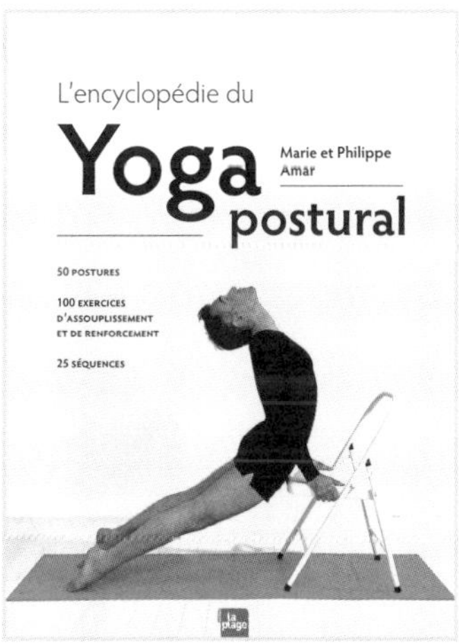

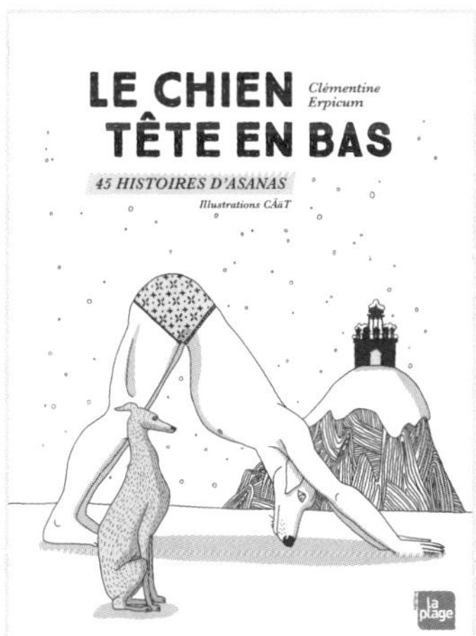

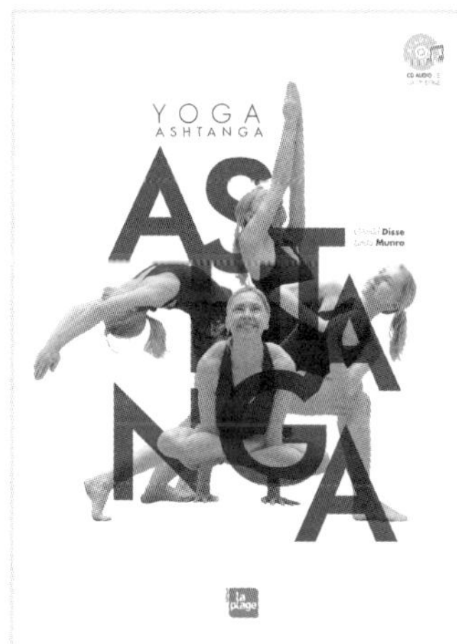

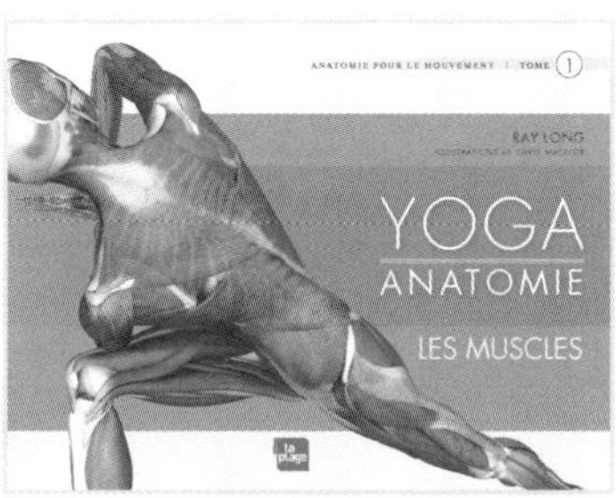

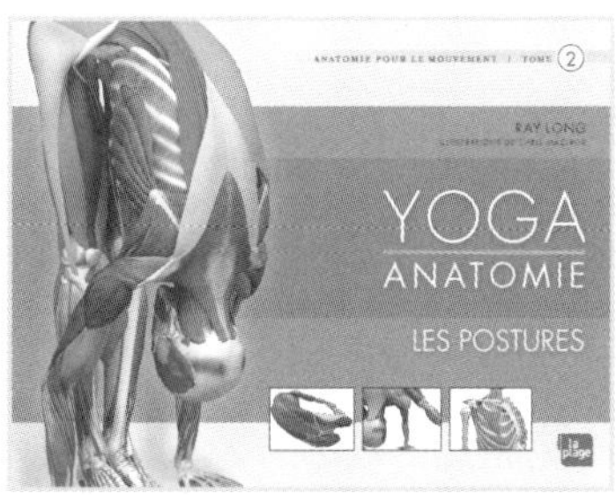

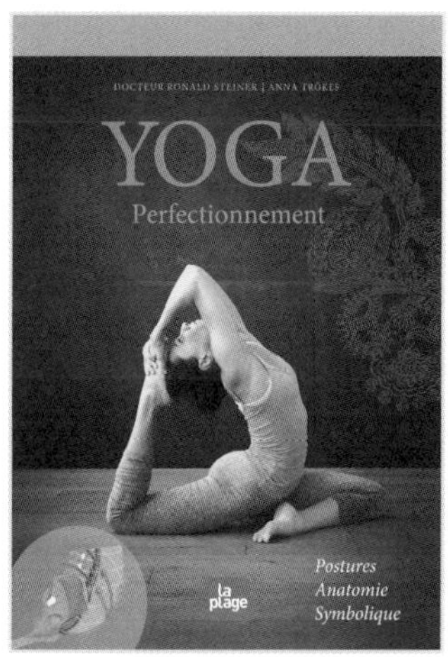

LA CHARTE DE L'ÉDITEUR

NOS ENGAGEMENTS DEPUIS PLUS DE 25 ANS

1
Nous nous inscrivons dans une démarche éthique et écologique tant au niveau du contenu que de la fabrication de nos livres.

2
Tous nos livres sont fabriqués avec du papier recyclé ou issu de forêts gérées durablement.

3
Tous nos livres sont imprimés avec des encres végétales, sans vernis chimique.

4
Tous nos formats sont optimisés sans gâche de papier.

5
Notre bilan carbone est maîtrisé : nous imprimons en France, au nord de l'Espagne et nord de l'Italie.

ACHEVÉ D'IMPRIMER EN JANVIER 2024 - 48527